HYGIÈNE

ALIMENTAIRE

PARIS

IMPRIMERIE DE L. TINTERLIN ET Cᵉ

RUE Nᶜ-DES-BONS-ENFANTS, 3.

HYGIÈNE ALIMENTAIRE

HISTOIRE SIMPLIFIÉE

DE

LA DIGESTION

DES ALIMENTS ET DES BOISSONS

A L'USAGE DES GENS DU MONDE

PAR A. DEBAY

Analyse chimique de toutes les substances végétales et animales servant à la nourriture de l'homme. — De leurs qualités plus ou moins digestibles et de leur rôle dans la nutrition. — Des diverses alimentations substantielles, toniques, propres à fortifier. — Relâchante, débilitante, propre à diminuer l'excès d'embonpoint. — Légère et réparatrice. — Excitante, aphrodisiaque, etc. — Art culinaire : Des meilleurs modes de préparation des viandes et légumes. — Cuisine de santé, à l'usage des personnes âgées, convalescentes, affectées de maladies nerveuses, etc. — Mets nouveaux. — Préparations nouvelles, etc.

PARIS

E. DENTU, LIBRAIRE-ÉDITEUR

GALERIE D'ORLÉANS, 13, PALAIS-ROYAL

—

1860

PLAN ET BUT DE CET OUVRAGE

Il existe plusieurs *Traités* sur les aliments; mais les uns ont vieilli et ne sont plus à la hauteur des lumières de notre époque; — la rédaction des autres, hérissée de termes scientifiques, s'adresse plutôt aux savants qu'aux gens du monde. — Un ouvrage sur cette importante question était vivement désiré; un ouvrage clair, concis et à la portée de tous. Si nous avons entrepris cette tâche difficile, c'est dans l'unique but d'être utile à une foule de personnes, et, particulièrement aux sujets nerveux, convalescents

ou malades, aux vieillards et à ceux qui sont affligés d'une santé toujours chancelante.

Nous avons évité, autant que possible, la ter-
minologie technique, et ne nous en sommes servi
que dans les cas où il était impossible de faire
autrement.

L'ouvrage se compose de deux parties : la première traite de la digestion et de ses curieux
phénomènes ; — des divers genres d'alimentation selon les âges, les tempéraments, les saisons, etc. ; l'obésité, la maigreur, les névroses
des voies digestives, la triste gastralgie, etc., y
ont des articles spéciaux.

La seconde partie contient l'histoire de toutes
les substances alimentaires, son analyse chimique
et des considérations physiologiques sur leurs
différents degrés de digestibilité ; — un Traité
sur l'art culinaire, avec les préparations des cuisiniers les plus renommés ; enfin, l'ouvrage se termine par un chapitre intitulé : *Cuisine de santé*,
indiquant des préparations culinaires nouvelles,
qui offrent le triple avantage d'être agréables au

goût, très-nourrissantes et de facile digestion.

Le lecteur trouvera dans cet ouvrage tout ce qui se rattache à la grande question des aliments et des boissons; il y puisera aussi les préceptes hygiéniques les plus favorables au maintien de la santé, et à une longévité exempte des maux qui généralement l'accompagnent.

HYGIÈNE ALIMENTAIRE

CHAPITRE PREMIER

DE LA DIGESTION EN GÉNÉRAL.

Le travail qui s'opère dans l'estomac et les intestins, sur les aliments, se nomme digestion. En d'autres termes : la digestion est une fonction de l'économie vivante, qui a pour résultat la transformation des subtances alimentaires en un fluide lactescent auquel on a donné le nom de *chyle* ou fluide vital. Le chyle est l'agent réparateur des pertes que fait incessamment la machine humaine ; c'est lui qui alimente les divers tissus du corps : les tissus osseux, musculaires, graisseux, etc. ; c'est lui qui fournit la substance aux nombreuses exhalations ; c'est lui, enfin, qui maintient l'équilibre dans la masse du sang, en réparant incessamment ses pertes. Le chyle est donc l'élément réparateur absolu.

La digestion embrasse quatre fonctions qui sont: la *mastication*, — la *déglutition*, — l'*absorption* des substances réparatrices ; — enfin, la *défécation* ou expulsion du résidu des aliments, dépouillés de toute substance nutritive.

Après le repas, les aliments accumulés dans l'estomac en distendent les parois et en augmentent le diamètre. La force vitale se concentre alors dans cet organe ; la circulation devient plus active, la chaleur se développe, le suc gastrique est sécrété en abondance, les mouvements de trituration s'établissent dans l'estomac et la digestion commence.

Ramolli par ce concours de causes agissant simultanément, le bol alimentaire se convertit, de la superficie au centre, en une pulpe grisâtre et lactescente appelée *chyme*. Lorsque le travail de la chymification est terminé, le *pylore* s'ouvre pour livrer passage à la bouillie alimentaire, qui s'écoule peu à peu dans le premier intestin (*duodenum*). Là, elle acquiert de nouvelles qualités : le suc pancréatique et la bile, qui viennent l'imprégner, lui font perdre une partie de son acidité, et la seconde digestion s'opère. Le *chyme*, après avoir acquis un nouveau degré d'animalisation, se sépare en deux parties : l'une, extérieure, lactiforme, plus légère, c'est le *chyle ;* l'autre, grossière et jaunâtre, occupe le centre. La pulpe alimentaire, ainsi disposée, parcourt

lentement les circonvolutions multipliées des intestins grêles; les vaisseaux absorbants qui s'ouvrent,
en grand nombre, à la surface de la membrane muqueuse de ces intestins, pompent les molécules nutritives pour les convertir en *chyle*.

Presque entièrement dépouillée de substances
nutritives, la pulpe alimentaire arrive au gros intestin (*cæcum*), où elle prend les caractères qui la
constituent *matiére fécale*. Ces caractères se pronon-
cent encore davantage pendant son séjour dans le
second des gros intestins (le *colon*). C'est là que les
matières excrémentitielles se moulent et contractent
l'odeur qui les distingue. Arrivés dans le *rectum*
(derniers des gros intestins), les excréments s'y
amassent, s'y durcissent et déterminent un sentiment de gêne qui avertit du besoin de s'en débarrasser.

Telle est, en abrégé, la marche que suit la digestion
normale. Mais cette description sommaire ne saurait suffire aux lecteurs qui désirent s'éclairer sur les
phénomènes physiologiques et chimiques qui accompagnent la digestion; dans le but de satisfaire à
cette utile curiosité, nous allons décrire, en particulier, les divers organes qui concourent à la grande
fonction digestive.

SECTION II.

DE LA DIGESTION EN PARTICULIER ET DES PHÉNOMÈNES QUI L'ACCOMPAGNENT.

Le tube digestif est, comme on sait, composé de la bouche, de l'œsophage, de l'estomac et des intestins.

La *bouche* est chargée de recevoir et de broyer les aliments. — L'*œsophage* les conduit dans l'estomac, où doit s'opérer la digestion.

L'*estomac*, principal organe de la digestion, a été comparé à une cornemuse pour la forme; il est composé de trois membranes superposées et de deux ouvertures : l'une supérieure ou *œsophagienne*, l'autre inférieure ou *pylorique*. Ses membranes sont de trois ordres différents : la première ou plus extérieure est de l'ordre des membranes séreuses; — la seconde ou moyenne est musculaire; — la troisième appartient à l'ordre des muqueuses.

Ces membranes ont chacune un rôle à remplir. Les fibres de la membrane musculaire affectent différentes directions : les unes sont longitudinales et les autres circulaires. De cette disposition résulte deux mouvements distincts : l'un vermiculaire, de haut en bas, appelé mouvement *péristallique*; l'autre circulaire, dénommé mouvement *triturateur*, afin de triturer, de réduire en pâte les aliments qui n'ont été qu'imparfaitement broyés par les dents; c'est surtout vers le pylore que ces fibres musculaires sont plus développées et le mouvement triturateur plus énergique.

Le *pylore* est l'ouverture par laquelle les aliments, réduits en bouillie, doivent passer, pour entrer dans le premier intestin (*duodenum*), où doit se compléter la digestion. Le mot pylore signifie *gardien*, *portier*, parce qu'il ne laisse passer que les aliments à l'état de bouillie, et refuse le passage aux aliments en grumeaux.

Dans l'acte de la digestion, l'estomac remplit un triple rôle : — le premier est d'offrir une capacité assez spacieuse pour loger les aliments pendant la *chymification* ; — le second est de sécréter le suc gastrique propre à imprégner, à ramollir et à diluer le bol alimentaire ; — le troisième, enfin, est d'agir sur eux mécaniquement, de façon à les mélanger, à les broyer et à les pousser dans l'intestin lorsqu'ils sont réduits à l'état moléculaire.

L'estomac et ses dépendances forment le système d'organes le plus essentiel de la vie organique; le plus sympathique des instruments de la machine humaine, c'est-à-dire celui qui a le plus de rapports avec les autres organes; celui qui souffre le plus de nos excès, tant moraux que physiques; celui, enfin, qui est le plus exposé aux causes morbides. On peut

1.

considérer l'estomac comme le premier fonctionnaire de la place, comme un foyer central de sympathies; car, s'il souffre, s'il est malade, les autres organes partagent son malaise et ses souffrances.

L'estomac est donc l'organe qu'il importe le plus de ménager et de soigner en état de santé ou de maladie : on ne saurait trop veiller à sa bonne conservation.

Un médecin distingué, dans une brochure très-remarquable sur la corrélation des facultés intellectuelles avec l'estomac, désigne cet organe comme le prince, le souverain des organes de la vie de nutrition.

« Il semble, dit-il, que l'estomac a sur les autres viscères une manière d'être, de sentir et d'exprimer qui n'appartient qu'à lui seul. Il possède des sons, un langage, qui lui sont propres et qui expriment énergiquement ses besoins, son mécontentement ou sa satisfaction; s'il est privé pendant trop longtemps de nourriture, il fait entendre des cris de détresse; si on lui donne des substances insuffisantes ou dangereuses, il se révolte, murmure, il se soulève même d'indignation contre celles qui lui répugnent; il atteste hautement qu'il compatit aux diverses passions de l'individu : il s'attriste, gémit, fonctionne mal dans un amour malheureux; il tonne contre le refus de la jouissance, et les tristes phénomènes qui accompagnent les *vapeurs*, les *hystéries*, ne sont que les résultats de son mécontentement. Il prouve, en mainte circonstance, qu'il est sensible, intelligent. Quel est l'homme qui, ayant bien apprécié les diverses sensations qu'il éprouve par une bonne ou une mauvaise nouvelle, n'a pas acquis la conviction que la première impression a lieu sur l'estomac? Quel est celui qui, dans un transport de colère, un accès de jalousie, n'a pas senti des mouvements dans la région épigastrique? Cette région est encore l'asile de la mélancolie, de la terreur. C'est donc sur ce foyer vital que viennent se confondre les causes physiques et morales, et, lorsque leurs actions sont trop énergiques, son abattement, ses défaillances, la stupeur en sont la suite. Il n'y a que l'estomac qui ait ce langage et cette expression. »

La *salive*, produite par les glandes salivaires répandues en grand nombre sous la langue et dans toute la muqueuse buccale, la salive est nécessaire à la digestion ; son action sur les substances alimentaires opère à la manière des dissolvants chimiques. Les phosphates, les sulfates alcalins et les chlorures contenus dans les aliments sont parfaitement dissous par la salive. Son mode d'action sur les substances féculentes est de les changer, d'abord, en *dextrine*, puis en *glucose*, pour les rendre absorbables ; sans cette métamorphose, les fécules, étant insolubles de leur nature, ne pourraient être dissoutes par le suc gastrique, et seraient perdues pour l'alimentation. Notez bien que la transformation des fécules en dextrine et en glucose est d'autant plus prompte dans l'estomac, que les grains microscopiques dont elles sont composées ont été parfaitement dissous par la cuisson.

Suc gastrique. — Ce suc est sécrété par de nombreuses glandes logées dans la membrane muqueuse de l'estomac, et qui s'ouvrent à sa surface interne ; c'est surtout près du pylore que ces glandes, réunies en grappes, sont plus apparentes. Le suc gastrique n'est sécrété que lorsqu'on a mangé. Dans l'intervalle des repas, la muqueuse gastrique fournit un mucus semblable à celui de toutes les autres membranes du même genre. Les aliments, condiments et boissons, en général, agissent comme excitants et provoquent la sécrétion du suc gastrique.

L'analyse chimique a démontré que le suc gastrique était constamment acide, à la manière de l'acide lactique contenu dans le lait :

> Des chlorures alcalins,
> Des phosphate et carbonate de chaux,
> Des traces de fer,

de l'eau et une substance organique particulière entrent dans sa composition. Cette dernière substance a reçu les différents noms de *pepsine,* — *gasterase,* — *chymosine.*

Le rôle du suc gastrique dans la digestion est de la première importance ; il agit sur le bol alimentaïre à la façon des ferments ; son action se fait par contact et non par combinaison ; il commence par dissoudre les couches superficielles du bol alimentaire, et, de proche en proche, finit par le dissoudre entièrement.

Le suc gastrique agit spécialement sur les matières azotées, d'origine organique, dont la composition élémentaire et les propriétés appartiennent à une même famille chimique, ayant la *protéine* pour radical. Néanmoins, le suc gastrique agit encore, mais indirectement, sur les deux autres classes d'aliments, les matières amylacées et les corps gras.

L'estomac est une espèce de laboratoire où s'opèrent encore d'autres transformations qui paraissent indépendantes du fluide gastrique. C'est au sein de la masse alimentaire qu'ont lieu ces transformations, dues, sans doute, à des réactions chimiques. De nombreuses expériences, faites sur des digestions artificielles, ont donné la preuve que la principale action du suc gastrique était de dissoudre et de changer en une matière isomérique absorbable, la fibrine, l'albumine, le gluten et la caséine contenus dans le *chyme*, ou aliments réduits en bouillie. On peut résumer ce qui vient d'être dit sur le suc gastrique, dans les lignes suivantes :

Le suc gastrique acidifie, divise et dissout les aliments ingérés dans l'estomac ; il exerce sur eux la double action de transformation et de vivification. Provenant du sang artériel, il répare les pertes que ce sang a faites en lui donnant naissance ; d'où cet axiome : — Émané des sources de la vie, le suc gastrique est l'agent transformateur qui alimente les mêmes sources d'où il est sorti.

Suc pancréatique. — Le pancréas est une glande conglomérée située dans le bassin ; sa fonction est d'élaborer et de verser dans l'intestin *duodenum*, au moyen d'un petit canal, une liqueur qui porte le nom de suc pancréatique. Le rôle de ce suc est aussi très-important : c'est par son influence que toutes les matières grasses, réfractaires au suc gastrique et à la salive, sont divisées et émulsionnées. Au défaut de cette métamorphose indispensable, les corps gras ne seraient point absorbés et parcourraient le tube digestif pour être rejetés intacts avec les selles. Une extrême maigreur résulterait de cet état de choses ; car, ce sont les aliments gras, digérés, qui fournissent au corps son embonpoint. Cette question a été résolue par plusieurs observations de sujets affectés d'une maladie du pancréas, qui offraient une maigreur caractéristique ; on retrouvait dans les selles, les aliments gras qu'ils avaient mangés.

Bile. — La bile est un liquide alcalin, brun-verdâtre, d'une saveur amère, avec un arrière-goût douceâtre ; le foie en est l'organe sécréteur. Très-complexe dans sa composition chimique, la bile contient plusieurs sels, des acides organiques, des matières grasses et du mucus. Voici sa composition, d'après le chimiste Ferrichs :

Cholates et choléates de soude (acides unis à la soude)	10,2
Cholestérine, oléine et margarine (matières grasses).	0,5
Sels.	2,7
Mucus.	0,6
Eau.	86,0

La bile se rend, par un canal, du foie dans l'intestin duodénum ; mais, une partie se rend, par un autre canal, dans la vésicule biliaire, véritable réservoir où elle reste en dépôt jusqu'au moment de la digestion. Alors, elle s'écoule dans l'intestin, de telle sorte que la digestion de l'estomac étant faite, les aliments qui descendent dans l'intestin y rencontrent la bile qui, concurremment avec le suc pancréatique, en humecte les parois. Le rôle de la bile est de prêter son concours au suc pancréatique pour émulsionner les corps gras et les rendre absorbables ; car, nous venons de le dire, sans cette émulsion préalable, les matières grasses contenues dans les aliments ne seraient point absorbées par les vaisseaux chylifères, et resteraient perdues pour la nutrition.

Mucus intestinal. — Dans toute l'étendue des voies

digestives, depuis la bouche jusqu'à l'anus, la membrane qui les tapisse intérieurement sécrète une humeur muqueuse dont le rôle a aussi son importance. Ce mucus lubréfie les parois intestinales, facilite la marche du *chyme* et des matières excrémentitielles. Deux savants physiologistes, MM. Bernard et Blondelot, ont pratiqué une série d'expériences, sur des animaux vivants, afin de pénétrer le mystère de la digestion. M. Bernard attribue au seul suc pancréatique la propriété d'émulsionner les parties grasses des aliments. M. Blondelot prétend que le mucus est aussi indispensable à l'émulsionnement des corps gras que le suc pancréatique. Nous n'entrerons dans aucune discussion à cet égard, il suffit au lecteur de savoir que les corps gras, pour être absorbés et assimilés, doivent être préalablement émulsionnés, et que cette transformation s'opère dans l'intestin *duodénum* ou second estomac.

Vaisseaux chylifères. — L'absorption du chyle s'opère par deux ordres de vaisseaux à la fois, les lymphatiques et les veines intestinales qui prennent alors le nom de chylifères. Ce sont eux qui charient le chyle et le versent dans le torrent de la circulation ; ce sont eux par conséquent qui fournissent au sang le produit animalisé de la digestion.

Chyle. — Le chyle est un fluide offrant la couleur et la consistance d'un lait clair. Il représente tous les produits de la digestion des aliments azotés et carbonés ; il contient aussi tous les principes du sang dont il répare incessamment les pertes. C'est pour cela que les anciens physiologistes l'avaient surnommé chair coulante ; expression qui ne manque pas de justesse, puisqu'il est le générateur du sang qui produit la chair. Le chyle est absorbé, dans toute la longueur des intestins grêles et dans une portion des gros intestins, par les vaisseaux chylifères qui s'ouvrent à leur surface interne. Ces vaisseaux l'apportent dans un canal qui, du bassin, monte intérieurement sur le côté gauche de la colonne vertébrale, et le déverse dans la veine sous-clavière gauche, située sous la clavicule du même côté.

L'anatomie moderne a découvert que ce n'était point par cette voie seule que le chyle était porté dans la circulation sanguine ; que les veines *intestinales* concourant à former le système de la *veine porte* absorbaient aussi le chyle et le portaient dans le foie d'abord, et puis dans la veine *cave inférieure*, avec cette différence, cependant, que les veines n'absorbaient point les matières grasses dont on retrouve des traces dans le chyle des vaisseaux chylifères proprement dits.

Et maintenant que les organes concourant aux fonctions digestives sont connus, nous reviendrons sur quelques-uns des principaux phénomènes offerts par les deux digestions *stomacale* et *intestinale* ; on ne saurait trop répéter les choses utiles, afin qu'elles puissent se graver plus profondément dans la mémoire.

Lorsque les aliments de différentes classes, broyés par les dents et humectés de salive, sont descendus dans l'estomac, la digestion commence et se continue sans interruption, à moins d'une circonstance imprévue qui en retarde ou en arrête la marche, comme, par exemple, les cas d'indigestion.

Stimulée par la présence des aliments, la membrane muqueuse de l'estomac sécrète le suc gastrique en suffisante quantité pour acidifier et délayer la masse alimentaire. L'action combinée des mouvements de trituration de l'estomac et du suc gastrique, transforment, au bout de quelques heures, la masse alimentaire, grossièrement broyée par les dents, en une bouillie (le *chyme*) qui subit une espèce de fermentation et tourne à l'aigre. Ce travail étant complétement achevé, le *pylore* s'ouvre et livre passage aux aliments chymifiés. Une autre force, le mouvement *péristaltique* de l'estomac, prête son concours et pousse doucement le chyme dans l'intestin *duodenum*, où une nouvelle série de phénomènes se présentent. Là, le suc pancréatique et la bile viennent se mêler à la bouillie chymeuse et donnent lieu à des réactions chimiques, dont le dernier résultat est la formation du chyle. Cette transformation est donc la dernière qu'opèrent les forces digestives. L'absorption du chyle a lieu, par les vaisseaux chylifères, comme nous l'avons dit plus haut, afin de réparer les pertes que notre corps fait incessamment, et les parties excrémentitielles du chyme sont expulsées au dehors par diverses voies.

§ Ier. — DIGESTION STOMACALE

Les aliments albuminoïdes, c'est-à-dire les viandes, le gluten et autres substances azotées, sont attaqués et transformés en *albuminose* par le suc gastrique; leur digestion se fait donc dans l'estomac, au bout d'un certain temps. L'absorption de *l'albuminose* (1) ou produit de la digestion des matières azotées s'opère par les veines de l'estomac et du premier intestin. L'absorption de l'eau et du sucre formée aux dépens des aliments féculents est également faite par les mêmes veines.

Mais la masse alimentaire introduite dans l'estomac à chaque pas n'est point uniquement composée de viande et de substances azotées, elle contient en plus des matières grasses et des substances végétales hydro-carbonées, c'est-à-dire formées d'eau et de

(1) Le principe qu'on a nommé *albuminose* ne diffère pas très-sensiblement de l'albumine, et revient à son état premier d'albumine, dès qu'elle se trouve en contact avec le sang. Une partie du principe azoté, nommé *peptone*, provenant de la transformation de la fibrine, se reconstitue également à l'état primitif de fibrine, par son contact avec le sang. Ces transformations et recompositions qu'opère la chimie vivante sont merveilleuses et admirables.

carbone. Un grand nombre d'expériences, faites sur les animaux vivants, ont démontré que les matières grasses et hydro-carbonées n'étaient point attaquées par le suc gastrique ; qu'elles traversaient le pylore à l'état de bouillie, et passaient dans L'intestin pour y être transformées en chyle et portées par les chylifères dans la veine sous-clavière gauche.

Ainsi donc, voilà deux faits physiologiques de la plus haute importance ; tandis que les matières grasses et hydro-carbonées sont transportées dans le sang de la veine sous-clavière gauche, les substances féculentes et albuminoïdes converties en albuminose et en sucre pénètrent, avec l'eau des boissons, dans les veines de l'estomac et de l'intestin qui les transportent dans le foie.

§ II. — DIGESTION INTESTINALE.

C'est dans le premier intestin grêle, nommé *duodénum* ou second estomac, qu'a lieu la seconde digestion des aliments qui n'ont pas été digérés dans l'estomac. Cette seconde digestion s'opère :

1º Sur les parties grasses du chyme qui sont émulsionnées par l'action combinée du suc pancréatique et de la bile ;

2º Sur les parties amylacées contenues dans le chyme, qui sont converties en sucre. — Sur le sucre pris en nature qui, pour être absorbable, doit être préalablement transformé en glucose ;

3° Sur le reste des matières azotées qui n'ont pas été absorbées dans l'estomac;

4° L'absorption intestinale s'opère encore sur les formations secondaires qui ont lieu pendant le parcours du chyme dans le tube intestinal, tels, par exemple, que l'acide lactique, l'acide acétique, etc.

Les substances albuminoïdes, non absorbées dans l'estomac, continuent, dans l'intestin grêle, leurs métamorphoses en dextrine, en fibrine et en caséine, afin d'être absorbées par les chylifères. On s'est assuré que ces métamorphoses ne dépendaient nullement du contact des sucs intestinaux, mais qu'elles étaient une continuation de l'action du suc gastrique. D'ailleurs, la présence de l'acide lactique, formé aux dépens des matières féculentes, prête son concours à ces transformations en entretenant l'acidité du milieu.

On peut résumer les phénomènes chimiques de la digestion, dans l'intestin grêle, ainsi qu'il suit :

1° Émulsion des substances grasses.

2° Transformation des matières féculentes en dextrine et en glucose par le suc pancréatique.

3° Transformation en glucose du sucre naturel ingéré.

4° Formation de l'acide lactique et de l'acide acétique aux dépens du glucose déjà formé.

5° Enfin, formation accidentelle de l'acide butyrique.

Il est facile de comprendre tout le parti qu'on peut tirer de ces données dans les diverses maladies du tube digestif. Nous dirons, plus loin, quelques mots sur cette importante question.

§ III. — DURÉE DU TEMPS QUE LES DIGESTIONS STOMACALE ET INTESTINALE METTENT A S'ACCOMPLIR.

La durée d'une digestion stomacale est, terme moyen, de trois à quatre heures, quelquefois plus, d'autres fois moins ; cette durée varie selon l'âge, le tempérament, l'état physique et moral des individus et selon la nature des substances alimentaires. Les expériences faites à ce sujet, sur des personnes affectées de fistule intestinale et sur des animaux sacrifiés à diverses phases de la digestion, ont donné les résultats suivants :

Les substances qui fournissent peu de parties nutritives, telles que les épinards, le potiron, la laitue et autres légumes herbacés, lorsqu'ils sont cuits, ne séjournent pas plus de deux heures dans l'estomac. Les substances mucilagineuses, mucoso-sucrées, les purées de légumes verts, les panades de pain blanc, les œufs frais à la coque, etc., sont très-promptement digérés et passent dans l'intestin, après deux heures de séjour dans l'estomac et quelquefois moins. Cer-

taines huiles, quelques substances fades et légèrement excitantes, ne font, pour ainsi dire, que passer
de l'estomac dans l'intestin, où, en agissant mécaniquement, elles déterminent, par leur contact, un
léger effet purgatif; on les nomme *laxatives;* il ne
faut pas les confondre avec les substances *purgatives,*
dont le mode d'action est tout différent. — Les
viandes blanches de jeunes animaux : le veau, le
lapin, l'agneau, le poulet, la caille; certains poissons : la sole, le merlan, la limande, etc., ne restent
guère plus de deux heures dans l'estomac. — Les
viandes rouges, le bœuf, le mouton, le jeune chevreuil, le pigeon, la perdrix, l'alose, le saumon, etc.,
exigent un travail de trois à quatre heures, de la
part de l'estomac, avant de descendre dans l'intestin.
Ces viandes contiennent plus de principes nutritifs
que les précédentes. — Les *viandes noires,* très-
animalisées, sont les plus excitantes et les plus
nutritives de toutes les viandes; la chair du cerf, du
chevreuil, du lièvre, du sanglier, du porc mâle, la
bécasse, la bécassine, etc., sollicitent un travail plus
énergique de l'estomac, et quatre à cinq heures sont
nécessaires à leur entière digestion. — Enfin, il est
une dernière classe d'aliments, tels que les carti-
lages, tendons, aponévroses, graisses, huiles, pelli-
cules des fruits, enveloppes des légumes farineux,
qui résistent cinq à six heures à l'action du suc gastrique; les dernières même, tout à fait insolubles

dans ce suc, sont rejetées, avec les selles, dans leur état primitif, sans avoir subi aucune altération.

Les liquides ingérés dans l'estomac y sont absorbés en moins d'une heure, surtout les boissons alcooliques.

La digestion intestinale est beaucoup plus longue à s'opérer que la stomacale ; il faut généralement vingt-quatre heures pour que l'aliment ingéré dans l'estomac soit rejeté par les selles, après avoir donné aux absorbants chylifères toutes les parties nutritives qu'il contenait. — Voyez, plus haut, les diverses transformations que subit la pulpe alimentaire dans son parcours de l'estomac au rectum.

CHAPITRE II

SYMPATHIES OU RAPPORTS DES ORGANES ENTRE EUX.

SECTION PREMIÈRE.

DES SYMPATHIES QUI EXISTENT ENTRE LE TUBE DIGESTIF, LE CERVEAU ET LE CŒUR

Il existe des rapports manifestes entre les organes de la digestion et les différents systèmes d'organes de notre économie. Un organe souffre-t-il,
est-il malade? l'estomac ne tarde pas à être influencé
et à mal fonctionner. Un rhume de cerveau ; un
phlegmon, un panaris retentissent sur le tube digestif au point d'enlever l'appétit et d'inspirer le dégoût
pour les aliments. Mais c'est surtout entre l'estomac
et le système nerveux cérébral et ganglionnaire,
entre l'estomac et les organes de la circulation que

les sympathies sont plus étroites, les rapports plus intimes. Les émotions violentes, les passions tristes. les chagrins, la peur, l'excès de travail intellectuel et toutes les causes qui exercent sur le cerveau une stimulation permanente, retentissent plus ou moins violemment sur le centre épigastrique, et arrêtent ou pervertissent les digestions : il n'est personne qui, dans sa vie, n'ait eu occasion de vérifier ce fait. Si, malheureusement, ces causes agissent pendant un certain temps, le système nerveux s'exalte, s'exaspère, et le jour arrive, hélas ! où les organes digestifs ne fonctionnent plus qu'avec peine, où une affreuse maladie : la *gastro-entérite chronique*, — la *gastralgie* ou névrose de l'estomac, s'empare de l'individu et ne lui laisse désormais aucun repos. Les pesanteurs d'estomac, les digestions difficiles, les nausées, le vomissement, la courbature, suivent chaque repas; le gastralgique est constamment sous l'influence de coliques sourdes et de points douloureux, de borborygmes incommodes et de gaz dans toute la longueur du tube intestinal. Ces gaz, qui le tourmentent sans cesse, lui ballonnent l'estomac et le ventre; il fait des efforts inouïs pour les rendre par le haut ou le bas; s'il réussit, il éprouve un soulagement momentané : mais les gaz se renouvellent avec une désolante rapidité, et il faut recommencer les manœuvres d'expulsion; c'est ainsi que se passent les journées. Lorsque les manœuvres d'expulsion sont infructueuses, l'estomac, distendu par les gaz, comprime le poumon; le poumon, à son tour, comprime le cœur, gêne ses mouvements et donne lieu à d'affreuses palpitations. Alors, le malheureux est en proie à un malaise indéfinissable; une sueur froide baigne son front; il respire à peine, il étouffe... Enfin, cette série d'atroces souffrances se termine, tantôt par des vomissements ou une défaillance, et tantôt par une crise semblable aux crises hystériques. Hélas! pour lui, plus de repos, plus de sommeil; l'accumulation des gaz l'absorbe tout le jour, et la nuit, ses paupières appesanties appellent en vain le sommeil. On ne peut se faire une idée exacte des souffrances qu'éprouvent les personnes affectées de gastro-entéralgies... C'est pourquoi nous dirons aux hommes et aux femmes chez lesquels le système nerveux prédomine :

Évitez les fortes émotions, les vives contrariétés, les passions tristes, les emportements, les accès de colère... Évitez les contentions d'esprit, le travail intellectuel prolongé. Évitez enfin, tout ce qui peut fatiguer le cerveau et retentir sur le système gastro-intestinal, sous peine d'être atteint, vers l'âge de retour, d'une gastro-entérite chronique, et, ce qui est pis encore, d'une gastralgie !.....

Les sympathies qui partent des intestins pour aller au cerveau sont trop nombreuses pour que nous en donnions ici la description ; nous nous bornerons à en signaler quelques-unes. — Ainsi, la présence des vers dans les intestins provoque des coliques, des convulsions, surtout chez les enfants. — L'irritation générale du canal digestif amène le plus souvent la fièvre, le délire et quelquefois l'aliénation mentale!!!... — L'hypocondrie est le résultat d'une irritation chronique et simultanée des intestins et du cerveau.—Le chiffre des maladies dont les causes sont latentes, est très-élevé; il arrive très-souvent que telle affection dont l'étiologie est très-obscure, a son point de départ dans une irritation chronique ou une névrose du tube digestif. C'est ce que la médecine physiologique a parfaitement démontré.

SECTION II.

RAPPORTS ENTRE L'ESTOMAC ET LE CŒUR.

La circulation du sang, ou, pour mieux dire, le cœur, qui commande à la circulation, est en sympathie directe avec l'estomac et réciproquement; ces deux organes ont une influence bien sensible l'un sur l'autre.

Après le repas, lorsque la digestion s'opère, l'estomac, devenant un centre d'activité, a besoin de plus de sang; le cœur accélère alors ses battements pour lui en fournir. Dans les cas de maladie inflammatoire, de fièvre, c'est le cœur qui prend l'initiative;

l'accélération et la force du pouls est un phénomène constant. Cette fréquence du pouls est généralement accompagnée et suivie d'une altération de la fonction digestive. Un phénomène très-remarquable dans les affections gastro-intestinales, et que les physiologistes ne manquent jamais de mentionner, est celui-ci : chaque portion du canal digestif a sa manière de sentir, d'être affecté, et donne des signes de souffrances qui lui sont propres. Ainsi, l'irritation récente de l'estomac amène la soif et le dégoût des aliments; l'irritation chronique donne lieu à de mauvaises digestions, à des nausées, quelquefois à des vomissements, et presque toujours à des gaz dans l'estomac et le gros intestin. Ces gaz acquièrent, chez certains sujets nerveux, un développement énorme, à faire craindre une *tympanite*. — Est-ce l'intestin grêle qui est malade? le désordre se manifeste par une courbature et des lassitudes dans les membres à ne pouvoir marcher. Lorsque l'affection est fixée sur le gros intestin, on en est averti par des borborygmes, des coliques, du dévoiement ou de la constipation. Ces signes peuvent se montrer avec plus ou moins d'intensité, être très-apparents ou très-obscurs, mais ils font rarement défaut.

Quels sont les remèdes à opposer aux tristes affections que nous venons d'énumérer? Hélas! la médecine est presque toujours impuissante à les combattre. Il n'y a qu'un régime alimentaire spécial, et surtout

2.

la constance dans ce régime qui puisse, avec le temps, en triompher. Nous développerons plus loin cette importante question. Au régime il est de toute nécessité d'adjoindre les exercices du corps, c'est-à-dire le travail physique et le repos de l'intelligence; parce qu'ordinairement la cause de ces maladies a son point de départ au cerveau. Une gymnastique bien entendue est aussi d'un grand secours et coopère à la guérison.

SECTION III.

SYMPATHIES DE L'ESTOMAC AVEC LES POUMONS ET LA PEAU.

Les poumons sont les organes de la respiration, tout le monde le sait; mais, là ne se borne point leur rôle, et ce que beaucoup de personnes ignorent, c'est qu'ils sont chargés de transformer le sang veineux (noir) en sang artériel (rouge); cette transformation s'opère dans le poumon même au moyen de l'oxygène de l'air respiré. A chaque inspiration d'air par les poumons, le sang s'oxygène et devient rutilant; à chaque expiration, les produits usés, c'est-à-dire l'eau, l'acide carbonique et l'azote sont expulsés au dehors comme des excréments. C'est dans le sang artériel que tous nos organes puisent les matériaux de leur nutrition et de leur activité.

La peau est criblée d'une infinité de pores, qui

sont les ouvertures des vaisseaux exhalants et absorbants ; c'est par ces ouvertures microscopiques qu'elle concourt, avec les poumons, à rejeter, à éliminer du corps les produits excrémentitiels.

Les rapports entre l'estomac, la peau et les poumons se manifestent constamment, d'où il résulte que plus la digestion est active, plus l'élimination excrémentitielle est abondante.

L'activité de la digestion reconnaît plusieurs causes : la première dépend de l'état de santé des organes ; la seconde de la nature des aliments ; les autres causes se rencontrent dans le milieu où l'on vit, dans la saison, les professions , etc., etc. Il est évident que les voies digestives , vierges de toute maladie, doivent fonctionner parfaitement ; que les aliments légers et faciles à dissoudre par le suc gastrique se digèrent mieux que les aliments lourds et d'une assimilation difficile ; que l'exercice physique développe l'appétit et favorise la digestion ; enfin, que l'air pur des montagnes donne aux organes de la digestion un surcroît d'énergie ; tandis que, un air épais et peu oxygéné retardant les fonctions respiratoires et cutanées, l'estomac devient paresseux et les digestions languissent. Ainsi, l'habitant des villes, qui digère mal ou très-lentement, retrouve l'activité digestive pendant son séjour à la campagne : parce que l'air pur qu'il y respire imprime aux fonctions respiratoires et cutanées une énergie qu'elles n'avaient pas. Une foule de personnes livrées à des travaux intellectuels ou à des occupations sédentaires, ne pouvant digérer, à la ville, qu'une petite quantité d'aliments choisis, sous peine d'indigestion, si elles dépassaient cette quantité, mangent trois fois plus à la campagne et digèrent très-bien. Et cela, nous le répétons, parce que les poumons et la peau fonctionnent plus activement à la campagne qu'à la ville.

L'observation prouve chaque jour que les affections de la peau, telles que blessures, brûlures, phlegmons, érysipèles, etc., etc., retentissent toujours sur les fonctions de l'estomac. La suppression d'une dartre, d'une irritation étendue, occasionne généralement des troubles dans les digestions. Les mêmes influences, les mêmes phénomènes ont lieu dans les affections du poumon.

Tant que la digestion marche régulièrement et sans obstacles, la peau conserve son élasticité, sa fraîcheur et son coloris : la chaleur y est régulièrement répartie dans toute son étendue. Mais, si l'estomac ou les intestins sont malades, si les digestions s'opèrent avec difficulté, alors la peau perd sa fraîcheur, sa souplesse et devient terne : la chaleur y est irrégulièrement répartie ; on éprouve un sentiment de chaleur insupportable à telle partie, tandis qu'on a froid à telle autre ; le froid des pieds est constant. Dans l'état de santé, lorsque la digestion com-

mence, un léger frisson se fait sentir ; c'est signe
que l'estomac attire à lui les forces vitales dont il a
besoin en ce moment. Dans l'état de maladie, c'est,
au contraire, un sentiment de chaleur qu'on éprouve
à la région épigastrique ; la calorification est irrégu-
lière ; nulle sur tel point, elle s'accumule sur tel
autre. La fonction tactile est augmentée, diminuée ou
pervertie. L'exagération de la sensibilité cutanée,
chez certains gastralgiques, arrive à un si haut degré, qu'ils sont avertis du passage des aliments de
l'estomac dans le premier intestin, et de celui-ci dans
les autres. Enfermés dans leurs appartements, ils
perçoivent toutes les variations de température ; ils
pressentent les changements de temps du beau au
mauvais, comme du mauvais au beau ; la direction des
vents, l'état hygrométrique de l'air, le froid et le
chaud, l'humide et le sec... Ce sont de véritables
baromètres vivants.

SECTION IV.

DES SYMPATHIES ENTRE LES VOIES DIGESTIVES ET LE SYSTÈME MUSCULAIRE.

Les rapports entre l'estomac, les intestins et le
système locomoteur sont aussi sensibles que les sympathies gastriques, pulmonaires et cutanées. L'exercice musculaire, par le travail ou la gymnastique,

agit sur l'estomac, en développant son énergie digestive ; c'est un fait qui n'a pas besoin d'être discuté. Les agriculteurs, les hommes adonnés à des métiers qui exigent l'emploi de la force musculaire, mangent beaucoup et digèrent avec facilité les aliments les plus grossiers et les plus indigestes. Les personnes, au contraire, que leur position sociale condamne à la vie sédentaire, ont l'appétit beaucoup moins développé et les digestions plus lentes. Arrivées à l'âge mûr, ces personnes ou prennent un surcroît d'embonpoint, deviennent replètes, ou sont affectées de gastro-entérite chronique, de constipation opiniâtre, d'hémorrhoïdes, de catarrhe de la vessie, etc., etc. C'est là un des tristes priviléges de la vie sédentaire, de la vie bureaucratique. Nous conseillons donc aux personnes à qui les exigences de leur place ne permettent pas un exercice musculaire journalier, de faire chaque jour, matin et soir, quelques exercices avec un petit appareil de gymnastique fort ingénieux, qu'on peut placer dans un coin de son appartement (1).

L'exercice physique, au grand air, est encore plus favorable : sous sa bienfaisante influence, l'appétit naît, se développe, et les organes digestifs exécutent

____

(1) On trouve cet appareil au bazar des articles de voyage, boulevard Montmartre, à Paris. Une instruction indique les exercices et mouvements à faire pour mettre en jeu les muscles et les différentes parties du corps.

librement leurs fonctions. Comparez cette robuste paysanne mordant à un pain grossier, mangeant impunément du lard, des haricots et tout ce qu'il y a de plus indigeste, à cette délicate citadine qui ne vit que de mets sucrés et se plaint sans cesse de son estomac , de ses nerfs. Voulez-vous connaître la cause de l'énorme différence qui existe entre ces deux femmes? la voici : la dame des cités se couche tard et se lève très-tard; souvent, le soleil, au milieu de sa course, éclaire son lever; elle craint l'air frais du matin et ne respire qu'un air vicié par les émanations de la nuit. — La paysanne se lève avant le jour, travaille, se fatigue et gagne un dévorant appétit. — La dame, plongée dans un profond repos, se fatigue à ne rien faire et mange souvent sans appétit. — L'une a des digestions laborieuses, — l'autre digérerait du fer.

Tel est le bénéfice que donne le travail physique. C'est pourquoi on ne saurait trop recommander aux hommes et aux femmes du monde, qui sont menacés d'une affection des voies digestives, de consacrer une heure au moins, chaque jour, à s'exercer physiquement, soit en pratiquant une gymnastique en rapport avec leurs forces, soit en exécutant les ordonnances du fameux docteur Tronchin, qui guérissait toutes les dames vaporeuses en leur faisant frotter le parquet de leur appartement.

Le travail physique, l'exercice des muscles est le

seul moyen de prévenir ou de combattre ces affreuses maladies qu'on nomme *névroses gastro-intestinales*. Que nos lecteurs qui y sont prédisposés ou qui
en sont atteints se pénètrent bien de cette vérité.

SECTION V.

SYMPATHIES DE L'ESTOMAC AVEC LES ORGANES DE LA GÉNÉRATION

Les sympathies qui lient l'estomac et les intestins
aux organes génitaux sont plus ou moins étroites,
plus ou moins sensibles, selon les âges, le tempérament et le sexe.

Dans l'enfance, ces sympathies n'existent pas,
puisque les organes génitaux sont à peine ébauchés;
ce n'est qu'à partir de l'adolescence qu'ils se manifestent d'une manière très-sensible. L'on a même
observé que les affections chroniques de l'estomac retardent les signes de la puberté chez l'un et l'autre
sexe. Parmi les adolescents, la funeste habitude des
plaisirs solitaires attaque directement les fonctions
de la digestion et de la nutrition. Une maigreur
plus ou moins prononcée, selon la fréquence des at-
touchements, frappe les jeunes sujets adonnés à ce
vice. Les digestions deviennent de plus en plus difficiles, et la consomption pourrait s'ensuivre, si la
surveillance paternelle ou la crainte de la mort

ne leur faisait renoncer à cette funeste habitude.

Lorsque, chez les jeunes filles, la puberté s'é-tablit difficilement, il arrive assez fréquemment une perversion de l'appétit, c'est-à-dire le désir de manger des substances qui ne sont point des aliments, telles que de la terre, du plâtre, du suif, du vieux cuir et autres matières semblables. La cause de cette perversion est une affection nerveuse, une névrose de l'estomac. La nutrition ne pouvant s'opérer et devenant insuffisante, ces jeunes filles ne tardent pas à être frappées de *chlorose* ou pâles couleurs. Rendez à l'estomac sa force première ; rétablissez-le dans ses fonctions normales, et les pâles couleurs s'effaceront.

Pendant la jeunesse et l'âge viril, les excès vénériens retentissent toujours d'une manière fâcheuse sur les organes de la digestion. Lorsque ces excès sont fréquemment renouvelés, il y a une espèce de renvoi de l'estomac aux organes génitaux. Ceux-ci, frappés à leur tour de débilité, restent muets aux excitants les plus énergiques, et la vigueur génitale dont on a abusé se convertit en impuissance.

Lorsqu'on arrive à l'âge du déclin, appelé *âge critique* à cause des orages qui viennent fondre sur l'existence, combien d'affections gastro-intestinales ne compte-t-on pas ! C'est alors que les prédispositions à certaines maladies deviennent causes occasionnelles ; c'est alors que la santé reçoit une atteinte plus ou moins profonde ; c'est alors que l'exacte observation des règles d'hygiène domestique ou d'hygiène alimentaire est de toute nécessité pour prévenir, modifier ou combattre les tristes maladies qui font l'amertume de cette phase de la vie. La puberté avait ouvert le rôle reproducteur que l'être humain devait remplir, l'âge critique le ferme à tout jamais pour la femme. Une importante fonction s'est éteinte. Or, il devient urgent de prévenir les conséquences, toujours fâcheuses, d'une telle suppression. — Chez l'homme, les causes morbides sont moins apparentes, moins graves peut-être ; mais elles n'en existent pas moins ; et l'homme ne saurait se soustraire aux lois qui régissent les êtres vivants. Nous renvoyons le lecteur à notre *Hygiène du mariage*, où cette grave question est traitée avec les développements qu'elle mérite.

Lorsqu'on réfléchit à l'intime corrélation qui existe entre les divers organes de notre économie et l'appareil digestif, on ne s'étonne plus du rôle important que remplit l'estomac dans le jeu des fonctions vitales. La conclusion de tout ce qui précède peut se résumer dans les préceptes suivants :

Ne jamais abuser des forces de son estomac ; — lui prodiguer tous les soins qu'il exige, en état de santé ou de maladie ; — l'écouter et lui accorder ce qu'il demande ; le laisser en repos lorsqu'il est fatigué ; — ne jamais lui donner un travail au-dessus de ses forces. — Comme la digestion est une fonction éminemment nerveuse, elle est toujours plus ou moins troublée par les passions violentes, l'amour, la haine, la colère, etc.... Ces manifestations violentes sont donc à éviter. — Enfin, lorsque l'estomac est en travail, ne point troubler la digestion par l'ingestion d'aliments ou de boissons stimulantes, ni par un exercice violent, soit physique soit intellectuel. Pendant que la digestion s'opère, l'estomac est un centre vers lequel convergent les forces vitales; la dispersion de ces forces sur un autre point, peut retarder et même arrêter l'important travail de la digestion.

CHAPITRE III

DES BONNES ET DES MAUVAISES DIGESTIONS

§ Iᵉʳ.

Une bonne digestion dépend de deux conditions essentielles : 1ᵉ de l'intégrité des voies digestives; 2º de la qualité et de la quantité des aliments.

Il est évident que, pour fonctionner physiologiquement, c'est-à-dire selon la nature, les organes de la digestion doivent être exempts de toute maladie, de toute entrave. Il n'est pas moins évident que les aliments grossiers ou de digestion difficile, seront difficilement chymifiés dans un estomac manquant d'énergie ou par l'estomac d'un convalescent, d'un vieillard, et pourront occasionner une indigestion. — Relativement à la quantité, les aliments pris outre mesure distendent l'estomac, qui ne peut plus exécuter ses mouvements triturateurs; d'où une digestion laborieuse, et souvent une indigestion. Il est donc indispensable de régler la quantité des aliments sur la capacité et les forces de l'estomac.

Les signes d'une bonne digestion peuvent se traduire ainsi qu'il suit : —sentiment de bien-être après le repas ; circulation légèrement accélérée ; force musculaire augmentée ; désir de prendre de l'exercice ou des distractions. Aucune sensation pénible ni dans l'estomac ni dans le ventré. La digestion marche intérieurement sans qu'on la sente ; en d'autres termes, les aliments doivent passer de l'estomac dans le premier intestin, et de celui-ci dans les autres intestins sans qu'on en ait la conscience. La nutrition, qui est la suite forcée de la digestion, participe des qualités de cette dernière. Une bonne digestion produit un bon chyle ; une mauvaise digestion donne un mauvais chyle.

§ II.*— DIGESTION LABORIEUSE. — INDIGESTION.

La digestion laborieuse se reconnaît à l'état de malaise dans lequel on se trouve quelque temps après avoir mangé. On éprouve des pesanteurs dans l'estomac, des renvois plus ou moins acides. La masse alimentaire, imparfaitement chymifiée, descend dans l'intestin en s'accompagnant de borborygmes, de flatuosités ; quelquefois de crampes d'estomac, de coliques et de diarrhée.

L'indigestion est, à strictement parler, l'expulsion par le vomissement ou les selles, des aliments que l'estomac n'a pu entièrement digérer. Les rapports odorants, les aigreurs, les douleurs de ventre, sont ordinairement les seuls accidents dont l'indigestion s'accompagne ; parfois il y a frisson, anxiété, malaise général, qui ne se dissipe que par le vomissement.

Les causes de l'indigestion sont : une indisposition ou un état de souffrance de l'estomac ; la mauvaise qualité les aliments et boissons ou leur quantité exagérée ; quelquefois leur mauvaise préparation.

Quand l'estomac est mal disposé ou irrité, il digère mal ou refuse de digérer les aliments qu'on a l'imprudence de lui donner ; alors, une indigestion est imminente.

Les aliments de mauvaise qualité agissent soit en irritant l'estomac, soit en provoquant une répulsion par le dégoût qu'ils inspirent. Mais la cause la plus générale de l'indigestion est, sans contredit, une trop grande quantité d'aliments ou de boissons ingérés dans l'estomac. En effet, cet organe, distendu, ballonné par une quantité qui dépasse ses forces, ne peut agir et se hâte d'expulser, par le vomissement, tantôt l'excédant et tantôt la presque totalité des aliments. C'est l'*indigestion stomacale*.

Lorsque les aliments, en excès, ont pu traverser le pylore et arriver dans l'intestin, la portion qui ne peut être élaborée, traverse le tube intestinal et ne tarde pas à être rejetée au dehors sous forme de diarrhée. C'est l'indigestion intestinale.

§ III. — TRAITEMENT DE L'INDIGESTION.

Il est des plus simples : la *diète* et l'*eau*. Loin de recourir aux spiritueux, aux élixirs, comme on le fait généralement, ce qui aggrave presque toujours les accidents, il s'agit tout bonnement de boire de l'eau tiède pour favoriser l'expulsion des aliments. Aussitôt que le vomissement a débarrassé l'estomac de la cause du malaise, les effets de l'indigestion cessent ; il ne reste plus que la fatigue des efforts qu'on a faits et qui exigent le repos de l'organe. Si, par hasard, l'eau tiède ne provoquait point le vomissement, ce qui est très-rare, il faudrait recourir à l'ipécacuanha, à l'émétique ; c'est l'affaire du médecin.

Dans l'indigestion intestinale, c'est encore à l'eau tiède, aux boissons mucilagineuses, adoucissantes, aux lavements émollients qu'on doit avoir recours et qui obtiennent le résultat désiré.

Les boissons aqueuses tièdes, abondantes, ne conviennent pas seulement dans le cas d'indigestion, elles sont aussi très-efficaces dans les cas de pesanteur d'estomac, d'embarras gastrique, de digestion laborieuse à la suite d'un repas trop copieux. — Les liqueurs spiritueuses, loin d'activer la digestion, ne font, au contraire, que la retarder, et convertissent bien souvent la digestion laborieuse en véritable indigestion.

CHAPITRE IV

DE L'EXONÉRATION OU DÉFÉCATION

La défécation, ou expulsion du résidu alimentaire impropre à la nutrition, est une des plus importantes fonctions de notre économie ; sa régularité se lie étroitement à la santé. L'expulsion des matières fécales s'opère généralement une fois par vingt-quatre heures. Il y a de nombreuses exceptions à cette règle générale : on rencontre des personnes dont les selles n'ont lieu qu'une fois tous les deux ou trois jours ; tandis que d'autres vont deux et trois fois chaque jour, sans aucune altération de la santé.

La régularité de la fonction exonératrice dépend d'une foule de circonstances : du régime, de la nature des aliments et des boissons ; de la veille et du sommeil, de l'exercice modéré, et surtout de l'habitude d'aller chaque jour à la garde-robe.

3.

Chez les vieillards, la défécation s'opère assez souvent avec difficulté, particulièrement chez les bilieux. Beaucoup sont affectés de constipation opiniâtre, et, chaque fois qu'ils se présentent à la selle, ce sont des efforts qui n'amènent qu'un faible résultat.

Les causes de la constipation se rencontrent dans l'abus des aliments féculents, du thé, du café, du chocolat, des vins astringents, des spiritueux, etc. La chaleur atmosphérique, les sueurs abondantes, l'exercice du cheval, le repos au lit trop prolongé, la vie sédentaire et assise, etc., etc., prédisposent à la constipation. Les moyens à opposer à cette incommodité sont le régime contraire à celui qui la produit : beaucoup de légumes aqueux, des fruits sucrés, des viandes blanches, la bouillie de maïs, des boissons délayantes et légèrement laxatives ; certains fruits cuits, la compote de pruneaux surtout ; le pain de seigle, si l'estomac le digère bien. Le matin, une ou deux tasses de petit-lait ; quelques cuillerées d'huile fraîche d'amandes douces ; les frictions sur le ventre, etc., etc.; enfin, le pouvoir de l'habitude, c'est-à-dire se présenter chaque jour, à heure fixe, à la garde-robe, qu'on en éprouve ou non le besoin.

Dans les constipations opiniâtres, la ressource ordinaire est le lavement. La seringue a été fort avantageusement remplacée par le clyso-pompe. Il est des personnes qui prennent un et quelquefois deux lavements par jour, elles ont tort; il ne faut jamais abuser d'un moyen utile, car l'abus finit par le rendre stérile; on ne doit user de ce remède que de temps à autre, si on veut lui conserver son efficacité.

Enfin, on a recours aux laxatifs les plus doux, tels que l'eau de pruneaux, de tamarins, d'épinards, la manne, la casse, l'huile de ricin, le miel, etc.; mais, ici, l'abus est encore plus nuisible; il ne faut avoir recours aux purgatifs qu'à la dernière extrémité.

S'il m'est permis de donner mon avis, moi, gastralgique, affecté, depuis plusieurs années, d'une constipation des plus opiniâtres, de gaz et de borborygmes incessants; moi, qui ai essayé tous les moyens connus, tous les carminatifs les plus vantés pour pallier cette triste infirmité, je dirai que les lavements émollients soulagent d'abord et finissent par ne plus rien produire; on les rend tels qu'on les a pris, et, à la longue, ils plongent le gros intestin dans une atonie des plus fâcheuses. Selon nous, les purgatifs sont plus dangereux qu'utiles, parce qu'ils excitent l'intestin, et que cette excitation souvent renouvelée, a pour résultat une constipation encore plus opiniâtre. Nous croyons donc donner un excellent conseil aux personnes affectées de constipation constante, en leur signalant l'inutilité des remèdes, depuis la moutarde blanche jusqu'aux pilules écossaises, contre cette infirmité, et leurs effets pernicieux dans une foule de circonstances.

La seule médication à opposer à la constipation, le seul moyen pour la combattre et en triompher, se trouve dans le régime alimentaire. Voici, en quelques lignes, le régime qui nous a le mieux réussi :

Le matin, en se levant, boire un bouillon composé de moitié bouillon gras *dégraissé* et moitié eau d'épinards, ou substituer l'eau de pruneaux à celle d'épinards. On peut aussi alterner avec le petit-lait, surtout à la campagne. A déjeuner, peu de viande et beaucoup de légumes aqueux : la laitue pilée, les épinards, le potiron au lait; les haricots verts, quand c'est la saison. A dîner, viande blanche et poisson léger; légumes frais, compote de pruneaux pour dessert. Les œufs à la coque sont aussi très-bons. Un mets qui m'a toujours réussi, au déjeuner, est un potage ainsi composé :

Un tiers de farine de maïs ;

Un tiers d'épinards
Un tiers de potiron   cuits et passés à la passoire.

Mélanger le tout, ajouter du beurre et quantité suffisante de lait pour le faire bouillir. Après un ou deux bouillons, ajouter du sucre et un peu de sel; laisser fondre, puis retirer du feu. Alors on bat un jaune d'œuf avec une cuillerée de fleurs d'oranger, et l'on verse dans le potage en remuant vivement pour lier le tout. Ce potage est excellent et possède une vertu légèrement laxative, non pas comme irritant, puisqu'il est adoucissant, mais il doit, sans doute, cette propriété à la combinaison chimique qui résulte du mélange des trois substances.

Le même mets, pris tous les jours, finirait non-seulement par fatiguer, mais par perdre ses propriétés. Il est donc nécessaire de varier autant que possible son alimentation et de chercher un autre potage qui possède des propriétés analogues.

Voici encore une sorte de potage possédant de précieuses vertus laxatives :

Farine de maïs.
Panade faite avec un petit pain au lait.
Épinards passés à la passoire et réduits en purée.
Potiron, également en purée.

Mettez dans une casserole ces quatre substances, avec sel, beurre et lait, quantité suffisante, et faites chauffer doucement sans bouillir. Retirez du feu et ajoutez deux ou trois cuillerées de confitures, soit de pruneaux, soit de pommes ou toute autre ; aromatisez, si vous le jugez convenable, avec l'eau de fleurs d'oranger.

Ce potage est excellent et manque rarement son effet. (Voyez d'autres préparations à l'article potages et purées de cet ouvrage). Sous l'influence de ce régime végéto-animal, la liberté du ventre ne tarde pas à venir ; le tube digestif, resté intact de toute drogue, de toute substance dite héroïque, mais par le fait narcotique ou irritante, le tube digestif a toutes chances de guérison ; mais il faut de la constance dans ce régime; ce ne sont pas des jours, des semaines, ce sont des mois entiers. La moindre infraction, le plus petit excès peut occasionner une rechute qui détruit en un moment tous les bénéfices qu'on avait retirés de ce régime.

Quant aux gaz, aux borborygmes, aux flatuosités qui se développent dans le tube intestinal, ils dépendent soit de la constipation ou d'une mauvaise digestion, soit d'une maladie nerveuse de la membrane muqueuse gastro-intestinale. C'est le réseau nerveux de cette membrane qui est atteint, et jusqu'ici la médecine a fait de vains efforts pour combattre cette triste affection. Une foule de substances ont été préconisées contre elle : la menthe, l'angélique, la fleur d'oranger, l'anis, la mélisse et autres analogues réputés comme d'excellents carminatifs; ces stimulants ont le double inconvénient de ne pas chasser les vents, d'irriter la membrane muqueuse et de multiplier les gaz plutôt que de les expulser. Dans toute maladie, c'est la cause qu'il faut attaquer et non l'effet. Or, ici, les gaz et borborygmes ne sont que des effets. Le régime alimentaire et une hygiène spéciale sont les seuls moyens efficaces contre les névroses gastro-intestinales ; l'expérience a prouvé que les drogues, loin d'être de quelque utilité dans ces maladies, ne faisaient que les exaspérer.

CHAPITRE V

RÉGIME ALIMENTAIRE SELON LES TEMPÉRAMENTS, LES AGES LES PROFESSIONS, LES CLIMATS, LES SAISONS.

SECTION PREMIÈRE

RÉGIME ALIMENTAIRE APPLIQUÉ AUX TEMPÉRAMENTS.

Les physiologistes ont, de tous temps, reconnu quatre tempéraments : le nerveux, le bilieux, le sanguin et le lymphatique. L'histoire des tempéraments types, et des idiosyncrasies ou tempéraments mixtes, se trouvant largement écrite dans notre *Histoire naturelle de l'homme et de la femme* (1), nous ne par-

---

(1) *Histoire naturelle de l'homme et de la femme*, depuis leur apparition sur le globe terrestre jusqu'à nos jours ; leurs diverses métamorphoses, etc. — Chez É. Dentu, libraire-éditeur, Palais-Royal, Paris.

lerons ici que de ce qui concerne l'alimentation.

§ Ier

Le *tempérament nerveux* se reconnaît aux formes grêles, au teint pâle, aux traits animés, à l'activité des centres nerveux, à la production rapide et abondante du fluide nerveux. L'homme doué de ce tempérament a les sensations très-vives, la pensée prompte, l'imagination développée et se laisse facilement aller à l'enthousiasme. C'est dans cette constitution qu'on rencontre les extatiques et les hallucinés.

Le régime alimentaire le plus rationnel, pour les sujets de ce tempérament, est une nourriture végéto-animale, et pour boisson, de l'eau pure ou du vin étendu de beaucoup d'eau ; la bière très-légère, le cidre également coupé d'eau ; car, l'eau, qui est le meilleur des dissolvants, convient beaucoup aux personnes nerveuses.

Les viandes faisandées, les ragoûts épicés, les mets de haut goût et toutes les substances excitantes, doivent être rejetées du régime des sujets éminemment nerveux, attendu qu'ils ont besoin d'aliments tempérants ; ils se trouveront très-bien de faire prédominer le régime végétal sur le régime animal, surtout pendant l'été. Les fruits mucoso-sucrés, les confitures, les compotes, et, en général, tous les fruits cuits leur sont favorables.

Les exercices physiques souvent répétés, sans cependant les porter jusqu'à la fatigue, tempéreront l'activité cérébrale des sujets nerveux ; la vie de la campagne, les distractions agréables, après le travail de l'esprit, leur sont de toute nécessité pour conjurer les tristes infirmités physiques et morales qui les attendent dans la vieillesse.

§ II

Le *tempérament bilieux* a pour principaux caractères une peau brun-jaunâtre, des formes sèches et dures, les yeux et les poils noirs, une grande activité des fonctions du foie et de l'estomac ; force de caractère, impressions aussi vives que tenaces, conception hardie, persévérance dans les projets.

Les sujets bilieux associent ordinairement une puissante innervation à une grande activité physique et morale. Les deux systèmes *hépatique* et gastro-intestinal étant, chez eux, très-développés, il en résulte le besoin d'une grande consommation d'aliments. Aussi, les bilieux mangent-ils beaucoup et avec voracité ; ils digèrent vite, mais ils ont presque toujours le ventre serré. Leur régime alimentaire doit être à peu près semblable à celui des sujets nerveux, composé d'aliments azotés, tempérés par des végétaux ; c'est-à-dire un plat de viande et un plat de légumes, au moins ; à leur défaut, choisir parmi les féculents préparés au lait ou au maigre. Les fruits de chaque saison leur sont aussi très-favorables pour modérer l'énergie de calorification qui caractérise leur tempérament.

A mesure qu'ils avancent en âge, les sujets bilieux doivent s'observer et éviter les excès en tous genres, particulièrement les excès de table, parce qu'ils sont prédisposés aux embarras gastriques, aux affections du foie, aux sécrétions exagérées de la bile qui, re-·montant dans l'estomac, empâte la bouche et la remplit de son amertume. Le tempérament bilieux touche au tempérament nerveux et se résout très-souvent dans *l'idiosyncrasie* ou tempérament mixte nommé *bilioso-nerveux* ; il participe des deux tempéraments et se trouve ainsi sujet aux mêmes priviléges, aux mêmes infirmités ; de telle sorte, que le régime alimentaire qui lui convient le mieux est le régime modifié de l'un et de l'autre des tempéraments dont il tire son origine.

§ III

Le *tempérament sanguin* se distingue des autres tempéraments, par la prédominance des systèmes circulatoire et musculaire. Peau blanche, teint coloré, large poitrine, muscles très-développés. Caractère gai, aimable ; mais léger, inconstant, oublieux ;

grande mobilité dans les idées, propension naturelle aux plaisirs sensuels, etc., tels sont les signes principaux qu'offrent les sujets sanguins.

Le régime du tempérament sanguin, considéré comme plus privilégié que les autres tempéraments, peut se composer de toute espèce de mets. C'est positivement la constitution privilégiée, sous ce rapport ; c'est le tempérament omnivore et ami de la bonne chère. Néanmoins, nous conseillons aux sujets sanguins d'alterner les viandes chaudes et lourdes avec les viandes légères et les légumes ; nous leur conseillons aussi d'être très-réservés sur les boissons alcooliques, attendu qu'ils sont prédisposés aux maladies inflammatoires, aux rhumatismes, à la goutte, à l'apoplexie !

L'exercice physique, pris chaque jour, est, pour eux, de toute nécessité. Le grand air, une habitation spacieuse, des aliments variés, des boissons tempérantes leur sont recommandés, s'ils veulent prolonger leur existence jusque dans une vieillesse avancée.

§ IV

Le *tempérament lymphatique* est facile à reconnaître aux signes caractéristiques qui le distinguent des autres : Peau blanche, rosée aux joues, membres arrondis, tissus graisseux abondants. Le pouls est lent, les yeux ternes, la lèvre supérieure grosse, les épaules et le cou gras ; il y a suractivité du système lymphatique, et, par conséquent, surabondance des fluides blancs.

Le régime alimentaire des lymphatiques doit être essentiellement tonique et réparateur ; ils doivent, néanmoins, faire usage des viandes noires, des mets de haut goût et des boissons alcooliques avec modération. Le café, le thé et tous les stimulants leur conviennent, sans, cependant, en abuser.

La digestion des lymphatiques est lente comme tous leurs mouvements, toutes leurs actions ; ils sont sujets à l'empâtement des tissus blancs et au relâchement du ventre ; ils sont prédisposés à la corpulence et à l'obésité ; c'est pourquoi ils doivent exclure de leur régime les corps gras et les aliments féculents. C'est, à strictement parler, pour eux qu'a été fait le régime tonique.

Les lecteurs qui désireront connaître à fond l'histoire physiologique des tempéraments et des âges, devront lire notre *Histoire naturelle de l'homme et de la femme*, ouvrage où sont réunis les faits les plus extraordinaires.

SECTION II

RÉGIME ALIMENTAIRE SELON LES AGES ET LES PROFESSIONS.

Chaque âge doit avoir son régime alimentaire

spécial; c'est un axiome connu de tous. Ce qui convient à l'enfance serait insuffisant pour l'âge mûr, et la quantité nécessaire à celui-ci serait trop forte pour le vieillard.

§ Ier. — ENFANCE.

Pendant la période de l'allaitement, si le lait de la nourrice est assez abondant, l'enfant n'a pas besoin d'autre nourriture ; dans le cas d'insuffisance du lait fourni par la nourrice, on a recours au lait de vache coupé d'eau d'orge, à de légères panades, à l'eau sucrée, et, de temps à autre, à de petits potages, très-clairs, faits avec la farine de froment séchée au four. Plus tard, après le sevrage, on lui donne des potages de fécule, de crème de riz, de farine de maïs, des œufs à la coque laiteux, des soupes maigres ; et puis, enfin, on lui fait sucer le suc des viandes tendres. Pour boisson, de l'eau pure où très-peu sucrée. Sous l'influence de ce régime la croissance de l'enfant s'opère sans entraves et dispense des visites du médecin.

Lorsque l'enfant est devenu assez fort pour exiger une nourriture plus substantielle, on doit procéder avec précaution au changement de régime, parce que le passage de l'alimentation demi-liquide aux aliments solides doit se faire peu à peu et jamais brusquement. Nous renvoyons le lecteur à notre *Hy-*

giène du mariage, où sont indiqués les soins à donner à l'enfant depuis sa naissance jusqu'à l'adolescence.

§ II. — ADOLESCENCE. — PUBERTÉ.

A cette belle époque de la vie où l'organisation croît, se développe; où la fonction digestive et les autres fonctions de l'économie marchent avec activité, il est de toute nécessité de donner aux jeunes sujets une alimentation réparatrice, en rapport avec les pertes incessantes qu'ils font. Les bouillons gras consommés, les viandes rouges et noires, les légumes, les fruits, tous les aliments peuvent être donnés pourvu qu'ils soient de bonne qualité. Cet âge a besoin de quatre repas : la seule chose à craindre c'est l'indigestion, malheureusement que trop fréquente parmi les jeunes sujets. (Voyez plus haut le traitement à prescrire en cas d'indigestion).

§ III. — VIRILITÉ. — AGE MUR.]

L'homme arrivé à l'âge mûr n'a plus la même activité physique de la jeunesse; sa position sociale exige souvent une vie sédentaire, très-peu favorable à la bonne exécution des fonctions organiques. Alors, ses digestions sont plus lentes; ses pertes étant moindres il n'éprouve pas le besoin de les réparer quatre fois par jour, comme dans la jeunesse. Pendant la phase qu'il parcourt, ses repas se bornent généralement à deux : le déjeuner et le dîner.

Pour les personnes qui ont les voies digestives en bon état, toutes les substances alimentaires sont bonnes, pourvu qu'on n'en fasse point abus. A cet âge on devient gourmet : les passions de la jeunesse étant refroidies, la sensualité du palais demande à être satisfaite ; on aime la table ; on appelle l'art culinaire à son secours, dans l'ignorance où l'on est que cet art vous prépare des infirmités pour plus tard. Les vins, les boissons fermentées, les liqueurs de toute espèce ne sont pas épargnées ; on savoure les mets et les vins sans s'inquiéter de l'avenir. C'est à tort !... L'homme arrivé à l'âge mûr devrait manger pour vivre et non vivre pour manger, ainsi que cela se pratique généralement dans la classe aisée. Il faut une nourriture saine, abondante, mais simple et toujours exempte de ces condiments de haut goût qui échauffent le sang, irritent l'estomac et finissent par le blaser.

Nous dirons aux hommes qui marchent sur la cinquantaine, réfléchissez bien à ce que vous venez de lire, et prémunissez-vous des orages de l'âge critique. Si vous saviez combien il y a d'amertume et de tristesses dans une vieillesse infirme ; dès aujourd'hui même vous suivriez mes conseils et commenceriez le régime alimentaire *prophylactique*, c'est-à-dire qui préserve contre les indispositions et les infirmités.

L'âge mûr a besoin d'exercices physiques ; il est indispensable d'en prendre chaque jour, afin d'éviter la corpulence, l'obésité, qui s'attaque particulièrement aux constitutions lymphatiques et aux tempéraments sanguins.

§ IV. — AGE CRITIQUE

De quarante à quarante-cinq ans, pour les femmes, de cinquante-cinq à soixante ans pour les hommes. C'est, pour les deux sexes une phase orageuse ; mais, surtout pour la femme. L'homme ne saurait en être exempt : si la femme perd les signes de la fécondité, l'homme voit également les signes de la virilité l'abandonner peu à peu. Chez les deux sexes, une fonction s'éteint pour ne plus renaître.

Un régime alimentaire convenable à la circonstance est absolument nécessaire pour conjurer les maux qui doivent assaillir l'âge critique. Il faut d'abord diminuer la quantité d'aliments pris chaque jour et les choisir parmi les substances douces, humectantes et peu succulentes, afin de prévenir la pléthore sanguine. Exclure complétement le café, les mets de haut goût, les vins généreux et, en général, tous les alcooliques.

L'exercice physique, l'habitation dans les lieux bien aérés et l'éloignement de tout ce qui peut apporter l'afflux du sang vers les parties sexuelles, sont recommandés comme auxiliaires de ce régime. Quelquefois, de légers purgatifs, une petite saignée, deviennent indispensables ; mais ce cas ne regarde que les personnes pléthoriques. L'observation de ce régime prophylactique fait traverser, sans accident, la triste phase de l'âge critique.

§ V. — VIEILLESSE

Le passage de la cinquante-septième année à la soixante-deuxième est, pour la plupart des hommes, ce qu'est l'âge critique pour la femme. A partir de cette époque, les facultés viriles baissent chaque jour, et, à mesure que les années viennent peser sur la tête, la fonction reproductrice décroît et finit par s'éteindre complétement : le sexagénaire doit avoir le bon esprit de n'y plus songer.

Les changements que ce passage opère chez l'individu ne se manifestent pas brusquement, mais peu à peu, d'une manière insensible. Aujourd'hui, c'est, pour les uns, des douleurs rhumatismales, des soupçons de goutte, une difficulté d'uriner, un catarrhe, etc.; demain, c'est un embarras gastrique, une affection intestinale, des lassitudes dans les membres, une courbature tenace. — Pour les autres, ce sont des névralgies, des névroses, des catarrhes de la vessie ou du poumon, des hémorrhoïdes, etc., etc. La chose la plus importante n'est pas de combattre ces

affections, c'est de les prévenir ; c'est d'en préserver le sexagénaire. Or, pour y parvenir, il ne faut
qu'un peu de sagesse et de bonne volonté.

L'homme, par exemple, qui a mené une vie active,
laborieuse et sobre, ne doit pas se prélasser dans un
repos complet le jour où il s'est retiré des affaires,
par la raison que les extrêmes sont toujours nuisibles
à la santé. C'est cependant ce qui arrive assez généralement ; une foule de personnes de toutes les classes
de la société, après avoir travaillé péniblement toute
leur vie pour arriver à l'aisance, croient bien faire
en se livrant à un repos absolu. — Parmi les hommes
qui ont éprouvé de la gêne, des privations, le plus
grand nombre, une fois parvenus à la richesse, se
livrent sans réserve à la bonne chère. Les uns et
les autres se trompent amèrement et au grand préjudice de leur santé. Ainsi qu'on ne peut arrêter une
machine, au plus fort de son mouvement, sans ris-
quer de la briser, de même l'homme ne saurait, d'une
activité physique longtemps soutenue, passer tout à
coup à un repos complet sans en ressentir les funestes conséquences. Les habitudes contractées sont
devenues obligatoires ; l'homme adonné aux travaux
physiques doit continuer ses travaux en les diminuant peu à peu. L'homme d'étude, le littérateur,
doit également se livrer modérément à son travail,
le varier et en abréger peu à peu la durée.

La frugalité du passé commande la sobriété du

présent. Les personnes habituées à une alimentation simple, qu'exigeaient leurs moyens, ne doivent pas, étant devenues riches, se livrer aux repas plantureux et faire un dieu de leur ventre, sous peine d'affections plus ou moins graves et quelquefois de l'apoplexie!!!

Enfin, le vieillard doit doser la quantité de sa nourriture sur l'exercice physique qu'il prend, sur les pertes qu'il fait et ses besoins de réparations. Il est évident que perdant beaucoup moins que la jeunesse en activité, il doit consommer une moindre quantité d'aliments. — Le vieillard ne doit jamais trop manger, parce que son estomac, n'ayant plus la force d'autrefois, ne saurait digérer une quantité qui dépasse ses forces actuelles; d'où il résulterait une indigestion, et les indigestions sont toujours très-fâcheuses à cet âge. L'expérience prouve que les vieillards gourmets qui ne savent pas se modérer, abrégent leurs jours par des indigestions.

SECTION III

RÉGIME ALIMENTAIRE SELON LES CLIMATS, LES SAISONS ET LES JOURS

§ Ier. — CLIMATS.

L'alimentation des hommes, selon les climats et les pays qu'ils habitent, est un fait trop connu pour que nous nous y arrêtions ; il nous suffira de dire que les habitants des contrées méridionales mangent beaucoup moins que les habitants des régions septentrionales ; que les aliments des premiers sont généralement tirés du règne végétal, tandis que les seconds font une énorme consommation de viande et mangent fort peu de légumes. La cause de cette différence existe dans le besoin qu'ont les septentrionaux d'une nourriture substantielle et tonique qui les mette à même de résister aux rigueurs du climat. Sans sortir de notre pays, nous trouvons un exemple de ces deux genres d'alimentation. — Le paysan du nord de la France, ayant à lutter contre le froid, a besoin d'une nourriture animale et de boissons fermentées. — Le paysan du midi, vivant dans un climat chaud, est devenu instinctivement frugivore et ne consomme que fort peu de viande. Le premier ne pourrait résister au froid avec la ration du second, et celui-ci se trouverait fort mal de l'alimentation du premier.

Les pays tempérés tiennent le milieu entre ces deux extrêmes ; leurs habitants se nourrissent de viandes, de légumes et de fruits. Cette alimentation variée est la plus favorable au développement des qualités physiques et morales de l'individu.

Ces exemples concernent spécialement les hommes de travaux manuels, dont la réparation doit être en rapport avec les pertes qu'ils font. Les hommes du midi et du nord, dont la position sociale ne demande pas une dépense de forces aussi grandes, ont un régime alimentaire à peu près le même, quant à la quantité ; il n'y a de différence que dans les préparations culinaires. Cet état de choses se rencontre non-seulement en France, mais dans toute l'Europe civilisée.

Saisons. — La température de chaque saison, le passage d'une saison à une autre, les influences météorologiques, l'état électrique et hygrométrique de l'atmosphère, etc., font passer les organes de la digestion par divers états d'activité, d'énergie, de faiblesse.

En France même, où le climat est tempéré, nous éprouvons des froids rigoureux et des chaleurs extrêmes, accablantes ; nous passons d'une constitution chaude humide à une température froide-humide. Ces diverses oscillations de température réclament tantôt une alimentation substantielle, tonique, et tantôt une nourriture stimulante, mais légère, douce et rafraîchissante.

On conçoit facilement que pendant les changements de saison, pendant les perturbations atmosphériques, les dégradations de température et autres irrégularités, notre économie doit éprouver des atteintes plus ou moins sensibles, surtout chez les personnes nerveuses ou maladives. Tantôt, ce sont les organes de la digestion et leurs dépendances qui

4.

sont atteints; tantôt ce sont les organes de la circulation; d'autres fois, c'est le système nerveux qui souffre et qui donne lieu à des symptômes inquiétants. Or, en de pareilles circonstances, il est sage, il est urgent, de veiller attentivement aux perturbations qui affectent le tube digestif ou tout autre syssystème, et d'y porter un prompt remède.

Si l'on a soin de se mettre au régime et d'adopter les précautions hygiéniques nécessaires, dès le début de l'indisposition, bien certainement on préviendra, on évitera une maladie. Ces précautions sont faciles et n'entraînent aucun embarras. Ainsi, par exemple, dans les premiers jours du printemps, si les matinées sont fraîches, si la température reste à dix degrés au-dessus de zéro, conservez vos vêtements d'hiver et continuez votre même alimentation; seulement, diminuez-en la quantité, dans le cas où vos digestions ne s'exécuteraient pas aussi librement qu'avant. Un plat de viande ou de poisson de bonne qualité, un légume de la saison, des compotes de fruits ou des confitures doivent, pour le moment, vous suffire. — Si un mal de tête, une courbature venaient vous assaillir et diminuait votre appétit, supprimez un repas et retranchez sur la quantité des autres. — Néanmoins, si le cas l'exige, gardez la diète aujourd'hui, prenez fort peu d'aliments demain, et le troisième jour l'appétit reparaîtra, l'indisposition, combattue par le régime, cessera.

§ II. — RÉGIME SELON LES SAISONS.

HIVER. — L'hiver, le triste hiver, ordinairement froid et humide en France, exerce sur les personnes âgées une fâcheuse influence ; c'est la saison la plus rude pour le vieillard, celle qu'il a le plus à redouter. Les pluies froides, les gelées, les brouillards amènent avec eux une foule d'indispositions et de maladies. Le froid fait converger les fluides du corps à l'intérieur, et donne lieu, par conséquent, aux irritations intestinales, aux rhumatismes, aux catarrhes, aux névralgies, péripneumonies, hydropisies, paralysies, etc., tristes fruits qu'apporte l'hiver. Les personnes âgées et les convalescents ne sauraient être trop attentifs à éviter le froid, surtout le *froid humide*, qui est un des débilitants les plus funestes ; elles ne sauraient aussi mettre trop de soins à se préserver du froid des pieds ; à se vêtir chaudement avec des étoffes de laine doublées de soie, afin de retenir une plus grande quantité de calorique, et, peut-être, de fluide électrique, l'excitant vital par excellence. Les convalescents et les vieillards doivent toujours se tenir en garde contre les variations atmosphériques ; un refroidissement est bientôt gagné et, pour eux, un refroidissement est toujours la cause occasionnelle d'une maladie plus ou moins grave. La flanelle sur la peau devient pour eux une nécessité, c'est un excellent préservatif. Pendant les journées froides et humides, ils devront rester prisonniers dans leurs appartements et, pour ne pas rester dans l'inaction, marcher, agir, faire quelques exercices de gymnastique s'il leur est possible.

Le régime alimentaire du vieillard doit être essentiellement tonique : des viandes succulentes, des vins généreux en quantité modérée ; des légumes de facile digestion, surtout, des purées de légumes qui possèdent le précieux avantage de ne point fatiguer l'estomac ; des fruits bien cuits et sucrés, une tasse de bon café selon l'habitude contractée, composent l'alimentation le plus favorable au maintien de la santé du vieillard, et la plus propre à développer la somme des forces nécessaire pour résister aux froids de l'hiver. Le gibier et autres viandes noires excitantes, peuvent, de temps en temps, faire partie de leur nourriture, si elles ne fatiguent pas l'estomac.

§ III

PRINTEMPS. — Tout ce qui vit sur notre globe, depuis le végétal jusqu'à l'homme, éprouve l'influence du printemps. Devant le riant tableau de la nature qui reverdit, le vieillard se sent plus dispos et croit rajeunir aux tièdes rayons d'un beau soleil d'avril. C'est alors qu'il doit redoubler d'attention sur le travail de ses voies digestives. Il sort de la saison d'hiver

pendant laquelle la stimulation du froid avait aug-
menté son appétit et les forces de l'estomac ; il pouvait manger beaucoup de mets qu'il doit s'interdire
aujourd'hui, parce que la chaleur printanière a diminué son énergie gastrique ; parce qu'à son insu, il
s'opère un mouvement clandestin dans son économie :
la vitalité que l'hiver avait concentrée à l'intérieur, va
s'épanouir à l'extérieur par l'influence du printemps.
Il doit donc surveiller ses digestions et, au moindre
indice de gêne dans les voies digestives, modifier son
régime. Son appétit vient-il à diminuer, un mal de
tête, une courbature, viennent-ils à l'assaillir ? C'est
une indication non équivoque de réduction dans le
régime alimentaire. Selon les circonstances, il devient
nécessaire de supprimer un des repas du jour et de
diminuer la quantité des aliments des autres repas.
Quelquefois, lorsque le cas l'exige impérieusement,
le vieillard doit garder la diète aujourd'hui et recommencer à manger le lendemain, mais très-légèrement,
puis revenir peu à peu à sa nourriture ordinaire.
C'est le seul moyen de conjurer un orage qui se prépare et de prévenir une atteinte dont on ne connaît
pas les suites.

Le malaise qui précède l'invasion d'une maladie
est un signe qu'il y a défaut d'équilibre entre les forces vitales de tel organe et celles des autres organes,
et que l'économie est menacée sur un point. La diète,
pendant quelques jours ; puis un régime bien enten-

du, préviennent presque toujours les troubles que le travail pénible de la digestion occasionnerait dans l'estomac ou les intestins, et, par sympathie, à plusieurs autres organes.

§ IV

ÉTÉ.— Les fortes chaleurs de l'été, les vents du sud, la sécheresse, etc., sont défavorables aux personnes âgées, parce qu'elles éprouvent des pertes par la transpiration et un affaiblissement de forces. Elles devront contre-balancer l'influence de la saison par un régime à la fois tonique et rafraîchissant; c'est-à-dire entremêler les viandes rôties aux légumes herbacés; les œufs frais, les potages au gras, les bons fruits dans leur entière maturité. Il ne faut pas oublier que la saison d'été prédispose aux irritations gastro-intestinales, aux fièvres, aux congestions cérébrales, etc., les hypochondriaques, les gastralgiques, les hystériques, et tous les sujets âgés ou malingres seront très-réservés sur la quantité de leurs aliments; ils rejetteront de leur régime toutes les substances indigestes et choisiront celles qui, sous un petit volume, offrent le plus de matériaux à la nutrition; à la plus légère perturbation dans les voies digestives, ils devront se mettre immédiatement au *régime réduit;* c'est-à-dire, se retrancher une certaine quantité d'aliments à chaque repas. Les femmes exposées aux pertes, auront soin de se préserver des grandes chaleurs, qui renouvelleraient leurs hémorrhagies.

§ V

Automne. — L'automne, dans sa première moitié, diffère peu de l'été; plus tard, les soirées deviennent fraîches, humides, pendant que le milieu du jour a été très-chaud. Alors, les maladies deviennent plus nombreuses et plus graves : un simple relâchement de ventre peut, s'il est négligé, passer de la diarrhée à la dyssenterie. Les fièvres intermittentes, les rhumatismes, les congestions cérébrales et pulmonaires et tant d'autres maux qui affligent notre espèce, prennent un très-mauvais caractère en automne, si on les néglige. C'est pourquoi les personnes âgées ou souffrantes devront redoubler de prudence et suivre, sans jamais s'en écarter, un régime alimentaire et hygiénique qui leur donnera le bénéfice de la prophylaxie de ces maladies. Leur régime alimentaire sera le même que celui de la saison d'été, hormis quelques modifications dans la quantité des aliments.

Quant au régime alimentaire selon les jours, il s'en rencontre dans toutes les saisons de l'année qui sont défavorables aux bonnes digestions. Ainsi, les variations brusques de température dans la première moitié du printemps, les chaleurs excessives de l'été,

— le chaud humide et plus tard le froid humide de l'automne ; les brumes, les brouillards de certaines journées d'hiver, etc. Ces divers états de l'atmosphère ont une influence très-marquée sur les personnes nerveuses et les vieillards ; il est prudent de se mettre au régime réduit dès qu'on s'aperçoit d'une digestion laborieuse ou d'une perturbation quelconque.

CHAPITRE VI

DE LA VEILLE ET DU SOMMEIL

§ 1er

La veille et le sommeil exercent une très-grande influence sur notre manière d'être ; rien ne contribue davantage au maintien de la santé que la régularité dans ces deux états de la vie humaine.

Le sommeil répare les pertes nerveuses qui ont été faites pendant la veille ; sous sa bienfaisante influence, la fatigue disparaît et les forces renaissent. La circulation et la respiration se ralentissent, les diverses sécrétions diminuent ; la digestion des aliments est aussi plus lente. A ce point de vue, le sommeil est le *modérateur* de l'activité vitale. Mais, pour être complétement réparateur, le sommeil doit venir naturellement et rester paisible pendant un temps plus ou moins long. Les rêvasseries, les rêves effrayants ou cauchemars, fatiguent le corps plutôt qu'ils ne le reposent et annoncent ordinairement la souffrance d'un ou de plusieurs organes.

Les personnes âgées, éprouvant moins de pertes que les jeunes en toutes choses, ont un sommeil plus court. Les personnes menant une vie sédentaire dorment moins longtemps et moins profondément que celles qui travaillent physiquement et se fatiguent. — La durée d'un bon sommeil doit équivaloir au quart de la journée, c'est-à-dire cinq à six heures pour les personnes âgées. — Six à sept heures pour les sujets adonnés à des travaux manuels ou à des exercices physiques tels que les voyages à pied, la chasse, les divers jeux qui exigent l'emploi des forces musculaires. — Les personnes nerveuses et valétudinaires, les femmes délicates s'éloignent de la règle commune; elles ont souvent besoin de sept à huit heures de sommeil.

Le temps le plus favorable comme aussi le plus naturel au sommeil est la nuit; de dix heures à quatre heures en été, de onze heures à six heures en hiver. L'habitude a une très-grande influence sur la durée du sommeil : il est des personnes qui sentent leurs paupières s'appesantir à l'approche de telle heure et se réveillent régulièrement à telle autre. En général, les vieillards dorment peu et se réveillent ponctuellement à une certaine heure de la nuit, puis se rendorment pour quelque temps.

L'excès, de même que la privation du sommeil, sont

deux extrêmes également préjudiciables à la santé. Les veilles prolongées et se renouvelant chaque nuit, ruinent les plus forts tempéraments. Les personnes affectées d'insomnies doivent consulter un médecin hygiéniste, si leur état se prolonge.

Nous avons déjà dit qu'on ne devait point se coucher immédiatement après le repas; ce n'est qu'une heure et demie ou deux heures après qu'on peut se livrer au sommeil, sans danger pour la digestion. La chambre à coucher doit être spacieuse, exempte d'humidité et bien aérée; l'exposition au Levant est la meilleure. Point de fleurs ni d'odeurs dans la chambre à coucher; les parfums sont la source des insomnies, des migraines, des céphalalgies, des lipothymies, etc.

Les alcôves, les lits fermés par des rideaux sont malsains, parce que l'air respiré et par conséquent vicié, s'y confine et ne peut être suffisamment renouvelé. Lorsqu'on est obligé de se coucher dans une alcôve, il est prudent d'ouvrir la porte de la chambre à coucher qui communique à une autre pièce; de cette manière on peut en renouveler l'air.

Les lits trop mous et trop chauds affaiblissent le corps par la transpiration qu'ils entretiennent incessamment. Les femmes sur le retour et les hommes prédisposés aux inflammations des reins ou de la vessie, doivent y prendre garde.

La paille de maïs, le crin, les plantes marines sont

pour l'été d'excellents couchers. La laine, la plume et le duvet doivent être réservés pour l'hiver ; et encore ne permettrions-nous ces deux dernières matières qu'aux personnes âgées et débiles, chez lesquelles la calorification est imparfaite et qui sont très-sensibles au froid. Néanmoins, nous croyons que l'édredon est préférable aux épaisses couvertures, dont la lourdeur peut fatiguer.

Le fréquent renouvellement des draps de lit est de toute nécessité, surtout pendant les chaleurs de l'été, où les émanations du corps sont plus abondantes. Contre l'opinion de plusieurs hygiénistes, nous croyons que les draps en toile de coton sont préférables aux draps en toile de lin ou de chanvre. Ces derniers ont, en hiver, l'énorme inconvénient de vous saisir par leur froid glacial, et ce froid va jusqu'à produire le frisson chez certaines personnes délicates et frileuses.

La bassinoire est une mauvaise habitude; on doit la réserver pour les convalescents et les malades ; la boule d'eau bouillante, placée aux pieds, suffit pour les vieillards bien portants. Les chaussons de laine, pris en se mettant au lit, tiennent suffisamment les pieds chauds pendant la nuit.

Quant à la position la plus favorable à prendre pour dormir tranquillement, c'est la position horizontale, la tête étant un peu plus élevée que le tronc du corps, et les membres inférieurs légèrement fléchis. On a recommandé de se coucher sur le côté droit, afin que si l'estomac était distendu par les aliments, son poids ne comprimât point les gros vaisseaux, situés à la partie postérieure du tronc. Néanmoins, nous pensons que la meilleure position est celle où l'individu se trouve le mieux ; du reste, il n'est personne qui, pendant son sommeil, ne change instinctivement de position, lorsque celle qu'il avait prise en se couchant lui occasionne de la gêne.

§ II

DE QUELQUES MOYENS POUR OBTENIR LE SOMMEIL.

Pour obtenir un sommeil tranquille et réparateur, il faut prendre, dans la journée, un exercice qui n'aille pas jusqu'à la fatigue. Une promenade dans la campagne, une excursion au milieu de quelques sites agréables et pittoresques, lorsque le temps et la saison le permettent. Dans le cas contraire, un exercice équivalent dans l'intérieur de la maison : le jeu de billard, de volant ; fendre, scier du bois ; se livrer à quelques travaux de menuiserie ; enfin, tout autre moyen d'exercer ses muscles. Il faut aussi éviter les émotions violentes, pénibles, et se livrer, autant que possible, à des distractions agréables. L'illustre Franklin se trouvait fort bien de sortir de son lit, où il ne pouvait dormir, pour se promener, pendant quelque temps, autour de sa chambre ; puis, il se recouchait et ne tardait pas à fermer les yeux. J'ajouterai que , depuis quatre ans j'emploie ce moyen contre une cruelle insomnie, et qu'il me réussit assez souvent.

Chez les anciens, les desservants du temple de Trophonius endormaient les consultants en leur mettant dans chaque main une boule composée de substances narcotiques ; on malaxait cette boule jusqu'à ce que les paupières, appesanties, se fermassent.

Asclépiade procurait le sommeil à ses malades en les faisant balancer dans des lits suspendus. Diverses drogues, en tête desquelles l'opium est placé, sont administrées dans les cas d'*agrypnie* ou insomnie opiniâtre. L'acétate et le chlorhydrate de morphine sont de très-puissants somnifères ; la découverte des propriétés anesthésiques de l'éther et du chloroforme complète la série des substances hypnotiques.

Les personnes qui désireraient lire une curieuse monographie du sommeil, des rêves, cauchemars, insomnies, etc., n'auront qu'à se procurer l'ouvrage ayant pour titre : *Les mystères du sommeil.*

Mais, il faut se hâter de le dire, ce n'est qu'en agissant sur le système nerveux encéphalique que les substances narcotiques amènent le sommeil, et ce sommeil factice n'a point les effets réparateurs du sommeil naturel ; c'est une espèce d'engourdissement nerveux, de stupeur. Les individus narcotisés éprouvent, au réveil, des maux de tête, des courbatures, d'interminables pandiculations ; ils ont les membres fatigués, brisés ; toute la journée se passe dans cet état de souffrance. Nous conseillons donc aux personnes affectées d'insomnie d'avoir recours à l'exercice physique, aux distractions variées et à un regime hygiénique, pour obtenir un sommeil naturel. La monotonie endort; la lecture d'un livre ennuyeux, d'une dissertation pédagogique, le même bruit souvent répété, enfin, tout ce qui est monotone. On dit que Boileau se faisait lire les sermons de l'abbé Cottin, lorsqu'il ne pouvait dormir. Le célèbre J.-J. Rousseau combattait l'insomnie en faisant frapper, sur son épinette, toujours la même note. On peut user de ces divers moyens, qui n'ont rien de dangereux, tandis qu'il n'en est pas de même des narcotiques, et l'on ne doit les employer qu'à la dernière extrémité.

CHAPITRE VII

DE L'EXERCICE PHYSIQUE CONSIDÉRÉ COMME MOYEN DE CONSERVER LES FORCES ET LA SANTÉ DANS LA VIEILLESSE

L'exercice physique est au corps ce que l'éducation morale est à l'esprit. C'est l'exercice qui développe le système musculaire et donne à nos membres la force et la vigueur. Plus un organe est exercé, plus il devient robuste, souvent même aux dépens des autres organes. C'est aussi l'exercice qui entretient la santé : plus un sujet s'exerce et travaille dans la mesure de ses forces, et mieux il se porte. On peut donc considérer le travail physique et la gymnastique des muscles comme le soutien de la santé. (Voyez, pour tout ce qui concerne les divers exercices gymnastiques, notre ouvrage intitulé : *Hygiène de la Beauté humaine, dans ses lignes, ses formes et sa couleur*). Ici, nous ne parlerons que des exercices qui conviennent aux malingres et aux vieillards.

Le *jardinage* et l'*agriculture* offrent, aux personnes âgées et bien portantes, de précieuses ressources pour exercer doucement leurs muscles et leur procurer d'agréables distractions. — La chasse facile et sans fatigue, ainsi que la pêche, par un beau temps, sont aussi très-favorables au maintien de la santé. Quand le temps est mauvais ou lorsqu'on ne peut sortir, le jeu de billard est un moyen d'agir et de se distraire. Ce jeu possède le triple avantage de fixer l'attention, sans fatiguer l'esprit ; d'exercer les muscles des bras, des jambes, à tous moments, et d'exiger divers mouvements, diverses postures du torse ; de telle sorte qu'après avoir joué une heure, on a fait, sans s'en apercevoir, une longue promenade, qu'on n'aurait peut-être pas eu le courage d'entreprendre, et pendant laquelle tous les muscles du corps ont été mis en action.

De tous les exercices, la *promenade* est, sans contredit, celui auquel on se livre le plus fréquemment ; mais il n'est pas indifférent de se promener à tel ou tel endroit, à telle ou telle heure du jour. On doit éviter les endroits marécageux, humides, malsains ; les gorges où l'air n'est pas assez renouvelé ; où, pendant l'été, il fait une chaleur lourde, accablante. Les grandes chaleurs du jour, de même que la fraîcheur des nuits, sont également à éviter.

La promenade dans une campagne riante est, pour

les personnes âgées, une source de plaisirs et de bienfaits. Les yeux sont récréés par les tapis de verdure qu'éclaire un beau soleil ; les parfums de mille fleurs viennent suavement affecter l'odorat ; le murmure des ruisseaux, le bourdonnement des insectes, le chant des pâtres, charment les oreilles et produisent sur l'âme les plus douces impressions. Alors, l'innervation languissante du vieillard reprend son cours, et toutes les fonctions organiques s'exécutent plus facilement ; alors, mêlant sa joie à toutes les joies qui l'entourent, le vieillard savoure l'existence et se croit rajeuni !...

Nous ne saurions trop conseiller aux personnes sur le retour de l'âge de faire, au moins une fois par jour, lorsque le temps le permet, une promenade soit à la campagne, soit sur les boulevards de la ville qu'ils habitent, soit dans tout autre lieu où elles puissent respirer un air pur. Lorsqu'il s'agit de gravir une colline, il devient nécessaire de faire quelques pauses, afin de ne point se fatiguer. Prendre bien garde surtout, si le corps est en moiteur, de s'exposer à un refroidissement.

ÉQUITATION, VOITURE. — Parmi les exercices mixtes, le cheval et la voiture sont les plus en usage. L'équitation possède l'avantage de permettre aux personnes débiles et fatiguées de faire des excursions en des lieux où elles n'auraient pu aller à pied : sur le penchant des collines, au sommet des montagnes, où les chevaux du pays montent facilement. Là, on peut jouir du plaisir de la vue et des bienfaits d'un bon air. Les individus affectés de hernies ou d'hémorrhoïdes volumineuses doivent, par prudence, se priver du plaisir des promenades à cheval.

La promenade en voiture bien suspendue est le plaisir le plus doux, le moins fatigant des exercices mixtes. Elle convient particulièrement aux vieillards débiles, aux convalescents et à ceux dont les forces ont été usées par une longue maladie. Cependant, il devient utile et même nécessaire de se livrer à des exercices actifs dès que les forces sont revenues. — Les gastralgiques, les hypocondriaques et les personnes qui ont les digestions laborieuses se trouvent très-bien de la promenade en voiture. C'est le cas d'ajouter ici que les voyages d'agrément entrepris pendant la belle saison ont presque toujours été favorables à ces personnes.

On ne saurait trop répéter aux gens du monde, et particulièrement aux femmes des grandes villes, que les exercices physiques sont une condition indispensable de force et de santé. En effet, la santé, qui consiste dans le jeu régulier de toutes les fonctions, ne saurait se maintenir longtemps dans l'inaction, car l'inaction fait languir les digestions, rend les excrétions moins faciles, surtout la transpiration insensible, cette grande fonction dépurative si importante pour les personnes d'un âge avancé. La circulation se ralentit aussi, surtout dans les vaisseaux capillaires, ce qui occasionne un reflux de sang dans les gros vaisseaux et les viscères, circonstance toujours fâcheuse. D'un autre côté, l'action nerveuse diminue, s'affaiblit peu à peu dans les organes extérieurs, où ne l'appellent plus les mouvements volontaires, et se concentre dans les organes intérieurs. De là une série de désordres nerveux, de congestions, de vices de nutrition en trop ou en moins, qui finissent par altérer la meilleure santé. L'exercice physique prévient tous ces désordres, en maintenant un juste équilibre entre toutes les fonctions. Donc l'exercice est une condition indispensable de santé, et j'ajouterai de longévité.

CHAPITRE VIII

PRÉCEPTES D'HYGIÈNE SPÉCIALE, ET RÉCAPITULATION DES PRÉCÉDENTS CHAPITRES

§ Ier

Quoique cet ouvrage soit spécialement écrit sur la question alimentaire, nous terminerons néanmoins cette première partie par quelques préceptes d'hygiène particulière applicable aux convalescents, aux sujets malingres, débiles, souffreteux et aux vieillards. L'observation de ces préceptes est de toute rigueur pour les personnes sur le retour de l'âge qui veulent se prémunir contre les infirmités et jouir d'une verte vieillesse.

1° Régularité en toutes choses : pour l'heure et la durée du sommeil; pour l'heure du coucher et du lever; pour l'heure et le nombre des repas ; pour le temps du repos et du travail.

2° Faire un bon choix des aliments qui conviennent le mieux à l'estomac, et veiller à ce qu'ils soient de bonne qualité et simplement préparés.

3° Manger lentement, afin d'opérer la mastication complète des aliments solides, et ne les avaler que lorsqu'ils sont suffisamment broyés et imprégnés de salive ; car la trituration complète des aliments est une condition essentielle de facile et prompte digestion. Les vieillards édentés doivent mâcher et remâcher leurs aliments ; mieux vaudrait, pour eux, user de dents artificielles, si leur mastication était par trop incomplète ; ou, enfin, ne manger que des hachis de viande, des purées, des potages, des gelées et autres mets qui n'exigent pas la trituration dentaire.

4° Ne jamais manger au delà des forces digestives, et, ce qui est beaucoup plus sage, se retirer de table avec une légère appétence, parce que l'estomac du vieillard ou du convalescent n'a plus son énergie première. S'il est trop plein, ses muscles n'ont plus assez de force pour agir sur le bol alimentaire ; le suc gastrique n'est pas assez abondant pour le réduire en chyme. Il résulte de cette double insuffisance une digestion laborieuse, quelquefois une indigestion !... Et, nous l'avons déjà répété plusieurs fois, les indigestions, chez les convalescents, occasionnent des rechutes très-graves ; chez les vieillards, elles sont toujours fâcheuses, et parfois mortelles !... Or, la prudence exige du vieillard qu'il se tienne en garde contre les excès dans le boire et le manger.

5° S'il arrivait que son estomac fût fatigué par plusieurs digestions difficiles, il devrait aussitôt se mettre au *régime réduit*, pour donner quelques jours de repos aux organes de la digestion. Pendant ce temps, il devra se contenter de bouillons, de fécules et d'œufs frais. Dès que l'estomac sera rentré dans ses fonctions normales, il pourra reprendre son régime ordinaire. Mais si, contre toute prudence, il continuait à fatiguer son estomac par la même dose d'aliments, les fonctions digestives s'altéreraient de jour en jour et ne fourniraient plus qu'un chyle mal élaboré ; la nutrition serait bientôt insuffisante à réparer les pertes, les forces s'épuiseraient et laisseraient le vieillard exposé à l'invasion d'une grave maladie.

Lorsque les choses en sont arrivées à ce point, le moribond est forcé de se mettre au régime ; mais il est trop tard... Le mal a fait de rapides progrès ; il lutte contre la force vitale d'un corps qui s'affaiblit de plus en plus, et sa victoire amène la mort !...C'est ainsi que s'éteignent la plupart des vieillards qui ont l'imprudence de se livrer aux excès de table comme au temps où ils étaient jeunes. Nous sommes loin de défendre aux personnes âgées les plaisirs de la table, les seuls qui leur restent ; seulement, nous leur conseillons d'en user avec la plus grande modération; parce que les libations qu'ils pouvaient faire impunément autrefois, leur seraient funestes aujourd'hui.

6° Pendant l'âge mûr et la première vieillesse, deux repas suffisent généralement aux personnes bien portantes. Le septuagénaire, à plus forte raison l'octogénaire, ont besoin de manger trois et même quatre fois par jour, parce que leur estomac ne peut que digérer de petites quantités à la fois.

§ II

EXEMPLE D'UN RÉGIME FAVORABLE A LA SANTÉ ET AU MOYEN DUQUEL LE SEXAGÉNAIRE PEUT ESPÉRER UNE HEUREUSE LONGÉVITÉ.

Deux repas suffisent, par jour, au sexagénaire dont les voies digestives sont en bon état.

Le déjeuner — se fait de neuf à dix heures et se compose d'un plat de viande rôtie, une côtelette, par exemple, et d'un plat de légumes herbacés. Pour dessert, un fruit de la saison et, à son défaut, une compote de fruits bien sucrée. Le tout de première qualité.

Le dîner — de cinq à six heures. — Un plat de viande rôtie ou cuite dans son jus; un plat de légumes; et, pour dessert, un fruit, une compote, une gelée de fruits. Un peu de fromage frais, si l'on a l'habitude d'en manger. Pour boisson : du vin vieux, coupé de deux tiers d'eau. Les ragoûts épicés, les fromages forts, les sucreries et pâtisseries indigestes, etc., doivent être proscrites de ce régime.

Il va sans dire que les mets composant ce régime peuvent être variés chaque jour, afin d'éloigner le dégoût et d'exciter, au contraire, l'appétit.

Tant que l'estomac et les intestins fonctionnent bien, le vieillard peut suivre, sans inconvénient, ses habitudes alimentaires ; mais à la première manifestation de fatigue de l'estomac ou de manque d'appétit, qu'il se garde bien de chercher dans une stimulation factice l'activité digestive. La stimulation par les spiritueux ou les purgatifs, ainsi qu'on le fait généralement, est un moyen toujours dangereux.

Lorsque, par une cause quelconque, l'appétit diminue ou fait défaut, il n'y a d'autre chose à faire que de supprimer un des repas et de diminuer la quantité des aliments ; si l'appétit ne reparaissait pas après deux jours de cette diminution, il faudrait garder la diète, c'est le seul moyen de prévenir une maladie qui couve sourdement.

1º Maintenir l'activité des fonctions digestives par un exercice journalier, selon les forces du sujet. La promenade à pied, en voiture ; les distractions avec des amis ; enfin, tout ce qui peut récréer les sens et égayer l'esprit.

2º Ne pas négliger les soins de propreté : le chan-

gement fréquent de linge, les bains tièdes, les frictions, surtout le massage (1), sont des plus favorables à la santé d'un vieillard, par la raison que sa
peau, devenue sèche, n'est plus, comme autrefois,
traversée par une circulation riche en sang artériel.

Les frictions et le massage ont la propriété d'exciter, de stimuler cette circulation et de rappeler à la
peau cette vitalité qui lui manque.

3° Chaque saison a ses plaisirs, dit le proverbe.
C'est vrai ; mais, aussi, chaque saison a ses inconvénients, ses dangers pour les personnes âgées, et
contre lesquels il est sage de se précautionner.

Les vieillards doivent se vêtir chaudement l'hiver
et se prémunir contre le froid des pieds, chose très-
importante ; car le froid de ces organes peut occasionner plusieurs affections, telles que l'irritation de
la muqueuse nasale, la bronchite, la colique, etc.; il
exaspère les catarrhes et pourrait amener une con-
gestion cérébrale si l'on n'y prenait garde. Les chaussons fourrés, les bas de laine et, surtout, le lavage
des pieds tous les jours, puis le brossage avec une
brosse rude, sont les meilleurs moyens de ramener
la chaleur à ces parties. On ne doit jamais se mettre
au lit avec les pieds froids ; les personnes sujettes à

---

(1) Voyez, dans notre *Hygiène des baigneurs*, l'histoire du *Massage*
chez les Orientaux et les bienfaits qu'on en tire. — 1 vol., prix : 2 fr.
50 c. Chez Dentu, Palais-Royal, Paris.

cet inconvénient devront mettre, avant de se coucher, de gros chaussons de laine (1).

Le gilet, les caleçons et les ceintures de flanelle leur sont d'un grand secours et deviennent même une nécessité.

Nous avons déjà dit que les appartements des vieillards devaient offrir une température de quinze à vingt degrés, qui est la plus favorable ; au-dessus, elle serait trop chaude et au-dessous trop froide. Lorsque le sexagénaire veut sortir de son appartement chauffé à vingt degrés, pour vaquer à ses affaires, il doit, avant de passer dans un milieu plus froid, ouvrir une croisée pour laisser entrer l'air extérieur et refroidir un peu la pièce. Cette précaution est essentielle, parce qu'il serait imprudent, à son âge, de passer subitement d'un endroit chaud au froid glacial de la rue.

Le *printemps* sourit au vieillard qui vient d'échapper aux tristesses de l'hiver ; la verdure et les fleurs réjouissent sa vue et réveillent son esprit ; tout renaît sur la terre... il croit aussi renaître. Et si quelques infirmités trop douloureuses ne compriment les élans de son cœur, il se trouve heureux ! La température printanière ramollit sa peau, raréfie les fluides et les pousse du centre à la circonférence. Il

(1) Voyez, à ce sujet, l'*Hygiène des Pieds et des Mains*, ouvrage des plus utiles.

respire plus librement ; sa peau, desséchée par les rigueurs de l'hiver, se couvre d'une douce moiteur; l'oxygène, plus abondamment répandu dans l'atmosphère, stimule modérément son organisation entière et facilite le jeu de toutes les fonctions. Il croit rajeunir... Mais, à côté des bienfaits du printemps, surgissent, hélas ! les congestions organiques, les bronchites, les pneumonies, les hémorrhagies, les irritations intestinales, etc., etc. C'est au régime hygiénique à combattre les ennemis qui le menacent.

Pendant cinq mois entiers, retenu prisonnier près de son foyer, le vieillard veut sortir aujourd'hui, le soleil est si beau, l'air si tiède; il veut, comme autrefois, aller se promener dans la prairie émaillée, pour respirer ses mille parfums... C'est dans ces premières journées du printemps qu'il doit user de prudence et de précautions pour ne pas être victime d'un refroidissement, d'une transpiration arrêtée. Il ne doit faire sa première sortie qu'au milieu du jour et rester prisonnier le matin et le soir; car ces époques de la journée sont fraîches et humides en avril, et pourraient lui être funestes. Une très-bonne précaution à prendre serait d'imiter les peuples d'Orient, qui endossent leur manteau le matin, le quittent vers le milieu du jour et le reprennent le soir. De cette manière, on se garantit des vicissitudes atmosphériques du printemps.

C'est surtout pendant les chaleurs de l'été qu'il

faut redouter les refroidissements, les suppressions de transpiration, ordinairement funestes aux vieillards, parce qu'ils n'ont plus la force de réaction nécessaire. Nous leur recommandons d'éviter les courants d'air, les endrois frais et marécageux; et, lorsqu'ils se reposeront à l'ombre, pendant les ardeurs du midi, ils auront grand soin de fuir les lieux humides. S'ils se trouvent fatigués, ils pourront faire la méridienne, ce repos ne peut que leur être favorable.

4° Régime hygiénique du vieillard débile. — Chez les vieillards malingres, débiles, l'énergie du cœur est considérablement ralentie, et la circulation chasse, avec peine, le sang aux extrémités. Les centres nerveux fournissent une innervation insuffisante et promptement dissipée; la nutrition et la calorification languissent de jour en jour; les digestions sont très-lentes et ne peuvent s'effectuer que sur une petite quantité d'aliments. Pour suppléer à la chaleur diminuée du corps, il faut recourir à des vêtements, à des boissons toniques, à l'habitation dans un appartement maintenu à une chaleur uniforme pendant la saison d'hiver, saison bien souvent funeste aux organisations tombées dans la débilité.

La santé chancelante du vieillard cacochyme est subordonnée à la mesure exacte des aliments, en quantité et en qualité, consommés à chaque repas.

La contractilité de l'estomac, devenu très-faible, ne réagit qu'insuffisamment sur le bol alimentaire; voilà pourquoi il leur faut une alimentation stimulante, sous un petit volume. Cette dernière condition est essentielle; car une trop grande quantité d'aliments distendrait l'estomac, qui n'aurait plus la force de se contracter, et une terrible indigestion en résulterait. Nous disons terrible, parce qu'à cet âge et dans l'état de débilité, les indigestions sont mortelles.

Les vieillards débiles doivent faire trois repas et quelquefois quatre par jour, selon les besoins qu'ils ressentent. La quantité d'aliments nécessaires à la nutrition étant répartie à des intervalles de quatre et cinq heures, l'estomac ne se trouve point surchargé et la digestion s'opère sans accident. Chaque repas se compose d'un petit nombre de mets de première qualité. — Au déjeuner, de sept à huit heures du matin, un potage au gras et des fruits cuits; ou, si l'on en a l'habitude, une tasse de café au lait. — A midi, un plat de viande tendre ou du poisson à chair facile à digérer. — A cinq heures, encore un potage et un plat de viande, plus une légère purée de légumes. — Le soir, si la faim se fait sentir, on prend une tasse de thé avec une biscote de Bruxelles ou quelques fruits cuits et bien sucrés. A chaque repas, un peu de vin vieux pur ou étendu d'eau, selon l'habitude.

Tel est le régime alimentaire que doit suivre le septuagénaire débile, s'il veut prolonger sa carrière. Dès qu'on s'aperçoit que l'estomac est fatigué, il devient nécessaire de supprimer un ou deux repas. Une journée de repos rend un peu de force à cet organe et le met en état de remplir sa fonction le lendemain.

Nous terminerons cette première partie par quelques considérations sur l'état moral de l'individu, qui contribue puissamment à prolonger son existence.

La sécurité de l'âme, le calme des sens et la paix du cœur sont des conditions essentielles de longévité, parce qu'elles maintiennent dans une parfaite harmonie le jeu de toutes les fonctions. Les passions violentes, au contraire, surexcitent le système nerveux, le montent à un degré morbide et précipitent les fonctions en rapport avec le cerveau. Par cette surexcitation momentanée, elles usent la machine et hâtent sa décrépitude.

Pour obtenir la sérénité de l'âme et la paix du cœur, sans lesquelles la longévité est impossible, il faut que l'homme s'étudie de bonne heure à combattre ses passions, à vaincre ses mauvais penchants et à régler ses désirs; il devra aussi, en toutes choses, associer la tempérance à la modération. C'est en agissant de la sorte qu'il parviendra à maintenir l'harmonie entre ses facultés physiques et morales.

L'homme doit considérer l'existence en philosophe et se résigner aux nécessités du milieu où il vit; c'est le seul moyen d'échapper aux chagrins dévorants qu'amènent les déceptions. Il doit, enfin, s'appliquer à développer en lui les sentiments d'humanité, de bienveillance et de générosité qui, plus tard, répriment l'égoïsme dont s'entoure la vieillesse. Car, il faut le dire, la vieillesse est égoïste; c'est là un des défauts qui nuisent à la considération et au respect qu'on lui doit.

CHAPITRE IX.

DES ALIMENTS ET DE LEUR CLASSIFICATION

Avant que la chimie, cette science moderne, n'eût éclairé de son flambeau le domaine de la physiologie, diverses classifications avaient été données, les unes basées sur la nature et le caractère physique des substances pouvant servir à la nourriture de l'homme, les autres sur leurs qualités et leurs propriétés. Aujourd'hui, une classification plus exacte a été substituée aux anciennes; elle repose sur les principes immédiats des substances alimentaires et sur leur rôle plus ou moins important dans la nutrition; de plus, elle détermine le lieu d'élection, c'est-à-dire la destination de tel ou tel aliment sur tel système d'organes. Cette classification comprend toutes les substances alimentaires en deux grandes catégories : les aliments *azotés* et les aliments *non azotés*.

6

PREMIÈRE CATÉGORIE

ALIMENTS AZOTÉS, DÉNOMMÉS PLASTIQUES OU ALBUMINOÏDES

Les principes contenus dans les aliments de cette catégorie sont, pour le règne végétal :

$$\left.\begin{matrix} \text{LA FIBRINE,} \\ \text{L'ALBUMINE,} \\ \text{LA CASÉINE,} \end{matrix}\right\} \textit{végétales.}$$

Pour le règne animal, également :

$$\left.\begin{matrix} \text{LA FIBRINE,} \\ \text{L'ALBUMINE,} \\ \text{LA CASÉINE,} \end{matrix}\right\} \textit{animales.}$$

Ces trois principes, soit qu'ils proviennent des végétaux ou des animaux, sont chimiquement identiques.

IIe CATÉGORIE

ALIMENTS NON AZOTÉS PORTANT AUSSI LES NOMS DE RESPIRATOIRES ET DE COMBUSTIBLES

Cette deuxième catégorie se divise en deux grou-

pes : le premier groupe comprend un ou plusieurs
principes des végétaux :

Iᵉʳ GROUPE

L'AMIDON,
Le SUCRE,
La GOMME,
La PECTINE,
La BASSORINE,
Le VIN, le CIDRE, la BIÈRE, etc., etc.

IIᵉ GROUPE

Le second groupe est spécialement réservé aux
CORPS GRAS; soit qu'ils proviennent des animaux, soit
des végétaux, leur composition chimique est absolument la même:

Les GRAISSES,
Le BEURRE,
Les HUILES.

PREMIÈRE CATÉGORIE

ALIMENTS AZOTÉS OU PLASTIQUES-ALBUMINOÏDES

Les aliments de cette catégorie sont composés
d'hydrogène, d'oxygène, de peu de carbone et de
beaucoup d'azote. Tels sont le sang et la chair des

animaux, le gluten des céréales, la légumine ou ca-séine des haricots, des pois, des lentilles, etc.; l'al-bumine des pommes de terre, etc., etc. Ces substances contiennent les éléments plastiques du parenchyme de nos organes; on les rencontre partout, depuis l'enveloppe cutanée jusque dans la moelle des os.

La dénomination d'*albuminoïdes*, dont on se sert souvent pour désigner ces aliments, vient de ce que l'albumine en est le principe azoté. La dénomination de *plastiques* signifie qu'ils concourent à la forma-tion et au développement de nos organes.

Si l'on considère le sang comme l'agent qui forme et développe les organes et entretient la vie, il est évident qu'il faut, pour réparer les pertes que le sang fait sans cesse, avoir recours à des aliments suscep-tibles de se transformer en sang. Or, c'est le rôle que remplissent les aliments azotés : la fibrine et l'albumine qu'ils renferment sont tout à fait identiques à l'albumine et à la fibrine du sang. L'analyse chi-mique a démontré, en outre, que l'albumine et la fi-brine renferment les mêmes éléments organiques et ne diffèrent que par leurs propriétés. Dans le travail de la digestion, la fibrine et l'albumine des aliments se transforment en sang; dans le travail vital ou plastique, l'albumine et la fibrine du sang se trans-forment en fibres musculaires, membraneuses, etc.

Toutes les parties du corps *qui ont une forme défi-nie*, renferment de l'azote; aucune n'en est privée.

Au contraire, les tissus du corps qui ne contiennent pas d'azote *n'ont point de forme*, et ne prennent part au travail plastique qu'en servant d'intermédiaires ; par exemple l'eau et la graisse, qui constituent les éléments non azotés de l'économie animale. Nous avons déjà dit que la plupart des plantes contenaient les mêmes principes azotés de la chair et du sang : la *fibrine*, l'*albumine* et la *caséine;* que la seule différence était dans les quantités. En effet, l'analyse chimique a prouvé que ces principes, tirés du règne animal ou du règne végétal, étaient identiques et donnaient de l'azote pour dernier résultat. Les matières qui sont complétement dépourvues de ces principes ne peuvent servir d'aliment qu'autant qu'elles sont associées à d'autres matières azotées. La fibrine et l'albumine végétales prennent, dans l'estomac de l'herbivore, les mêmes formes que l'albumine et la fibrine animales reçoivent dans l'estomac des carnivores. D'où l'on peut tirer cette conséquence : le règne végétal élabore la chair et le sang des herbivores ; les herbivores, à leur tour, élaborent la chair et le sang des carnivores, auxquels ils servent de nourriture ; et la chair et le sang de ces derniers ne sont autre chose que les substances végétales dont les premiers s'étaient nourris.

Mode d'action et destination des aliments azotés. — Le chyle produit par ces aliments est destiné à la formation, à l'accroissement, à l'entretien du système musculaire et de ses dépendances. Ce sont les aliments azotés qui régénèrent les forces épuisées et établissent la prépondérance du système musculaire sur les autres systèmes de l'économie animale.

DEUXIÈME CATÉGORIE

ALIMENTS NON AZOTÉS. — RESPIRATOIRES-COMBUSTIBLES

Ier Groupe.

Toutes les substances alimentaires formées d'hydrogène et de carbone, telles que l'amidon, le sucre, les fécules, les mucilages, etc., sont comprises dans le premier groupe. Les noms de *respiratoires*, de *combustibles*, leur ont été donnés, parce qu'elles rendent au sang l'hydrogène et le carbone qui sont incessamment brûlés pendant l'acte respiratoire. C'est en se combinant avec l'oxygène de l'air que l'hydrogène et le carbone des aliments combustibles produisent la chaleur animale, tout à fait indépendante du milieu où nous vivons. La restitution de la chaleur que nous perdons s'effectue par l'action réciproque des principes alimentaires et de l'oxygène que nous respirons. Le carbone et l'hydrogène que les aliments ont fournis au sang se transforment nécessairement, par la fonction respiratoire, en acide carbonique et en eau. L'azote et le charbon non brûlés sont évacués par les urines et les selles.

Les aliments respiratoires, ainsi que nous l'exposerons dans le chapitre suivant, offrent un phénomène très - remarquable ; ils sont incessamment détruits par la combustion qui entretient la vie, et, malgré l'énorme quantité que nous en absorbons chaque jour, l'investigation chimique n'en retrouve que de faibles traces dans les parties fluides et solides de nos organes.

Les aliments respiratoires sont tirés du règne végétal. Néanmoins, l'analyse chimique a prouvé que le plus grand nombre des végétaux contenaient de l'azote : les *céréales*, les *fèves, haricots, pois, lentilles*, etc., en offrent des quantités très-appréciables. Les principes azotés de ces végétaux sont : la *fibrine*, l'*albumine* et la *caséine*. Ce sont, à strictement parler, les aliments azotés des herbivores ; car, sans azote, ils ne pourraient vivre longtemps. Le sang et les organes contenant seize pour cent d'azote, il est de toute nécessité que les aliments fournissent cet élément chimique, attendu que l'économie animale ne saurait le créer.

Mode d'action et destination des aliments respiratoires. — Leur rôle important est de répandre leur carbone dans le corps entier, et c'est à l'incessante combustion de ce carbone qu'est due la chaleur vitale. Sans carbone, la vie est impossible.

Les aliments respiratoires ont l'avantage d'entretenir les forces sans surexciter ; c'est pourquoi ils conviennent particulièrement aux organisations nerveuses, sèches, bilieuses, irritables, qui perdent beaucoup par leur activité physique et morale, et qu'il serait dangereux de stimuler.

Les aliments du second groupe de la deuxième catégorie, les *corps gras*, contiennent beaucoup de carbone et d'hydrogène, peu d'oxygène, et point d'azote : les suifs, les graisses, le beurre, les huiles animales et végétales, etc., etc. Les substances grasses fournies par les animaux et les végétaux sont identiques ; l'analyse chimique y découvre les mêmes principes.

Mode d'action et destination des aliments gras. — Les aliments gras pénètrent tous nos tissus et s'y déposent intérieurement sous forme de graisse. Lorsque les aliments de la première catégorie, c'est-à-dire ceux qui servent à la combustion quotidienne, viennent à être supprimés, par cause de maladie ou autre circonstance, la graisse de notre corps est résorbée et brûle à son tour, pour entretenir la chaleur vitale qui, sans cela, s'éteindrait. On pourrait faire cette comparaison : la graisse est aux corps vivants ce que l'huile est à la lampe allumée. C'est pour ce motif que les personnes grasses, affectées de maladies graves, peuvent supporter longtemps une diète sévère à laquelle ne résisteraient point les personnes maigres. — Les animaux *hibernants*, pendant les trois ou quatre mois de sommeil léthargique où ils restent plongés, ne prennent aucune nourriture ; c'est aux dépens de la graisse , dont ils sont abondamment pourvus, que la vie s'entretient dans leurs corps engourdis. — On sait que les habitants des régions polaires de notre globe font instinctivement une énorme consommation d'aliments gras ; les Lapons, les Esquimaux, les Groënlandais et autres peuplades de ces régions boivent de l'huile de poisson, comme nous buvons de l'eau ; et cela, pour entretenir la combustion vitale, qui languirait si elle n'était continuellement alimentée par des substances grasses.

L'expérience se joint à la théorie pour démontrer que l'exclusion des substances grasses du régime alimentaire diminue le volume des organes et conduit à la maigreur ; tandis que l'excès de ces substances amplifie, distend outre mesure les tissus élastiques et mène à l'obésité. Partant de ces données, le régime des personnes maigres qui désirent engraisser, devra donc se composer, en grande partie, d'aliments gras ; le régime des personnes grasses qui veulent maigrir, exigera, au contraire, l'exclusion de ces substances. Les sujets prédisposés à l'obésité devront les rejeter complétement de leur nourriture.

Nous venons de voir que les aliments contenaient du carbone, de l'hydrogène et de l'azote en proportions diverses, selon la catégorie à laquelle ils appartiennent. Ces principes chimiques des substances

alimentaires sont absolument nécessaires à l'organisation vivante. Leur diminution attaque directément
la santé, et leur suppression tarit les sources de la
vie.

Les organes de la digestion et de l'assimilation
préparent les sucs nutritifs qui doivent être versés
dans le torrent de la circulation, où ils se transforment en sang noir. — Le sang, à son tour, a la propriété de former des cellules, des membranes, des
nerfs et les divers tissus qui composent un corps vivant. — Le sang recèle beaucoup d'hydrogène et de
carbone, et ce sont les aliments qui le lui fournissent.

La cause de la chaleur vitale se trouve dans la
combustion du carbone du sang, par l'oxygène de
l'air, pendant la fonction respiratoire. Aussi, le mot
respirer est-il synonyme du mot *vivre*.

La respiration se compose de deux mouvements :
l'*inspiration* et l'*expiration*. — L'inspiration a pour
effet l'introduction, dans le sang, de l'oxygène nécessaire à la vivification des organes, à l'entretien de
la vie. — L'expiration débarrasse le sang de l'acide
carbonique qui s'est formé dans les vaisseaux capillaires. Donc, *respirer* signifie physiologiquement
absorber de l'oxygène ; — *expirer*, c'est expulser de
l'acide carbonique. Voici en quelques lignes l'expli-
cation de ce phénomène :

A chaque inspiration, l'oxygène de l'air pénètre
les vésicules bronchiques du poumon et, de là, passe

dans le sang veineux, riche en acide carbonique. En vertu des lois physiques de l'échange des gaz, l'oxygène remplace, dans le sang veineux, l'acide carbonique, expulsé par chaque expiration. Au moment de cet échange de gaz, le sang, de noir qu'il était, devient rouge et emporte l'oxygène dans la circulation artérielle. Alors s'opère une combustion latente qui commence dans les gros troncs artériels et se complète dans les vaisseaux capillaires.

L'hydrogène et le carbone du sang étant sans cesse brûlés par l'oxygène de l'air inspiré, il devient indispensable qu'ils soient incessamment renouvelés ; par la raison que, si les aliments ne fournissaient pas le carbone et l'hydrogène nécessaires, la combustion vitale se ferait aux dépens des organes, et bientôt surviendraient de graves perturbations dans la santé (1).

Lorsque l'*hématose* ou substitution de l'oxygène de l'air à l'acide carbonique contenu dans le sang veineux, est incomplète, il y a également perturbation dans la santé ; parce qu'il doit exister un parfait équilibre entre les quantités d'oxygène introduites dans la circulation artérielle et les quantités d'acide carbonique contenues dans le sang veineux.

La quantité de sang contenue dans le corps d'une

______

(1) Voir, à ce sujet, notre *Hygiène de la voix*, où cette question se trouve dans tous ses curieux détails. — 1 beau vol. Prix : 3 fr. Chez Dentu, libraire-éditeur, Palais-Royal, Paris.

personne adulte est évaluée à douze mille grammes,
dont quatre-vingts pour cent d'eau.—Pour transformer en acide carbonique le carbone et l'hydrogène
que contient cette quantité de sang, il faut quatre
mille deux cent soixante-onze grammes d'oxygène.
Or, d'après les calculs du savant Liebig, cette quantité d'oxygène entre, avec l'air atmosphérique, dans
les poumons et se mêle au sang, dans l'espace de
quatre jours et cinq heures.

La quantité d'oxygène absorbée par le poumon dépend non-seulement de la quantité des inspirations,
mais encore de la température et de la densité de
l'air. L'air froid contient plus d'oxygène que l'air
chaud; le poumon absorbe donc plus d'oxygène en
hiver qu'en été; mais, aussi, il renvoie une quantité
d'acide carbonique plus considérable. D'où il résulte
que l'appétit est plus développé en hiver qu'en été,
et qu'on mange davantage; cela dépend absolument
de la déperdition du carbone du sang.

La quantité d'aliments que réclame la nutrition du
corps est généralement réglée sur le nombre des inspirations pulmonaires. Plus une personne respire
activement, plus elle a besoin de nourriture; moins
elle respire et moins elle consomme d'aliments. En
d'autres termes : la quantité de nourriture nécessaire
à la nutrition hausse ou baisse selon la rapidité ou
la lenteur de la fonction pulmonaire.

Les enfants, chez qui la fonction pulmonaire est

très-active, mangent souvent et sont incapables de supporter la faim. Les travailleurs dans les champs et tous ceux qui font une grande dépense pulmonaire mangent plus souvent et davantage que les personnes sédentaires, parce que les déperditions des premiers sont plus fortes que celles des seconds.

Ces exemples prouvent que plus on inspire d'oxygène, plus on expire d'acide carbonique, et plus on a besoin de manger pour réparer les pertes faites par la respiration. La chose essentielle est de savoir choisir, parmi les divers aliments, ceux qui, dans la circonstance actuelle, sont les plus réparateurs. Évidemment, le choix doit s'arrêter sur les aliments hydro-carbonés, beaucoup plus riches en carbone que les aliments azotés. Les personnes grasses et sédentaires, qui perdent peu par la transpiration et la respiration, se trouveront bien, au contraire, de l'usage des aliments azotés.

L'analyse chimique a démontré que quatre kilogrammes de viande ne contenaient pas plus de carbone qu'un kilogramme de fécule. Cette différence, très-grande, explique pourquoi les animaux carnivores consomment d'énormes quantités de viande pour y trouver le carbone nécessaire à la combustion vitale.

Nous terminerons ces considérations par une observation très-remarquable et dont on peut tirer profit. Les individus qui mangent beaucoup de viande et peu d'aliments hydro-carbonés, respirent aux dépens des matières produites par la mutation de leurs organes ; ils usent leurs forces assimilatrices pour produire la quantité de carbone nécessaire à la respiration. S'ils mangeaient en proportion convenable des légumes, des fécules, etc., ils économiseraient leurs forces digestives, et leur constitution, comme aussi leur santé, s'en trouverait infiniment mieux.

Et maintenant que le lecteur est suffisamment éclairé sur la série des phénomènes offerts par la digestion et la respiration, nous allons passer à la description des substances, aussi nombreuses que variées, qui servent d'aliments à l'homme civilisé.

DEUXIÈME PARTIE

HISTOIRE NATURELLE

DES ALIMENTS ET CONDIMENTS

CHAPITRE X

SECTION PREMIÈRE

ALIMENTS TIRÉS DU RÈGNE VÉGÉTAL

Le végétal produit l'aliment de l'animal : le *gluten*,
l'*albumine*, la *caséine*, les *sucres*, les *gommes*, etc.
L'estomac de l'herbivore transforme ces principes
en sang et en chair ; le carnivore, en se nourrissant
de la chair de l'herbivore, ne fait que s'appro-
prier ces mêmes principes, après leur transformation
en un premier organisme. L'homme, qui est *omnivore*, se nourrit de substances animales et végétales
à la fois ; mais, n'oublions pas que les substances
animales tirent leur première origine du végétal.
D'où il faut conclure que notre corps s'organise et se

développe par l'assimilation des principes des végétaux, et que les tissus des herbes que nous foulons
aux pieds, sont de mystérieux laboratoires où s'élaborent la chair et le sang des animaux.

Le règne végétal fournit à l'homme une grande
variété de plantes alimentaires et de fruits. Le génie
de l'agronome et de l'horticulteur a su perfectionner
les espèces, créer des genres, augmenter ou diminuer la taille et les proportions des individus, en
faire des géants ou des nains (1). De telle plante
dure et coriace, il a fait une plante tendre et savoureuse ; et tel arbre, qui ne donnait que des fruits
acerbes, en produit aujourd'hui de délicieux.

Parmi les nombreuses espèces alimentaires, les
céréales occupent le premier rang. L'homme a pu
transformer, par une culture intelligente, l'espèce
primitive, grêle et pauvre, en plusieurs genres dont
la fécondité le met à l'abri des disettes. Voici leur
ordre de classement, d'après la richesse de leurs
principes alimentaires :

Froment et ses variétés.
Seigle, — Orge, — Avoine.
Riz, — Maïs, — Sorgho.

______

(1) Voyez le charmant ouvrage *les Parfums et les Fleurs*, où se
trouvent réunies toutes les merveilles de l'empire de Flore. C'est un
livre des plus curieux qui instruit en amusant. — 2ᵉ édit. Prix : 3 fr.
Chez Dentu, Palais-Royal.

TABLEAU

INDIQUANT LA COMPOSITION IMMÉDIATE DES CÉRÉALES OU PRINCIPALES GRAMINÉES ALIMENTAIRES (d'après M. PAYEN, membre de l'Institut).

NOMS DES CÉRÉALES ET DES PROVENANCES	Amidon	Matières azotées ou gluten	Dextrine ou Matières sucrées	Matières grasses	Cellulose ou Tissu ligneux	Matières minérales (1)
Blé dur d'amérique, sur 100 parties. .	58,62	22,75	9,50	2,61	3,05	3,02
Blé dur d'Afrique, sur 100 parties. .	65,07	19,50	7,60	2,12	3,00	2,71
Blé dur de Tanga-rok, sur 100 part.	63,80	20,00	8,00	2,25	3,01	2,85
Blé demi-dur de Brie, sur 100 parties. .	70,05	15,25	7,00	1,95	3,00	2,75
Blé blanc, sur 100 parties.	75,23	12,65	6,05	1,87	2,08	2,12
Seigle, sur 100 part.	67,65	12,50	11,90	2,25	3,01	2,60
Orge, — —	66,43	12,96	10,00	2,76	4,75	3,10
Avoine, — —	60,59	14,39	9,25	5,50	7,06	3,25
Maïs, — —	67,55	12,50	4,00	8,80	5,90	1,25
Riz, — —	89,15	7,05	1,00	0,80	1,10	0,90

(1) Les matières minérales sont : les phosphates de chaux et de magnésie, du sulfate de potasse, des chlorures de potasse et de soude, du soufre et de la silice.

En jetant un coup d'œil sur ce tableau, on connaît de suite les quantités d'amidon, de gluten, de matières azotées, grasses et sucrées, etc., contenues dans chaque espèce ; et l'on peut juger de leurs richesses ou de leur pauvreté en principes alimentaires.

Personne n'ignore que c'est avec la farine de froment qu'on fait le meilleur pain. Le seigle donne un pain gluant, serré, moins soluble dans le suc gastrique et moins riche en principes nutritifs que le froment. — Les farines d'orge, de maïs et de riz ne se panifient que très-difficilement et produisent un pain lourd très-difficile à digérer; nous parlerons plus loin du mélange de ces farines avec celle du froment.

La fabrication du pain date d'une haute antiquité : les Assyriens, les Égyptiens et les Hellènes, faisaient usage d'un pain dans lequel il entrait de l'huile et des semences d'anis et de césame. Ce pain était *azyme*, c'est-à-dire sans levain. Chaque famille préparait le pain qu'elle consommait; l'industrie du boulanger n'existait pas encore. Ce ne fut que vers la 30e olympiade que l'esclave d'un archonte d'Athènes, ayant, par mégarde, oublié de la pâte de froment dans une terrine, la retrouva, quelques jours après, sentant l'aigre. Il se disposait à la jeter, lorsque son maître survint. L'esclave, craintif, mélangea aussitôt cette pâte acescente avec de la pâte fraîche qu'il venait de préparer.

Le pain obtenu avec cette pâte, où la fermentation alcoolique s'était établie, fut trouvé délicieux par l'archonte et ses amis. On fit venir l'esclave, et l'on apprit, de sa bouche, la circonstance singulière à laquelle on devait un pain beaucoup plus léger et plus savoureux que le pain sans levain. Le bruit s'en répandit bientôt dans la ville, et tous les riches voulurent goûter à ce nouveau pain. Alors, des boulangers s'installèrent. En fort peu de temps, chez ce peuple d'artistes, la boulangerie devint un art, dont les progrès marchèrent rapidement. La renommée publia ce nouveau mode de fabrication, et l'on citait, dans la Grèce entière, l'excellence du pain d'Athènes, comme on citait la supériorité de son miel du mont Hymette. Telle fut, dans l'antiquité, l'origine de l'emploi du levain pour la fabrication du pain.

De nos jours, le pain, chez les nations civilisées, et principalement en France, est devenu un aliment de première nécessité ; et il mérite cet honneur, car il constitue à lui seul un aliment complet ; le gluten, l'amidon et le sucre qu'il contient représentent un aliment azoté et hydro-carboné, c'est-à-dire tenant de l'animal et du végétal à la fois.

Pain de froment. — Le plus beau pain, comme aussi le plus sapide et le meilleur, se fait avec la farine de froment. Parmi les variétés de froment, on distingue en première ligne le blé *tendre*, le blé *demi-dur* et le blé *dur ;* ce dernier donne un pain moins blanc que le premier, mais plus riche en gluten ; il est, par conséquent, plus nutritif.

Pain de seigle. — Après le pain de froment, vient le pain de seigle, de couleur blonde, moins riche en gluten que celui de froment, et possédant l'avantage de se conserver frais plus longtemps ; on lui attribue aussi des propriétés laxatives.

Pain d'orge, de maïs, de sorgho, etc. — Les divers pains fabriqués avec les farines d'orge, de maïs, de sorgho, de riz, d'avoine, de blé noir, de pommes de terre, etc., ne lèvent qu'imparfaitement parce que ces farines ne contiennent que fort peu ou point de gluten, ce qui les rend compacts, lourds et très-difficiles à digérer. A vrai dire, ces farines ne peuvent être panifiées sans une addition assez considérable de farine de blé, et encore ne donnent qu'un produit imparfait. Dans les contrées où le maïs abonde et où le blé est rare, le peuple fait de la farine de maïs sa principale nourriture, sous forme de bouillie ou de gâteau. Nous reviendrons tout à l'heure sur la question des variétés de pains et nous en donnerons une courte description.

Il ne sera pas indifférent à beaucoup de nos lecteurs de connaître la théorie de la panification, c'est-à-dire d'avoir une idée nette des phénomènes chimiques qui se passent dans la pâte depuis le moment où on la fabrique jusqu'à la sortie du four, à l'état de pain.

SECTION II

DE LA MEILLEURE FABRICATION DU PAIN.

Pain de froment.

1ʳᵉ *opération*. — Pétrissage de la farine au moyen de cinquante à soixante d'eau, pour cent de farine, avec addition d'un levain frais, et mieux de levure de bière, du poids de deux cent cinquante grammes pour cent kilogr. de farine. Le levain est de toute nécessité pour développer, au sein de la pâte, la fermentation panaire. Cette fermentation a lieu de la manière suivante : La pâte réagit sur le levain ; et, pendant cette réaction, l'amidon de la farine se transforme en matière sucrée ; la matière sucrée se transforme, à son tour, en alcool et en acide carbonique. La pâte doit être bien liée et assez souple pour que les nombreuses bulles d'acide carbonique développées, lors de la fermentation, puissent la soulever et s'en échapper, en formant ces mille et mille petites cavités dont est percé un pain bien levé. C'est particulièrement avec la levure fraîche de bière qu'on obtient les plus beaux résultats.

Les bons levains sont une condition tout à fait indispensable pour obtenir un pain léger et de digestion facile. Les levains trop vieux, au lieu de développer la fermentation vineuse, produisent une fermentation acide qui donne son goût à la pâte et rend le pain malfaisant. Les levains faibles ou défectueux ne donnent qu'une fermentation imparfaite, d'où il résulte un pain mat, lourd, indigeste. Les levains doivent être rafraîchis de six heures en six heures, en y ajoutant de l'eau et de la farine, pour s'opposer à une fermentation trop acide. Avec la levure fraîche de bière cet inconvénient n'existe pas. Aussi, les boulangers de la capitale ne se servent généralement que de la levure, et l'on peut dire que nulle autre part le pain n'est aussi beau, aussi bon qu'à Paris.

2e opération. — Le pétrissage terminé, on laisse reposer la pâte pendant un certain temps, soit dans le pétrin, soit dans une caisse profonde nommée *tour*. Lorsque la pâte commence à *entrer en levain,* c'est-à-dire à gonfler, on la *tourne*, ce qui veut dire *mettre en pâtons*. Ces pâtons sont pesés, pour qu'ils aient un poids en rapport avec le poids du pain à confectionner ; ensuite, on leur donne la forme que doivent offrir les pains, et ils sont immédiatement placés dans des corbeilles ou sur des toiles saupoudrées de son ou de grosse farine.

3e opération. — On laisse encore, pendant quelque temps, les pâtons ainsi placés, afin que la pâte *prenne son apprêt,* c'est-à-dire qu'une dernière fermentation ait fait gonfler les pâtons. Alors, on se hâte de les *enfourner*. C'est la troisième opération.

4e *opération*. — Cette dernière opération comprend la cuisson de la pâte préparée, et le défournement des pains.

La cuisson est d'autant plus essentielle, qu'un pain mal cuit est moins savoureux et plus difficile à digérer. Pour opérer une bonne cuisson, le four doit être chauffé à deux cent quatre-vingt-dix degrés environ; à cette température, les pâtons, saisis, se gonflent encore par la dilatation de l'acide carbonique enfermé dans la pâte, et l'eau se volatilise en partie. Bientôt, la surface des pâtons se dessèche, se solidifie et se recouvre d'une croûte de couleur orangée plus ou moins foncée. Cette coloration est plus vive, plus unie, si, avant d'enfourner, l'on a la précaution de mouiller la superficie des pains avec une brosse trempée dans de l'eau naturelle. La couleur est, au contraire, moins vive, si l'on a trop fortement saupoudré de farine, soit les pâtons, soit les toiles ou corbeilles sur lesquelles on les place; la croûte offre alors une teinte jaune pâle. La formation de la croûte est due à un phénomène chimique développé par la chaleur du four. A la température de deux cent dix à deux cent quinze degrés, une partie de l'amidon contenu dans la pâte se transforme en dextrine. C'est pourquoi la croûte renferme plus de substances solubles dans l'eau que la mie.

Les signes de la cuisson complète sont ceux-ci :

1º En ouvrant le four, il en sort une vapeur qui se dissipe promptement.

2º La surface du pain a acquis une couleur jaune foncé dont l'intensité augmente au fond du four.

3º En frappant le dessous du pain avec le doigt recourbé à angle droit, il doit résonner.

4º En pressant la mie du côté du pain nommée *baisure*, elle est devenue élastique ; elle résiste à la compression et reprend promptement son premier état.

Ces signes caractéristiques exigent le défournement des pains.

Le pain bien fait et de bonne qualité se reconnaît : 1º à sa couleur jaune foncé, à sa légèreté et à sa bonne odeur. 2º Il doit être gonflé, sonore, et sa mie, très-blanche, doit être criblée de petites cavités. Le bon pain se conserve d'autant mieux, qu'il a été fait avec de bonne farine et qu'il a reçu un degré de cuisson assez avancé pour le débarrasser d'une grande partie de son eau.

Le pain mal fabriqué ou pas assez cuit, ainsi que le pain fait avec de mauvaise farine, est lourd, peu sonore ; sa mie manque d'élasticité ; ses petites cavités sont rares, ce qui annonce une fermentation défectueuse et un pain de digestion plus difficile.

Pain de seigle.

Dans certaines contrées, le pain de seigle est d'un usage exclusif. La farine de seigle ne contenant que douze de gluten sur cent, il en résulte une fermentation imparfaite et un pain lourd, difficile à digérer. Le pain de seigle demande une cuisson plus longue et plus lente que le pain de froment. Lorsqu'on emploie du levain de farine de blé, la fermentation panaire s'établit mieux et le pain en ressort moins lourd, moins compact. Ce pain ne devrait être mangé que deux jours après sa cuisson ; car, en sortant du four, il est comme visqueux et très-difficile à attaquer par le suc gastrique. Il possède la propriété de se conserver longtemps frais et de favoriser, dit-on, la liberté du ventre.

On allie très-avantageusement la farine de seigle à celle de froment, soit par tiers, soit par moitié ; le pain que donne le mélange possède une saveur fort agréable. On peut aussi combiner, par tiers, la farine de seigle à quelques légumineuses, pour obtenir différentes sortes de pains qui ont un arôme particulier. Nous en parlerons lorsqu'il sera question des *pains mixtes*.

Nous avons déjà dit que la boulangerie parisienne était arrivée à un degré de perfection qu'il est difficile d'égaler ; d'ailleurs, elle se fournit de farines de

qualité tout à fait supérieure et ne peut donner que
de bons produits. C'est donc vainement qu'on cher-
cherait dans toute autre ville des pains de luxe aussi
appétissants, aussi délicatement travaillés qu'à Paris. L'énorme consommation de ces petits pains, qui
se fait dans la capitale, forme une branche importante de l'industrie boulangère.

Il existe, à Paris, une foule de boulangers très-
habiles dans leur art; c'est surtout dans la fabrication des pains de luxe que brille leur savoir-faire. La
pâte travaillée par eux revêt diverses formes et acquiert, par la cuisson, un arôme agréable et diverses
couleurs, d'où il résulte que l'odorat et le goût sont
également satisfaits.

Ces boulangers artistes ne se bornent pas à la seule
fabrication du pain; ils préparent aussi d'excellents
gâteaux qui sont, bien souvent, supérieurs à ceux
des pâtissiers.

En tête des boulangeries de luxe de la capitale, on
cite la *maison Limet*, dont la réputation est solidement établie depuis plus de soixante ans. Brillat-
Savarin en fait l'éloge, c'est tout dire.

La boulangerie *Zang*; celle de *Guy*, rue des Pe-
tits-Pères, et celle de *Morateur*, rue de Seine, se
placent aussi au premier rang. Les boulangeries
Crétaine, de la rue Dauphine et de la rue de l'École-de-
Médecine sont réputées pour leurs petits pains au
beurre. Sur le boulevard Sébastopol et dans divers

quartiers de Paris, il existe encore un grand nombre de boulangeries où les petits pains de gruau et viennois sont manutentionnés avec les plus grands soins.

En résumé, c'est à Paris que la fabrication du pain est le plus avancée dans l'ordre du progrès. On n'y emploie que des farines de premier choix, ce qui fait que les produits sont supérieurs à ceux des villes de province. Nous consacrerons quelques pages à la description des divers pains de luxe le plus en usage.

§ Ier. — PETITS PAINS A CAFÉ.

Les plus belles farines sont employées à leur fabrication ; la dose de levure est plus forte que pour les autres pains, et on travaille davantage la pâte, afin de lui faire absorber une plus grande quantité d'eau et de la rendre plus légère. Les pains à café sont roulés en courts cylindres accouplés les uns aux autres ; ils doivent être convenablement saisis par la chaleur du four. Leur croûte est d'un rouge brun, leur mie si légère et si spongieuse, qu'elle absorbe instantanément les liquides chauds dans lesquels on la trempe. Ils sont très-faciles à digérer.

§ II. — PAINS DE GRUAU.

Ces sortes de pains se confectionnent avec la fa-

'rine de gruaux blancs, dont la blancheur efface celle de toutes les autres farines. Quelques boulangers se servent de la farine blanche de première marque, en y ajoutant vingt-cinq pour cent de gluten humide, provenant des amidonneries salubres ; cette addition a pour but d'obtenir des pains dont la quantité de gluten égale celle des pains fabriqués avec la farine de gruau.

Les petits pains de gruau sont beaucoup plus travaillés que les pains ordinaires ; leur croûte est pâle, leur mie d'une blancheur remarquable, percée de cavités irrégulières, les unes larges, les autres très-étroites. Ce pain trempe sans se désagréger, ce qui lui fait trouver son emploi dans certaines préparations culinaires. Il se digère bien et nourrit davantage que le pain ordinaire, à cause de la plus grande proportion de gluten qu'il contient.

§ III. — PAINS VIENNOIS.

Ces pains sont fabriqués avec des farines de premier choix ; ils diffèrent des autres pains par une addition de lait dans la proportion d'un quart pour trois quarts d'eau. C'est avec cette eau lactée qu'on manutentionne la pâte, qui exige aussi une plus forte dose de levure, et un plus long travail. Les amateurs de pains signalent les petits pains viennois comme les plus savoureux, les plus agréables à manger ; ils ont, d'ailleurs, un arôme, un goût exquis dus à la présence du lait, quoique en faible proportion.

§ IV. — PAINS DÉNOMMÉS MUFFINS.

Quelques boulangers parisiens confectionnent des petits pains plats et de forme ronde, à la manière anglaise, appelés *muffins* ; ces pains sont mieux travaillés et plus délicats que les pains des boulangers anglais, surtout les muffins de la maison *Limet*, déjà citée. La fabrication de ces pains exige un pétrissage prolongé pendant lequel on sature la pâte d'eau et d'air ; puis on les enferme dans des moules en tôle, on ferme le couvercle et on les glisse au four. La cuisson des muffins doit s'effectuer rapidement ; le moule les préservant du rayonnement direct du calorique, leur croûte se forme à peine ; elle reste très-mince et peu colorée ; leur intérieur est criblé de petites cavités, résultat du long pétrissage, ce qui la rend d'une extrême légèreté. Les muffins sont de très-facile digestion ; ils absorbent promptement les liquides et font d'excellentes panades ; on doit les recommander aux malades et aux convalescents.

§ V. — CROISSANTS.

La boulangerie parisienne fabrique une espèce de petit *pain-gâteau*, de forme demi-circulaire dont les extrémités se terminent en pointe arrondie et qui porte le nom de croissants. La pâte est faite avec de l'eau et des œufs battus. On emploie de la farine de première qualité ; quelques boulangers ajoutent un peu de beurre. Le travail de la pâte à croissants exige les mêmes soins que celui des pains de luxe. La levure doit être fraîche et sa dose un peu plus élevée que pour les pains de gruau. Ces sortes de pains se mangent comme gâteaux et n'ont point d'autre emploi.

§ VI. — BISCOTTES DE BRUXELLES.

Nous mentionnons seulement ce produit, parce qu'il est, de tous les pains connus, le plus léger, le plus digestible. Son usage convient particulièrement aux estomacs faibles dont les forces sont épuisées, aux personnes affectées de gastrique ou de gastralgie, et à tous ceux qui digèrent difficilement le meilleur pain.

Les biscottes de Bruxelles ont la forme de petites tartines très-minces, arrondies d'un côté et taillées en ligne droite de l'autre ; elles sont fabriquées avec des farines de premier choix ; la dose de levure est aussi plus forte que pour les autres pains. Lorsque les biscottes ont été taillées aussi minces que possible, on les place sur des tôles et on les fait légèrement rôtir au four.

Quelques boulangers de Paris ont essayé de faire une imitation des biscottes de Bruxelles ; mais elles n'en ont que la forme ; quant à la légèreté et à la saveur, la différence est énorme. On prétend que ce produit ne peut se fabriquer qu'à Bruxelles ; on a fait venir de cette ville des ouvriers biscottiers à Paris, avec leur farine et leurs instruments ; ils ont opéré exactement de la même manière qu'ils opéraient à Bruxelles, et le résultat a été bien différent. Les biscottes faites à Paris étaient beaucoup plus lourdes et n'avaient pas la même saveur que celles faites dans la capitale de la Belgique.

§ VII. — GRESSINIS.

Un pâtissier du passage Vivienne, à Paris, confectionne, sous la forme de petits bâtons de vingt centimètres de longueur, une espèce de biscotte dont la légèreté et la bonté rivalisent avec celles de Bruxelles ; on les dénomme *gressinis*, probablement du nom de leur inventeur. Ces petits pains, d'un goût exquis et de très-facile digestion, sont de deux sortes, les uns au sucre, les autres au beurre. Leur réputation dans la capitale est désormais établie. Les imitations qu'on a voulu faire sont loin de valoir les gressinis du passage Vivienne.

§ VIII. — PAINS DE DEXTRINE.

On leur avait donné ce nom, parce qu'autrefois on ajoutait à l'eau destinée au pétrissage six pour cent de dextrine. Aujourd'hui, le sucre a remplacé la dextrine à la dose de trois à quatre pour cent. Ces petits pains sont comme tous les pains de luxe, fabriqués avec des farines de premier choix ; on leur donne une forme à peu près semblable à celle des pains viennois. La partie sucrée contenue dans l'eau de pétrissage conserve le principe azoté de la farine et fait ressortir l'arôme du froment, de telle sorte que les pains dits de dextrine possédent une odeur et une saveur fort agréables. On les mange au dessert avec des mets sucrés.

§ IX. — PAIN DE GLUTEN.

Le pain de gluten a été spécialement fabriqué pour l'usage des personnes affectées de la maladie qu'on nomme *diabète sucré.* On débarrasse, par les lavages, la farine de son amidon ; on recueille le gluten qu'on fait dessécher dans une étuve, à la température de cent degrés. La dessiccation opérée, on le réduit en farine, puis on le travaille comme la pâte ordinaire, en ajoutant de la levure de bière.

Le pain de gluten n'est pas très-agréable au goût,

mais le régime des diabétiques excluant toute substance sucrée et amylacée, il devient une des conditions nécessaires du traitement.

SECTION III

DES PAINS MIXTES

C'EST-A-DIRE COMPOSÉS DE DIVERSES FARINES

§ Iᵉʳ. — Pain de méteil.

On a donné le nom de *méteil* à un mélange de seigle
et de froment à parties égales. Le méteil occupe le
premier rang parmi les pains mixtes dont la composition et le dosage sont très-variés. On peut fabriquer
un assez bon pain avec les proportions suivantes :

Un tiers de farine de froment,

Un tiers de farine de seigle,

Un tiers de bouillie de riz.

Le seigle et le froment peuvent s'allier, par tiers,
aux pois, aux lentilles, aux féveroles, au sorgho,
pourvu que le troisième tiers soit de froment ; cette
dernière condition est de rigueur, attendu que, sans
froment, la pâte ne lèverait pas.

Les farines d'avoine, de sarrasin, de haricots ne
peuvent se mélanger, ni par moitié ni par tiers, au
seigle, à cause de leur humidité ; lorsqu'on ajoute la

farine de ces légumineuses, ce ne doit être qu'en très-petite quantité.

Les pains de seigle et tous les pains dans lesquels il entre doivent rester plus longtemps au four que les autres, et il convient que la température du four soit moins élevée.

§ II. — Pain d'orge

La farine d'orge ne contient que douze et demi pour cent de gluten ; sa panification est imparfaite. Le mélange, par tiers, d'orge, de seigle et de froment donne un pain de ménage d'assez bonne qualité. — L'*orge perlé* rivalise avec le riz ; sa farine fournit un pain lourd, mais de très-longue conservation. En Norwége, dit-on, le pain d'orge ne se fait qu'une fois l'an ; il acquiert une dureté qui surpasse celle du biscuit de mer. Les paysans norwégiens suspendent ce pain aux solives de la toiture et l'abattent à coups de bâton au fur et à mesure de leurs besoins.

§ III. — Pain de maïs.

La panification de la farine de maïs est encore plus imparfaite que celle de l'orge ; mais, en mélangeant, à parties égales, la farine de maïs à celle de froment, on obtient un pain très-agréable au goût, et d'assez bonne conservation; mais lourd et difficile à digérer.

§ IV. — Pain de riz.

La panification de la farine de riz est impossible. Comme le riz absorbe une quantité considérable d'eau, quelques boulangers, mus par le gain, font une bouillie de riz et s'en servent en place d'eau pour le pétrissage de la farine de froment. Le pain provenant de ce mélange est gorgé d'eau, et, par conséquent, peu nutritif.

§ V. — Pain de pommes de terre.

La pomme de terre ne renferme point de gluten. Tous les essais tentés jusqu'ici pour obtenir sa panification ont été inutiles; mais on peut faire un mélange de fécule et de farine de froment. Lorsque ce mélange excède un vingtième, le pain est lourd, indigeste; en dessous de cette dose, l'altération du pain est peu sensible; c'est ce qui a engagé la Société d'encouragement à proposer un prix, afin de découvrir un procédé qui ferait connaître cette adultération de la farine de blé.

Trois quarts de farine de froment et un quart de fécule de pomme de terre donnent un pain d'assez bonne qualité.

La formule suivante a été signalée par un cultivateur anglais comme fournissant un très-bon pain économique.

Dix parties de farine de froment ;

Cinq parties de fécule de pomme de terre ;

Une partie de riz en bouillie.

Pétrissez les deux farines avec la bouillie de riz, en y ajoutant la dose nécessaire de bonne levure.

Ce pain a paru, dit-on, à beaucoup de personnes, meilleur que le pain ordinaire et possédant une saveur délicieuse.

SECTION IV

FALSIFICATION DU PAIN

Nous ne ferons, ici, que signaler quelques-unes des falsifications qu'une coupable cupidité opère sur le pain, surtout dans les grandes villes, et dont la répression n'est point assez sévère.

1º Avec diverses *fécules*, et particulièrement celle de *pommes de terre*. Avec des farines de féveroles, de pois, de lentilles, de haricots. Ces falsifications sont sans inconvénient pour la santé, mais elles diminuent les qualités nutritives du pain.

2º Avec *l'alun*, pour rendre au gluten une partie de la consistance qu'il a perdue, par l'humidité, et lui faire acquérir la blancheur qu'il n'aurait pas avec des farines avariées.

3° Avec le *carbonate* de *magnésie*, pour masquer l'odeur des mauvaises farines.

4° Avec le *carbonate* de *potasse*, le *sulfate* de *zinc* ou de *cuivre*, pour économiser la levure et hâter la fermentation panaire.

5° Avec les *sulfate* et *carbonate de chaux* ; avec les *carbonates de plomb* et le *sulfate de baryte*, pour en augmenter le poids.

Ces falsifications sont des plus préjudiciables à la santé ; l'autorité municipale devrait appliquer toutes les rigueurs des lois aux misérables qui, pour quelques centimes de gain, ne craignent pas d'empoisonner des populations entières.

Nous terminerons ce chapitre par quelques lignes sur les nombreuses variétés de pain, en France, aux douzième, treizième et quatorzième siècles. Les boulangers de ces époques semblaient se défier d'émulation pour se distinguer dans la composition et la fabrication des pains. C'était ensuite à qui les doterait de noms plus ou moins en rapport avec leur destination.

Ducange cite dans son glossaire :

Les pains *primos*, — les pains de *Roi* et de *Pape*, — les pains de *cour*, — de chanoine, — de chapitre,

— de chevalier, — d'écuyer, — de valet, — de bourgeois. — Les pains de *bouche*, — les pains du *matin* et du *soir*, — les pains de *Noël*, — les pains *d'étrennes*, — les pains du *Saint-Esprit*, etc., etc.

Cette première série de pains, fabriqués pour l'aristocratie, n'était rien, comparativement à l'autre série de pains livrés à la consommation publique. Nous n'en nommerons qu'un petit nombre :

Les pains *Tribolet*, — *Truchet*, — *Salignan*, — *Chonol*, — *Denain*, etc.

Les pains *pote*, — *coquillé*, — *doubliau*, — pains *sur-blanc*, — *blanc*, — *demi-blanc*, — *doré*, — pain *blême*, — pain *bis*, — pain *mollet*, — pain *dur*, — pain *bis-cuit*, c'est-à-dire cuit deux fois.

On fabriquait encore d'autres pains, portant les noms de pain à la *reine*, — pain des *festins*, — pain de *condition*, — pains à la *mode*, — à la *duchesse*, — à la *citrouille*, — à *l'anis*, — au *beurre*, — au *lait*, au *fromage*, — aux *œufs*, — etc., etc. Une foule d'autres pains qui ne différaient que par les noms.

De tous ces pains, on ne débitait plus, au seizième siècle, que les pains mollets, les pains au beurre et au lait, les pains de chapitre, le pain bourgeois, les pains blancs, bis-blancs et le pain bis. — Tel est, en résumé, l'histoire de la boulangerie au temps de nos aïeux.

Nota. — Contrairement à l'ordre établi dans les divers

ouvrages qui traitent de la question alimentairè, nous avons, pour deux motifs, placé le chapitre concernant le *pain* avant celui des *viandes*. D'abord, parce que le pain, par sa composition chimique, participe du végétal et de l'animal, c'est-à-dire qu'il est, à la fois, aliment plastique et respiratoire; ensuite, parce que son énorme consommation, en France, témoigne de sa nécessité, de sa haute importance dans le régime alimentaire. Plus loin, nous parlerons encore des farines et des fécules, de leurs mélanges et de leur alliance à d'autres substances assimilables, constituant l'art du pâtissier.

CHAPITRE XI

DES VIANDES

HISTOIRE CHIMIQUE ET PHYSIOLOGIQUE DES DIVERSES VIANDES,
ET DE LEUR ROLE IMPORTANT DANS L'ALIMENTATION
DE L'HOMME.

Les viandes ou chairs d'une foule d'animaux terrestres, de volatiles et de poissons peuvent servir à la
nourriture de l'homme. La chair des animaux réduits en domesticité et abattus à un âge convenable,
est plus tendre, plus savoureuse que celle des animaux à l'état sauvage. Néanmoins, parmi ces derniers, qu'on désigne sous le nom générique de *gibier*,
il en est beaucoup dont les chairs, plus azotées, offrent un fumet particulier à leur espèce, et qui possèdent des propriétés plus stimulantes.

Les chairs des divers animaux diffèrent peu entre

elles, quant à leur composition chimique, et offrent une grande analogie avec nos muscles ; c'est pourquoi une nourriture animale, sous un petit volume, répare plus promptement nos pertes, qu'une nourriture végétale sous un volume triple et quadruple. Voici l'analyse faite par l'illustre Berzélius :

COMPOSITION DE LA VIANDE DE BŒUF.

Eau.	77 17
Fibre charnue (*fibrine*) vaisseaux nerfs.	15 80
Tissu tendineux, réductible en gélatine par la coction . . .	1 90
Albumine, analogue au blanc d'œuf et au serum du sang . .	2 20
Substances solubles dans l'eau et non coagulables par l'ébullition.	1 05

Voici les noms de ces substances :
Acides lactique et inosique, créatine, créatinine, matières azotées, sels calcaires, magnésiens, alcalins.
Une quantité appréciable de soufre.

Matières solubles dans l'alcool. .	1 80
Phosphate de potasse et de chaux.	0 08

A ces diverses substances, qui constituent la chair, il faut encore ajouter une matière sucrée, semblable

8.

à la *lactose*, ou sucre de lait, et les corps gras contenus dans les aréoles du tissu cellulaire. Il existe encore d'autres matières dont l'analyse n'a pu indiquer les proportions, et qui ont cependant une grande influence sur la qualité des viandes ; telles sont, par exemple, les divers arômes que la cuisson développe dans chaque espèce de viande.

L'âge et la nourriture des animaux de boucherie influent particulièrement sur la qualité de leur viande. Chez l'animal trop jeune, la chair est trop gélatineuse ; l'arôme se trouve ou très-faible ou pas encore développé. M. Chevreul a expérimenté que les jeunes sujets de la race bovine, engraissés un ou deux ans après l'âge adulte, donnaient une viande plus sapide et un arôme très-développé par la cuisson. Il doit en être de même pour les animaux de différentes espèces.

Relativement aux effets spéciaux de la nourriture, ils ne sauraient être mis en doute. Les veaux nourris exclusivement avec du lait jusqu'à l'âge de quatre mois, ont la chair pâle ; la cuisson la rend blanche et, si on la fait rôtir, elle répand une odeur agréable. — Les veaux nourris avec le foin, la luzerne, le son, les carottes, etc., ont une chair plus foncée, devenant rougeâtre par la cuisson et n'offrant point le même arôme.

Les bœufs qui ont été nourris exclusivement avec des aliments à odeurs fortes, tels que choux, navets, tourteaux rancis des graines oléagineuses, détritus de betteraves fermentés, etc., fournissent une viande inférieure et parfois de mauvais goût. — On connaît à l'odeur les lapins qui ont été nourris de feuilles de choux. — Le lait, la crème et le beurre, sont plus ou moins agréables au goût et à l'odorat, selon le régime alimentaire auquel est soumise la vache. Le mélange des végétaux, leur variété dans l'alimentation des bêtes à lait est, pour le résultat, de beaucoup préférable à une nourriture exclusive.

DISTINCTION DES VIANDES

SECTION II

Les viandes, en général, ont été classées en trois catégories : *viandes blanches, viandes rouges* et *viandes noires*.

Les viandes blanches contiennent abondamment le principe gélatineux ; lorsque l'animal qui les fournit n'est pas trop jeune, qu'il est bien portant, ces viandes sont faciles à digérer ; mais peu nutritives, peu réparatrices. — Le veau, l'agneau, le poulet, la caille et tous les animaux dans leur première jeunesse ; parmi les poissons, la brême, la tanche, la sole, la carpe et tous les jeunes poissons à chair blanche ; les animaux nés depuis peu de temps ; les veaux, che-

vreaux, agneaux, cochons de lait; les oiseaux et volatiles de basse-cour, sortant depuis peu de la coque,
ont la chair gluante, fade et abreuvée de sucs blancs.
Ce sont de très-mauvais aliments, que l'estomac souvent refuse et rejette. Ce n'est qu'en les relevant avec
des épices de haut goût qu'on peut les manger. On
ne saurait trop engager les personnes qui tiennent à
leur santé de proscrire toutes les viandes dont la fibre est à peine formée.

Les viandes blanches comestibles, c'est-à-dire qui
ont l'âge voulu pour être mangées, conviennent aux
tempéraments nerveux et aux estomacs doués de peu
d'énergie, aux femmes nerveuses et aux convalescents; mais on ne doit jamais en faire sa nourriture
exclusive.

VIANDES ROUGES. — Les viandes rouges contiennent moins d'osmazôme que les viandes noires; elles
sont aussi moins excitantes, mais nourrissent parfaitement et conviennent à tous les âges, à tous les
tempéraments. Mélangées à des légumes, à des fécules que l'on peut varier selon les saisons et les
goûts, elles composent l'alimentation la plus saine et
la plus favorable à l'entretien de la machine humaine.

On peut classer dans les viandes rouges les animaux suivants :

Bœuf,		Étourneau.
Mouton,	Pluvier doré.	Cul-blanc.
Chevreuil (jeune),	Outarde,	Vanneau.
Lapin,	Canard,	Tourterelle.
Paon,	Oie,	Les poissons à chair rosée.
Pintade,	Alouette,	Thon.
Pigeon,	Caille,	Saumon.
	Gélinotte,	Alose.
	Râle,	Homard, etc.

VIANDES NOIRES. — Très-animalisées, riches en fibrine et en osmazôme, ces viandes sont excitantes et très-nutritives ; elles donnent à tous les organes une plus grande somme de force et d'activité. Les chairs noires séjournent plus longtemps dans l'estomac que les autres ; elles y développent plus de chaleur et déterminent une sécrétion plus abondante de suc gastrique. Le chyle qu'elles produisent accroît l'énergie des fonctions vitales ; mais si l'on abuse de cette alimentation, le sang, devenu trop plastique, trop excitant, peut déterminer des maladies inflammatoires, des congestions, des hémorrhagies et même l'apoplexie !!!

Les viandes noires conviennent aux constitutions molles, lymphatiques, aux habitants des pays froids, aux individus adonnés à des travaux physiques exigeant un violent exercice musculaire. Ces viandes sont plus hygiéniques en hiver que pendant les chaleurs de l'été.

Les viandes faisandées ou qui ont subi un commencement de putréfaction, comme le chevreuil, le faisan, la perdrix, la bécasse, etc., peuvent donner lieu à de graves accidents. Si les habitants des régions polaires se nourrissent impunément de poissons putréfiés, il ne saurait en être de même dans nos climats. Les viandes faisandées, qu'estiment certains gourmets à goût blasé, causent, très-souvent, des irritations du tube digestif, difficiles à guérir, et des maladies de peau fort incommodes. Entre une viande attendrie par la marinade et une viande faisandée, il y a une énorme distance; on peut manger l'une, et il faut rejeter l'autre.

Parmi les viandes noires on cite celle des :
Cerfs, — daims, — chevreuils, — sangliers, — lièvres, — perdrix, — bécasses, — bécassines, — faisans, — passereaux, — mauviettes, — bec-figues, — ortolans, — grives, — merles, — macreuses, — sarcelles, — poules d'eau, etc.

Il est d'observation constante que l'alimentation fibrineuse, azotée, osmazômée, influe sur le moral comme sur le physique. Les passions ont plus de violence, le courage est aussi plus développé. La suspension complète de cette alimentation enlève peu à peu aux organes leur ardente activité; les désirs s'effacent et les passions suivent la même marche descendante.

SECTION III

FIBRINE — ALBUMINE — GÉLATINE

Quelques lignes seulement sur ces trois substances abondamment répandues dans les tissus animaux.

La *fibrine* forme la base des chairs ou muscles; elle s'offre sous l'aspect de filaments blancs, lorsqu'elle est humide, et jaunâtre, lorsqu'elle est sèche; l'oxygène, l'hydrogène et le carbone entrent dans sa composition. La fibrine pure n'est nutritive qu'autant qu'elle est alliée à d'autres substances nutritives.

L'*albumine* est légèrement azurée, transparente et visqueuse, elle ne contient que peu de matière nutritive; mais, mélangée à d'autres aliments, elle se digère bien, lorsque toutefois elle n'a pas été coagulée par la coction. Lorsqu'on fait bouillir l'albumine, elle se coagule et, dans cet état, devient difficile à digérer. Le blanc et le jaune d'œuf battus ensemble sont un aliment réparateur qui se convertit facilement en chyle. — L'albumine, étendue de beaucoup d'eau, est employée en médecine comme adoucissante. On administre, avec succès, l'eau albumineuse dans les empoisonnements par les sels de cuivre et de mercure.

L'albumine est une des matières les plus abondamment répandues dans l'organisme vivant ; on la trouve dans le chyle, la synovie, le sang, la bile, la chair musculaire, les tissus blancs, la moelle des os, etc., etc. Les mollusques et particulièrement les huîtres, les moules, les escargots en contiennent de notables quantités ; mais, c'est dans les œufs qu'elle se rencontre en plus grande abondance.

La *gélatine* s'extrait le plus généralement par l'ébullition prolongée des tissus blancs animaux, tels que tendons, aponévroses, membranes, ligaments, etc ; la peau en fournit une quantité considérable. Ce qu'on nomme gelée de viande est tout simplement de la gélatine assaisonnée d'un peu de jus. La gélatine est fort peu nutritive ; néanmoins, son mélange aux aliments gras se digère et s'assimile très-bien. On pense que la gélatine, après avoir été élaborée par les organes de la digestion, redevient membrane, cellule ou principe organique des os, et qu'elle sert au renouvellement des tissus gélatineux.

Les animaux carnivores qui broient et avalent les os, n'en rendent que la partie calcaire ; ce qui prouve que la gélatine s'assimile.

On prétend que les femmes turques acquièrent un énorme embonpoint par l'usage de la gélatine unie aux fécules et par les lavements de bouillons gélatineux. La beauté pour les Turcs est dans les masses de chairs. La vertu des bouillons de poulets, de veau, de tortue, est due à la gélatine qu'ils contiennent.

Nous avons déjà dit que le principe gélatineux dominait dans la chair des jeunes animaux ; c'est pourquoi les viandes d'agneau, de chevreau, de cochon de lait, de veau, tués trop jeunes, sont fort peu nutritives ; elles débiliteraient l'estomac et provoqueraient un relâchement intestinal, si l'on en faisait sa nourriture ordinaire. L'autorité, dans sa sollicitude pour les populations et la santé publique, devrait surveiller les boucheries et frapper de peines sévères, les bouchers qui livrent à la consommation des viandes trop jeunes.

CHAPITRE XII.

DESCRIPTION SOMMAIRE DES DIVERS ANIMAUX QUI SERVENT A LA NOURRITURE DE L'HOMME.

SECTION PREMIÈRE.

DES QUADRUPÈDES.

Bœuf. — En tête des quadrupèdes qui fournissent la meilleure viande, on place toujours le bœuf. Lorsque cet animal a été bien nourri et qu'il n'est pas trop âgé, sa viande est, sans contredit, la plus succulente, la plus nutritive de toutes les viandes. Il ne doit pas avoir plus de quatre à six ans; il ne doit être ni trop gras ni maigre. Les bœufs d'Auvergne, de Normandie et du Cotentin sont les plus estimés. L'expérience a appris que les différentes pièces et morceaux du bœuf avaient une destination culinaire spéciale : les uns doivent être rôtis, les autres mis à l'étuvée, en daube, ou être bouillis ; tel morceau qui sera délicieux en daube ferait un rôti détestable. Cette connaissance forme les éléments de l'art culinaire, et tout cuisinier doit les posséder. Nous nous bornerons à désigner par leurs noms techniques toutes les parties du bœuf, en commençant par le cou :

Le collier.	Filet.
Le talon du collier.	Flanchet.
La pointe de paleron.	Tranche grasse.
La macreuse.	Culotte.

Plates côtes.	Tendre de tranche.
Côtes découvertes	Gîte à la noix.
Gras de poitrine.	Gîte sous le tendre de tranche.
Côtes couvertes.	
Milieu de tendron.	Gîte.
Bavette d'aloyau.	Jarret.
Aloyau.	

La viande de bœuf est la base des jus, coulis, réductions et braises ; elle sert à foncer les casseroles, à donner du corps et de la saveur à un grand nombre de ragoûts. Le bœuf est une mine féconde pour varier les entrées et même les hors-d'œuvre. Avec le palais on fait des gratins, des pâtés trèsappétissants ; avec la queue et des carottes, on prépare un hochepot qui, dressé avec art, offre le coup d'œil d'un buisson nutritif ; rien n'est perdu, même les parties les plus insignifiantes. Sans lui, point d'excellent bouillon, point de jus ; son absence serait une perte irréparable pour la cuisine.

Veau. — Le veau, pour être bon et sain à manger, doit avoir au moins six semaines ; sa chair, naturellement plus tendre que celle du bœuf, est beaucoup moins nutritive ; elle convient particulièrement aux estomacs faibles et aux personnes sédentaires. Le rôtissage est son meilleur mode de cuisson. On distingue dans le veau :

Le cuisseau, — la noix, — le filet, — le rognon, — la langue, — les côtelettes couvertes et découvertes, — le collier.

Les meilleurs veaux viennent de Rouen, de Pontoise, de Caen et de Montargis. Depuis la tête jusqu'à la queue, tout se mange ; de même que le bœuf, le veau offre au cuisinier des ressources très-variées. La noix, les côtelettes, les fricandeaux, les tendrons, les ris, la langue — sont des mets qui figurent avec honneur sur les premières tables.

Mouton. — Le genre mouton se divise en plusieurs espèces, et chaque espèce a ses races et ses variétés de race ; de telle sorte que l'espèce ovine est une des plus répandues sur la surface du globe. Nous ne parlerons que des moutons de notre pays.

Les meilleurs moutons de boucherie viennent des Ardennes, de Cabourg, de Présalé et d'Arles ; ceux de Beauvais, d'Avranches, du Cotentin, du Berri, etc., leur sont inférieurs.

La viande de mouton est sapide, nutritive, excellente ; ses qualités sont en rapport avec la nourriture et les contrées où ces animaux paissent. La viande de mouton convient, en général, à tous les âges, à tous les tempéraments, parce qu'elle est restaurante et se digère bien. Néanmoins, les estomacs très-irritables doivent en être sobres.

Les morceaux de mouton les plus estimés sont, en terme de cuisine, la selle, les filets mignons, les côtelettes, le gigot et la poitrine. On peut les manger rôtis, grillés, braisés, en ragoût et bouillis ; mais la cuisson qui le rend plus digestif est le rôtissage et le grillage.

AGNEAU. — Pour être bon à manger, l'agneau doit avoir tété cinq à six mois ; plus tôt, sa viande est gélatineuse, humide et a l'inconvénient d'être laxative, ainsi que toutes les viandes qui ne sont pas assez faites. De six à dix mois, l'agneau est de digestion facile et convient aux personnes sédentaires, qui n'ont pas besoin d'une nourriture forte. Les quartiers d'agneau, qu'on fait ordinairement rôtir, sont les deux gigots, les côtelettes et le devant.

CHEVREAU. — Le chevreau n'est bon à manger que de deux à trois mois ; sa chair alors a beaucoup d'analogie avec celle de l'agneau. Plus tard, elle exhale l'odeur de bouc et devient coriace.

Porc. — Quadrupède de l'ordre des *pachydermes*. — Sa chair, abreuvée de graisse, est lourde, indigeste, et ne convient qu'aux personnes qui font beaucoup d'exercice ; les personnes sédentaires doivent s'en abstenir, surtout pendant l'été.

Toutes les parties de cet animal servent à l'alimentation, jusqu'au sang, avec lequel on fait des boudins. — Ses oreilles, braisées, sont estimées. — Avec sa tête, on fait une hure de sanglier. — Ses côtelettes sont tendres, excellentes, semblables à celles du veau ; ses cuisses et ses épaules se convertissent en jambons qui ont fait la fortune de plusieurs villes, entre autres, de Bayonne et de Mayence. — Sa langue, ses pieds, sa chair et son sang exercent l'habileté des charcutiers et prennent, dans leurs mains, diverses formes, diverses odeurs et saveurs, propres à flatter l'œil, l'odorat et le goût. — Sa fressure, sa crépine, ses boyaux, deviennent l'étui indispensable des andouilles, saucisses et boudins ; — sa panne remplace souvent l'huile et le beurre ; — ses oreilles, la peau et les muscles de sa tête s'arrondissent en fromage ; — sa poitrine se convertit en petit salé ; son échine en côtelettes ; son lard en bandes de toutes dimensions ; — enfin, sa chair hachée devient partie intégrante, de nécessité absolue, des tourtes, pâtés, saucissons, etc... Puisque le cochon se prête à tant de préparations, puisqu'en tant de circonstances il est d'une si grande utilité, l'art culinaire lui doit reconnaissance !

Malgré cet éloge pompeux de la bête immonde, nous conseillons aux personnes qui n'ont point l'estomac robuste; à celles dont les occupations n'exigent pas un grand développement de force musculaire, de rejeter le cochon de leur nourriture ; nous croyons inutile de dire que les convalescents, les sujets affectés de gastrite, de gastralgie, de débilité d'estomac, etc., ne sauraient le manger sans aggraver leur état, qu'il doit leur être interdit d'une manière absolue.

Cochon de lait. — De même que tous les animaux trop jeunes, dont la chair n'est pas encore fibrineuse, le cochon de lait est un aliment visqueux, fade, difficile à digérer, et qu'on est obligé de relever par des épices, des sauces de haut goût. Il émousse les forces gastriques, relâche le ventre et ne fournit à la nutrition que des sucs grossiers. Il devrait être proscrit du régime alimentaire des gens de lettres et de bureau.

Sanglier. — C'est le cochon à l'état sauvage; il est très-probable que le sanglier, réduit à la domesticité, est la source de nos porcs. Sa chair est plus savoureuse que celle du cochon ; mais elle est également lourde, indigeste, et ne convient qu'aux estomacs solides et aux gens qui font beaucoup d'exercice physique. Sa hure est le morceau le plus recherché ; la cuisse, le dos, les côtes ne sont pas à dédaigner. Le sanglier reçoit les mêmes préparations culinaires que le cochon.

Marcassin. — C'est le petit du sanglier ; trop jeune, il a les mêmes inconvénients que le cochon de lait. On le mange cuit à la broche ; sa chair est assez agréable au goût et passe pour un mets délicat. Nous pensons qu'il est sage de s'en abstenir, dans la crainte de donner à l'estomac un travail trop pénible ; car ce noble fils du prince des forêts ne vaut pas les frais d'une indigestion.

Cerf. — La chair du cerf n'est bonne que dans sa première jeunesse ; alors, elle est assez tendre ; mais, plus tard, elle devient sèche et coriace, et il est nécessaire qu'elle soit fortement faisandée pour être mangeable. Cette viande se digère difficilement ; il n'y a que les personnes douées d'un estomac robuste qui puissent la faire servir à leur alimentation sans inconvénient.

Faon. — La chair du faon est muqueuse, tendre, d'excellent goût, et se digère assez bien lorsqu'elle est un peu mortifiée. Néanmoins, nous ne saurions en conseiller l'usage aux personnes dont l'estomac a éprouvé quelques atteintes.

Chevreuil. — Quadrupède sauvage, de l'ordre des ruminants. En France, il en existe deux variétés, les bruns et les roux. C'est à l'âge de quinze mois à deux ans que sa chair est très-bonne à manger ; elle n'est point muqueuse comme celle du chevreau ; elle nourrit bien et se digère assez facilement. Les chevreuils qui habitent les montagnes et les collines ont la chair plus savoureuse que ceux des plaines. Chez nous, les plus estimés sont ceux des Cévennes, du Morvan, du Rouergue et des Ardennes. Enfin, on peut ajouter que, de tous les animaux des forêts, la chair du chevreuil est, sans contredit, la meilleure et la plus agréable à manger.

On prépare le chevreuil de vingt manières différentes : rôti, à l'étuvée, en civet, en émincé, en crépinettes, en hachis, en pâtés, aux carottes, aux oguons, etc., etc., etc.

Lièvre. — Quadrupède de l'ordre des rongeurs ; animal très-vif et très-timide. Les lièvres des collines et des montagnes sont plus estimés que ceux des plaines. Les connaisseurs gourmets font grand cas des *trois-quarts*, c'est-à-dire des lièvres qui ont acquis tout leur développement. Leur chair est stimulante, savoureuse, parfumée, et nourrit beaucoup. Les tempéraments bilieux et nerveux doivent être sobres de cette chair, type des viandes noires ; les personnes dont l'estomac est faible, débile, doivent aussi en manger fort peu. Le lièvre rôti se digère mieux que toutes les autres préparations culinaires, qui sont fort nombreuses.

Lapin. — Également de l'ordre des rongeurs, le

lapin a beaucoup de ressemblance avec le lièvre; néanmoins, sa chair en diffère totalement; elle est blanche, plus tendre que celle du lièvre; mais moins savoureuse, moins excitante; elle convient à tous les estomacs, lorsque l'animal n'est ni trop jeune ni trop vieux et qu'il n'a pas été nourri avec des feuilles de choux; car, alors, il a un goût détestable. L'art culinaire compte vingt différentes manières d'accommoder le lapin; les deux meilleures sont le rôtissage et l'étuvée. Le lapin demande à être mangé frais, aussitôt écorché; tandis que le lièvre n'est bon que trois ou quatre jours après avoir été tué. La chair du lapin est plus tendre, plus nourrissante en automne et en hiver que dans les autres saisons.

LAPEREAU. — Petit du lapin; sa chair est mucilagineuse, relâchante; on ne doit pas le manger avant qu'il ait trois à quatre mois. Le lapereau subit les mêmes préparations culinaires que le lapin. Les convalescents de maladies gastro-intestinales feront bien de s'en abstenir, ou du moins d'en user sobrement et rarement.

LAPIN DE GARENNE. — C'est le nom qu'on donne au lapin sauvage; nourri de thym, de marjolaine et autres herbes odoriférantes, sa chair est de beaucoup supérieure à celle du lapin domestique; elle offre un aliment sain, délicat et de facile digestion. Il ne doit être ni trop jeune ni trop vieux, et se prépare de la même manière que son confrère le lapin domestique.

SECTION II

VOLAILLES ET GIBIER A PLUMES.

POULARDE. — La poularde est une jeune poule qui n'a pas encore pondu, et à laquelle on a enlevé l'ovaire, pour mieux l'engraisser et rendre sa chair plus délicate. Il en est de même des jeunes coqs que l'on chaponne et qui sont mis au régime incrassant. Ces deux espèces de volailles ne doivent pas avoir plus de sept à huit mois ; quelques mois de plus rendraient leur chair moins tendre, moins délicate. Les poulardes et chapons les plus estimés viennent du Mans, de la Bresse, du pays de Caux et du Montalbanais. Ces volailles, engraissées à point, constituent un aliment délicieux et d'assez facile digestion (lorsque, toutefois, elles ne sont point trop grasses).

On accommode les poulardes de beaucoup de manières ; la meilleure, comme aussi celle qui les rend plus digestibles, est le rôtissage. Une poularde, enveloppée d'un double papier beurré, et rôtie à point, est un manger exquis.

POULE. — La poule de deux ans est encore assez tendre ; on peut la manger rôtie à la casserole ou à l'étuvée. De trois à quatre ans, elle est vieille et ne se mange plus que bouillie. Les meilleurs bouillons se font avec la viande de bœuf et une vieille poule ; ils sont alors très-nourrissants et conviennent parfaitement aux estomacs faibles, fatigués, dont les digestions sont lentes et laborieuses.

Poulet. — Le jeune coq âgé de moins de deux ans se nomme poulet. C'est en avril et en mai que les poulets nouveaux commencent à paraître. La chair de poulet offre une alimentation saine, de facile digestion ; mais pas assez réparatrice pour les personnes jeunes et actives ; elle nourrit suffisamment les convalescents, les personnes sédentaires et délicates.

On a divisé les poulets en quatre catégories : 1º le poulet commun, qu'on prépare en fricassée, en quenelles, etc. ; 2º le poulet demi-gras, destiné aux entrées, aux marinades ; 3º le poulet gras, que la broche réclame et dont on fait d'excellentes galantines ; 4º les poulets à la reine, moins gros que les poulets gras, mais beaucoup plus délicats, qui offrent aux gourmets le rôti le plus délicieux.

Les préparations culinaires qu'on fait subir aux poulardes, chapons et poulets sont si nombreuses et si variées, qu'il faudrait un article spécial pour en faire la description. (Voyez au chap. *Préparations.*)

Chapon. — C'est le jeune coq auquel on a fait subir l'opération de la castration. La chair est tendre, délicate et très-facile à digérer, lorsqu'elle n'est pas trop grasse ; elle convient aux estomacs faibles, énervés, aux personnes sédentaires et âgées qui ne font pas beaucoup d'exercice. Le chapon trop gras rentre dans la catégorie des poulardes; sa graisse est lourde et longue à digérer. Un bon chapon ne doit être ni trop gras ni maigre.

DINDE. — Femelle du *dindon*. Sa chair est plus délicate que celle du mâle; elle nourrit bien et se digère facilement. L'Orléanais et le Gâtinais sont les contrées qui fournissent les meilleures dindes. Les jeunes dindes se font rôtir; la daube est réservée aux vieilles. Leur chair est plus nourrissante que celle du poulet, et possède encore l'avantage de se digérer facilement.

DINDON. — C'est le mâle de la dinde. Sa chair, quoique très-bonne, est moins estimée que celle de la femelle.

DINDONNEAU. — Jeune dindon de l'année. Chair tendre, savoureuse, excellente. Les honneurs de la broche lui appartiennent de droit. La dinde, le dindon et le dindonneau s'apprêtent de différentes manières. Les dindes truffées sont un mets recherché.

OIE. — La chair de l'oie est très-nourrissante, mais lourde, difficile à digérer, à cause de sa graisse; elle ne convient qu'aux bons estomacs. Les convalescents, les personnes qui ont l'estomac délicat, paresseux, doivent s'en abstenir, sous peine de digestion pénible et laborieuse. C'est avec les foies monstrueux des oies sacrifiées qu'on prépare, à

Strasbourg, à Metz et à Colmar, ces fameux pâtés de foies gras qui sont excellents, mais aussi fort indigestes. — Le mode de cuisson le plus ordinaire de l'oie est la broche. La graisse qu'on retire de l'oie, pendant le rôtissage, est excellente; elle sert à assaisonner délicatement une foule de mets, et particulièrement les légumes.

La chair des *oies sauvages* est plus savoureuse, plus facile à digérer que celle des oies domestiques; néanmoins, nous conseillons aux personnes délicates de s'en abstenir.

Canard. — Genre d'oiseau de l'ordre des palmipèdes. La chair des canards, soit sauvages, soit privés, est lourde, indigeste, ainsi que celle de tous les palmipèdes en général. La chair du canard sauvage est plus savoureuse, plus stimulante; les estomacs robustes s'en accommodent; mais pour les estomacs faibles, c'est un mets très-lourd, se digérant péniblement.

Les canards d'Amiens et de Rouen sont très-renommés. On en fait de fort bons pâtés qui arrivent à Paris dans des terrines; ce sont les villes d'Auch et de Toulouse qui en ont le monopole. Le canard se prépare de différentes manières : la plus ordinaire est avec les navets. Les canetons ou jeunes canards se font rôtir; cette préparation est la meilleure de toutes et rend sa chair plus digestible.

Pintades. — La jeune pintade a la chair aussi

blanche, aussi tendre que celle du poulet et se digère facilement. Rôtie, elle est excellente. On peut encore l'apprêter à la manière du faisan. Une pintade en daube est un plat distingué.

OUTARDE. — Il existe plusieurs espèces d'outardes ; ce sont des oiseaux de passage. La petite outarde se rencontre en Normandie, en Bourgogne et dans plusieurs contrées de la France, depuis le printemps jusqu'à l'automne. Cet oiseau réunit le goût de plusieurs gibiers. Sa chair, bien mortifiée, est un mets délicat. On en fait d'excellents pâtés. Les estomacs faibles et les convalescents doivent s'en abstenir.

PIGEON. — Le pigeon est un des meilleurs aliments que la nature offre à l'homme. Les nombreuses variétés de pigeons, soit privés, soit sauvages, ont une chair excellente. Les jeunes pigeons surtout ont la chair tendre, savoureuse, stimulante, fortement azotée et très-nutritive. La facilité avec laquelle l'estomac la digère l'a fait recommander aux convalescents, aux personnes faibles, énervées, qui ont besoin d'être restaurées. — De toutes les variétés de pigeons, le pigeon de volière est le plus beau, le meilleur. La Normandie fournit aussi d'excellents pigeons. Il existe plus de cinquante manières d'apprêter le pigeon ; mais c'est toujours rôti à la broche ou à la casserole qu'il est le plus savoureux et le plus bienfaisant.

TOURTERELLE. — Espèce de petit pigeon sauvage

dont la chair, tendre et délicate, l'emporte sur celle du pigeon domestique. Non-seulement elle est stimulante, mais elle recèle encore une forte proportion de sucs nutritifs ; c'est pourquoi on recommande la chair des jeunes tourterelles aux personnes qui ont besoin d'être restaurées.

SECTION III.

GIBIER A PLUMES.

PERDRIX. PERDREAUX. — Il y a deux sortes de perdrix, la grise et la rouge ; leur mérite, comme aliment, est à peu près égal ; car, dans les pays où se rencontre la perdrix grise, on préfère la rouge. Dans les pays qu'habite la rouge, on donne la préférence à la grise. La chair de la jeune perdrix et des perdreaux est parfumée, succulente et très-tonique ; c'est un excellent mets pour les personnes qui ont besoin d'être restaurées ; les convalescents doivent en être sobres. — Les vieilles perdrix ont la chair dure et ne peuvent être mangées qu'en ragoût. Elles sont très-osmazômées, c'est pourquoi le bouillon fait avec du bœuf et une vieille perdrix est aussi sapide que réparateur.

Les perdreaux se mangent rôtis, enveloppés dans une feuille de vigne. On les apprête de beaucoup de manières, toutes plus ou moins propres à flatter la sensualité des gourmets. Les convalescents et les personnes qui ont l'estomac faible ne doivent se permettre que la perdrix rôtie, grillée ou braisée ; les autres préparations seraient trop stimulantes et pourraient leur nuire.

Faisan. — On connaît plusieurs variétés de ce bel oiseau ; les plus remarquables sont le *faisan doré* et *l'argus*. La chair du faisan, à point, est aussi délicate que nourrissante ; elle stimule légèrement l'estomac et se digère facilement. Les convalescents et les personnes débiles ou énervées, peuvent en manger modérément sous forme de rôti ; c'est la préparation qui leur convient le mieux. Pour être tendre et de bon goût, la chair du faisan a besoin d'être faite ; le mot *faisander* l'indique assez. Nous conseillons, néanmoins, aux personnes dont l'estomac n'est pas très-fort, de ne pas manger le faisan avancé, c'est-à-dire trop fait ; car il pourrait en résulter une irritation des voies digestives, et cette irritation peut quelquefois devenir chronique ; alors, c'est le malheur de la vie !

Bécasses. Bécassines. — Oiseaux de passage qu'on retrouve dans tous les pays ; leur chair est stimulante, nutritive et de facile digestion. — La bécassine est encore plus estimée par sa délicatesse et son fumet. De même que toutes les viandes noires, la bécasse est excitante ; il ne faut pas en abuser et, surtout, ne point la manger trop faisandée. — Les bécasses et bécassines à la broche, avec des rôties arrosées de leur jus, sont un des mets les plus savoureux et les plus délicats qu'on connaisse. On fait des purées de bécasses en les pilant dans un mortier et, au-dessus, on place des côtelettes de mouton de Présalé. Cette délicieuse purée est le *nec plus ultrà* du génie culinaire, qui déploie toutes ses ressources pour flatter la sensualité du palais.

Vanneau. — Le jeune vanneau a la chair excellente et encore plus réparatrice que celle du pigeon. On le mange rôti, sans être vidé, et servi sur des tranches de pain arrosées de son jus. Il est d'une digestion si facile qu'on le permet à tous les estomacs, et même aux convalescents.

Pluvier. — La famille des pluviers est très-nombreuse ; on en compte sept ou huit variétés qui, toutes, sont bonnes à manger. Le plus estimé de tous est le *pluvier doré*. Lorsqu'il est gras, sa chair est savoureuse, délicate, légèrement excitante et de facile digestion. Son usage modéré convient à tous les estomacs.

Rales. — On en distingue deux espèces, le râle de genêt et le râle d'eau. La chair du premier est beaucoup plus savoureuse et meilleure que celle du second. On le mange rôti, enveloppé d'un papier beurré. Le râle d'eau s'accommode comme les autres gibiers aquatiques ; il est plus lourd à digérer que le premier.

Caille. — La caille est un oiseau de passage ; elle arrive en mai et repart en octobre. C'est un gibier des plus délicats ; sa chair, tendre et sapide, offre à l'économie un aliment légèrement stimulant et réparateur. Les estomacs faibles et les convalescents ne doivent se permettre que celles qui ne sont pas trop grasses. Rôties, elles sont de facile digestion ; apprêtées de diverses manières, elles sont toujours délicieuses ; mais il ne faut pas en abuser. Une croyance qui date des anciens Romains, attribuait à la caille l'inoculation de l'épilepsie à ceux qui la mangeaient. Et cela, parce qu'on prenait les accès érotiques de cet oiseau pour des attaques d'épilepsie. On fait des pâtés de caille qui rivalisent avec ceux de *foies gras*. Les personnes sédentaires et délicates doivent manger sobrement de ce dernier mets.

Ortolans. Bec-figues. — L'ortolan est un oiseau de passage. C'est au printemps qu'il vient en France, où il reste jusqu'en automne. La délicatesse, le parfum de sa chair, sont passés en proverbe. Lorsque l'ortolan n'est pas trop gras, les estomacs faibles et les convalescents peuvent en manger sans inconvénient. On le fait rôtir avec une barde de lard fin. On l'apprête aussi à la manière des cailles.

Le *bec-figue* est également très-délicat ; il s'offre quelquefois sous la forme d'une boule de graisse. En automne, sa chair est excellente, légèrement stimulante et de facile digestion, lorsqu'elle n'est pas trop grasse. Il subit les mêmes préparations culinaires que l'ortolan et convient aux mêmes estomacs.

MAUVIETTES (ALOUETTES). — On donne indubitablement le nom de mauviettes à l'alouette et à la petite grive appelée *mauvis*. Ces petits oiseaux ont la chair délicate, savoureuse et très-nourrissante. C'est un excellent manger qui convient à tous les estomacs. Il y a plusieurs manières de préparer les mauviettes : en salmis, en tourte, en purée, en caisse, aux truffes, au chasseur, etc. La plus simple préparation et la meilleure, c'est de les faire rôtir et de recevoir le jus sur des tranches de pain. Préparées de cette manière, elles sont stimulantes et fournissent à la nutrition de bons sucs.

MERLES. — C'est particulièrement l'île de Corse que ces oiseaux affectionnent ; ils y pullulent. On fait à Bastia des terrines de merles très-recherchées des gourmets. Le merle se prépare comme l'ortolan, comme les mauviettes ; sa chair est plus stimulante ; c'est pourquoi les personnes convalescentes ou affectées d'irritation des voies digestives doivent s'en priver ; mais celles qui, à la suite d'épuisement, ont besoin d'être réconfortées, peuvent en faire usage modérément.

GRIVES. — La chair de ces oiseaux est nourrissante, stimulante, et se digère facilement. C'est en automne

que les grives sont plus savoureuses et qu'elles constituent un mets délicat. On les mange rôties, en salmis, en gibelotte, etc. On en fait aussi d'excellentes
garnitures. La grive convient aux personnes anémi-
ques, qui ont besoin d'une alimentation stimulante, et
dont l'estomac débilité réclame des aliments succulents et de facile digestion ; elle ne convient pas aux
convalescents d'affections des voies digestives.

Nota. — Une foule de petits oiseaux et même
d'oiseaux de moyenne grosseur sont bons à manger
quand ils sont jeunes et légèrement gras. La chair
de tous les oiseaux comestibles est un aliment sain,
agréable, stimulant, et qui se digère bien. — Les
oiseaux de proie, la plupart des grands échassiers et
autres oiseaux aquatiques ont la chair coriace et de
mauvais goût.

Voici en quelques mots un moyen d'appréciation :

Tous les oiseaux à chair blanche et à fibres courtes
sont fort bons ; mais, parmi les oiseaux à chair noire,
il est des familles entières qui ne peuvent servir à
notre alimentation. Les oiseaux *rapaces*, par exemple, les *demi-rapaces*, comme la corneille, le corbeau,
les grands échassiers et quelques palmipèdes ont la
fibre très-longue et, par conséquent, très-dure. De
plus, leur chair est imprégnée d'une odeur nau-
séuse que la cuisson développe encore davantage.

Au point de vue de l'alimentation, les poissons se divisent en *poissons de mer* et *poissons de rivières* ou l'eau douce.

Les poissons de mer sont plus nourrissants et se digèrent mieux que les poissons d'eau douce.

Les poissons recouverts d'écailles, à chair tendre, sont plus sains que ceux sans écailles; car ces derniers sont glutineux, froids et lourds sur l'estomac.

Les poissons pêchés dans la haute mer sont meilleurs et plus sains que les poissons de rivages.

Les poissons de lacs et d'étangs, de même que ceux qui vivent dans les eaux dormantes, sont insalubres et de mauvais goût. — Au contraire, les poissons qui vivent dans les eaux limpides sont excellents et de facile digestion.

Le poisson salé demande un estomac robuste pour être digéré; les personnes faibles ou convalescentes en seraient incommodées.

Le lecteur pourra baser son choix sur les indications suivantes :

Parmi les poissons d'eau douce, les plus légers et, par conséquent, les plus digestibles, sont le goujon, la perche, l'ombre, la truite et l'alose; la carpe et le brochet sont très-bons aussi, mais plus pesants que les premiers. L'anguille, la lamproie, surtout le saumon et l'esturgeon sont très-difficiles à digérer, et, si on a l'imprudence d'en trop manger, ils peuvent occasionner de graves indigestions.

CHAPITRE XIII.

DES POISSONS.

Les poissons forment une immense classe d'animaux vertébrés, à sang rouge et froid, munis de
nageoires pour la locomotion et privés des organes
vocaux. Ils se multiplient : les uns, par des œufs qui,
le plus généralement, sont fécondés après leur sortie
du corps de la femelle ; chez les autres, les œufs
sont fécondés dans le ventre de la femelle. Les femelles sont d'une si prodigieuse fécondité qu'on hé-
site à y croire. Ainsi, par exemple :

Un hareng produit.	150,000 œufs.
Une carpe de seize pouces . .	340,000 —
Une perche.	380,000 —
Une tanche	400,000 —
Une morue.	1,000,000 —
Une femelle d'esturgeon. . .	7,000,000 —

Quant aux poissons de mer, parmi les plus légers, ceux qui conviennent à tout le monde, même aux convalescents, on cite : le merlan, l'éperlan, le rouget, la limande et la sole ; viennent ensuite la plie, le carrelet, le turbot, le hareng frais, la raie et la morue fraîches ; la vive et l'aiglefin. Le maquereau et le thon sont, de tous les poissons, les plus lourds, les plus difficiles à digérer ; ils ne conviennent qu'aux estomacs robustes ; les personnes sédentaires et faibles de santé doivent rigoureusement s'en abstenir.

Goujons. — Il existe deux sortes de goujons : celui de mer, qui est verdâtre ; celui de rivière, de couleur azurée. Les petits goujons sont les meilleurs ; ils se mangent frits ou étuvés et sont de facile digestion. Une friture à ●●●●● de véritables goujons de Seine est un mets tr●●●●●mé.

Perche. — Sa chair est très-tendre, se digère facilement, mais ne nourrit pas beaucoup ; elle convient particulièrement aux personnes sédentaires. On la prépare en matelotte, grillée, frite, au court-bouillon, etc. Les perches de la Seine sont très-délicates ; on les accommode au *water fish* (court-bouillon hollandais), puis on les arrose de beurre frais.

Ombre. — L'ombre de rivière est excellente ; sa chair, blanche et tendre, répand une odeur de thym ; elle nourrit bien et se digère facilement ; c'est un mets assez réparateur qui convient à tous les estomacs.

Truite. — Poisson des plus délicats, d'une saveur exquise, et de facile digestion lorsqu'on n'en fait point abus. La truite des eaux vives, des ruisseaux, est supérieure à celle des rivières ; les œufs sont légèrement excitants et nourrissent bien. Les truites se mangent rôties, frites, au court-bouillon, etc. Rôties et arrosées de beurre frais, elles constituent un mets des plus délicats.

Alose. — Au printemps, l'alose remonte les fleuves et s'engraisse ; c'est à cette époque de l'année que ce poisson offre une chair aussi savoureuse que délicate, mais un peu lourde. Les estomacs fatigués et les convalescents ne doivent en manger que très-modérément. Les aloses de la Seine et du Rhin sont les plus estimées ; on les prépare de diverses manières : rôties, grillées, au court-bouillon, à la hollandaise, au bleu, etc. — Rôtie et placée sur une purée d'oseille au beurre fin, elle plaît généralement et flatte le palais.

Carpe. — La chair de ce poisson est lourde, difficile à digérer, et ne convient qu'aux personnes actives, faisant beaucoup d'exercice ; les convalescents et les personnes faibles doivent la proscrire de leur régime. Les carpes des étangs ont un goût de vase et sont encore plus difficiles à digérer. En Angleterre, la chair de ce poisson est bien meilleure, par le soin qu'on a de la châtrer et de la parquer dans des pièces d'eaux vives. Les œufs et laitances de la carpe sont un aliment nutritif et agréable ; il faut, néanmoins, être réservé sur la quantité. Les préparations culinaires qu'on fait subir à la carpe sont nombreuses ; le court-bouillon est une des plus usitées.

Brochet. — Les brochets pêchés en eau vive, ont la chair blanche, ferme, agréable au goût et d'assez facile digestion. Les œufs du brochet donnent des nausées et purgent violemment ; on doit s'en abstenir. Le foie, au contraire, est un mets délicat. Le brochet des étangs et des lacs est lourd, a mauvais goût ; il faut un bon estomac pour le digérer. On apprête le brochet d'une foule de manières : on en fait des terrines, des pâtés, des tourtes ; mais, la meilleure manière, comme aussi la plus distinguée, est à la broche ; on a soin de l'arroser souvent avec du vin blanc et l'on termine par un jus de citron.

Anguille. — L'anguille des fleuves et des eaux vives est plus délicate que celle des lacs et des étangs ; néanmoins, elle a la chair grasse, visqueuse, ce qui la rend lourde, indigeste ; il lui faut une sauce excitante pour en faciliter la digestion. Les estomacs faibles et les convalescents doivent la rejeter rigoureusement de leur alimentation. On la prépare de différentes manières ; la matelotte et la tartare sont les plus en usage.

Lamproie. — Poisson de mer qui remonte les fleuves au printemps ; sa chair est coriace et a quelque analogie avec celle du lièvre pour le goût ; elle est difficile à digérer, c'est pour ce motif qu'elle est rigoureusement interdite aux estomacs faibles et aux convalescents. Afin de la rendre moins indigeste, on la fait cuire dans du vin avec addition de divers aromates. On en fait aussi des pâtés froids ; ceux de Bordeaux sont renommés.

Saumon. — Le saumon quitte la mer, au printemps, pour remonter les fleuves ; la chair est rouge, ferme et d'assez bon goût quand elle est fraîche ; mais sa digestion en est longue et difficile ; il faut un estomac robuste pour bien la digérer. Les personnes qui relèvent de maladie ou qui ont des digestions laborieuses doivent l'exclure de leur régime. On le prépare de diverses manières ; le court-bouillon et la braise sont les plus usitées. Le saumon se sale et se fume pour être conservé ; mais, dans cet état, il est loin de valoir celui qui est frais, et il devient encore plus lourd à l'estomac.

Esturgeon. — Ce poisson, qui atteint de grandes dimensions, remonte aussi les fleuves, au printemps. Lorsqu'il est encore jeune, sa chair, ferme et de bon goût, a quelque analogie avec la viande du veau ; quand il est plus âgé, l'analogie avec la viande de bœuf est frappante. Malgré ces qualités, il faut avoir un bon estomac pour bien digérer la chair d'esturgeon, les personnes affectées d'irritation chronique du tube digestif et les vieillards doivent s'en abstenir. Les préparations culinaires auxquelles on soumet l'esturgeon sont la broche, le court-bouillon, la braise et plusieurs autres.

C'est avec les œufs d'esturgeon qu'on prépare le *caviar*, mets très en usage en Russie et en Orient. Le caviar se mange comme le fromage, avec du pain, et sert aussi d'assaisonnement à divers aliments. C'est un mets à odeur et à saveur désagréable et difficile à digérer.

ANCHOIS. — C'est un petit poisson dont la chair grillée est aussi délicate que facile à digérer, les anchois confits dans le vinaigre et le sel sont un assaisonnement excitant que doivent proscrire de leur alimentation les personnes délicates et les convalescents.

SARDINE. — La sardine fraîche et grillée est également facile à digérer et appartient à l'alimentation réparatrice. Mais, salée, elle devient un aliment excitant qui a tous les inconvénients des autres salaisons, pour les estomacs faibles et les personnes irritables.

HOMARD. — C'est la grosse écrevisse de mer; sa chair, très-blanche, est une des plus lourdes parmi les poissons; elle se digère très-difficilement et n'est que fort peu nutritive. Les mangeurs de homard sont sujets à de fréquentes indigestions. Les personnes ayant un bon estomac doivent être sobres de ce crustacé; c'est dire que les convalescents et les souffreteux doivent rigoureusement le rejeter de leur régime.

Écrevisse d'eau douce. — Ce sont les meilleurs et les plus agréables au goût de tous les crustacés ; de beaucoup supérieure au homard, l'écrevisse possède une saveur qui lui est propre et qui plaît généralement. Les écrevisses se prennent dans les rivières et les ruisseaux. Les plus belles viennent de Normandie, de Bar-le-Duc et de Strasbourg. Il y a diverses manières de les apprêter ; le court-bouillon est la plus usitée. Les écrevisses ont la chair lourde, qui se digère assez difficilement, quoique stimulante. Les malades et les convalescents devront s'en abstenir.

Crevettes. — La chair de ces petits crustacés est, comme toute celle des individus de la même famille, lourde, indigeste, quoiqu'un peu stimulante. On doit être très-réservé sur cet aliment et le choisir d'une première fraîcheur ; car les crevettes vieilles, c'est-à-dire pêchées depuis quelques jours, peuvent donner lieu à de graves indigestions. On les prépare comme les homards et on les sert sur un lit de persil.

Huîtres. — Les huîtres peuvent être regardées comme l'aliment le plus léger et le plus facile à digérer, lorsqu'on les mange crues. Au contraire, étant cuites elles deviennent indigestes ; marinées, elles sont encore plus difficiles à digérer. C'est donc à l'état naturel qu'elles conviennent à tout le monde, même aux convalescents et aux personnes affectées de maladies chroniques, puisqu'on les considère comme possédant des propriétés analeptiques.

Les huîtres vertes, dites de *Marennes*, n'ont point cette couleur naturellement ; c'est en les faisant parquer dans des viviers d'eau de mer qu'on parvient à l'obtenir ; un mois suffit. C'est ordinairement en mars, avril, septembre et novembre qu'on fait ce parcage. Les huîtres de Marennes, d'Ostende, de Cancale et de Courseulles sont les plus estimées.

A voir l'énorme quantité qu'en absorbent les amateurs d'huîtres, il paraîtrait que ce mollusque se dissout aussitôt descendu dans l'estomac. On cite des individus qui, avant de déjeuner, ont avalé quatorze douzaines d'huîtres!!!..... On dit qu'il ne s'agit, tout simplement, que de boire un verre de lait, après avoir avalé cette quantité, pour obtenir leur dissolution complète. Après le lait, c'est le vin de chablis qui est le dissolvant des huîtres. Les vins de Bordeaux, de Champagne et du Rhône ne vont pas, dit-on, avec les huîtres, et en troublent la digestion.

Nous pensons que les huîtres sont un aliment très-sain ; mais qu'il faut les manger en quantité modérée.

Il existe encore une foule de poissons comestibles, dont l'histoire demanderait un traité spécial ; nous nous bornerons ici à une simple énumération des poissons qui servent le plus ordinairement à l'alimentation de l'homme civilisé.

1re CATÉGORIE.

Poissons fournissant une nourriture légère, peu stimulante et peu réparatrice.

Le petit goujon, — le brocheton, — le jeune barbeau, — l'ablette, — le carpeau, — le grondin, — le gardon, — le dard, — le meunier, — le nase, — le merlan, — l'ombrine, etc.

2e CATÉGORIE.

Fournissant une nourriture légèrement stimulante et un peu plus réparatrice que la 1re catégorie.

L'albicolore, — l'aiglefin, — le saumon, — l'alose, — l'altavèle, — la loche de mer, — l'apron, — la barbue, — la bécasse marine, — le brochet, — la bonite, — la morue fraîche ou cabillaud, — le canus, — la sole, — le carrelet, — la carpe, — la cheiline, — la dorade, — la dorée, — la donzelle, — le dorsh, — l'exocet ou poisson volant, — le goujon marin, — l'éperlan, — le labéon, — le labre, — la limande, — le maquereau, — le merlan noir, — la morue fraîche, — le mulet, — le négoil, — l'ombre, — le paru, — la perche, — la perche marine, — le pilote, — la plie, — le poisson royal, — la raie mortifiée, — le rouget, — la sardine, — le saumon, — le scare, — les spares, — le tacaud, — l'anchois, — la tanche de mer — et le turbot.

3e CATÉGORIE.

Fournissant une nourriture stimulante, mais lourde et indigeste.

L'aigle de mer, — l'esturgeon, — l'aiguille, — l'alalunga ou thon blanc, — l'amie, — l'anguille, — la barbote, — la bonite, — la brême, — le calmar, — le congre, — le dauphin, — le doradou, — le derbio, — le diodon, — l'épaulard, — l'espadon, — la girelle, — le labre-paon, — la lamproie, — le lépidope. — le marsouin, — la merluche, — la morue salée, — le muge, — la murène, — le poisson-lune, — la raie fraîche, — la sèche, — la tanche, — le thon, — la torpille, etc.

CHAPITRE XIV.

DES PRÉPARATIONS EN GÉNÉRAL, ET DES DIVERS MODES DE CUISSON DES VIANDES ET DES CHAIRS COMESTIBLES (1).

Pour rendre les viandes plus savoureuses et plus digestibles, chez les peuples civilisés on leur fait subir diverses préparations culinaires dont le résultat donne le *bouilli*, le *rôti*, le *grillage*, l'*étuvée* et la *friture*.

§ Ier. — DU BOUILLI.

La préparation la plus simple des viandes est de les faire bouillir dans l'eau ; ce sont particulièrement

---

(1) Le nom de *viande* s'applique ordinairement aux quadrupèdes comestibles ; on dit de la viande de bœuf, de mouton, etc. Le nom de *chair* est réservé pour les oiseaux et les poissons : de la chair de poulet, de perdrix, de turbot, etc. L'usage s'oppose à ce qu'on dise de la viande de poulet, de perdrix, etc.

le bœuf, les vieilles volailles et le poisson qui sont
soumis à cette préparation. Pendant l'ébullition, les
viandes perdent leur gélatine et leur osmazôme,
qu'elles cèdent au bouillon; le liquide se sature peu
à peu de leurs sucs et, sur la fin de l'ébullition, il ne
reste plus aux viandes que le principe fibrineux, de
la graisse et un peu de gélatine. Si l'on prolonge
l'ébullition, la viande devient coriace et perd, en
grande partie, les principes nutritifs. De là ce proverbe : « Un bon bouillon annonce un mauvais
bouilli, » et réciproquement. La viande bouillie, privée de ses sucs nutritifs, ne convient pas à tous les
estomacs; il faut en manger une quantité relative
pour y trouver quelques matériaux réparateurs, et
beaucoup d'estomacs se fatiguent à ce travail. Le
bœuf bouilli a perdu plus de la moitié de son poids,
et, par conséquent, de ses sucs; néanmoins il apaise
la faim, et beaucoup de personnes le digèrent bien.
Les volailles bouillies sont un aliment sain, léger, de
digestion facile et convenant particulièrement aux
personnes sédentaires et aux convalescents.

§ II. — MORTIFICATION DES VIANDES.

Avant de parler des rôtis, il est indispensable de
dire un mot sur ce qu'on entend par mortification.

La chair de tout animal qui vient d'être tué conserve, pendant un temps plus ou moins long, une

certaine irritabilité qui contracte les fibres musculaires. Cette contraction rend la viande dure et difficilement pénétrable aux émissions calorifiques. Rôties dans cet état de contraction, les viandes sont coriaces, dépourvues d'arome et pénibles à digérer. La
mortification, qui n'est, en d'autres termes, qu'un
premier degré vers la décomposition, détruit la rigidité ou contraction musculaire et permet aux sucs
emprisonnés de sortir et de baigner les tissus. Lorsqu'on laisse trop longtemps la viande se mortifier,
elle se recouvre d'une couche visqueuse provenant
de ses sucs arrivés à la superficie, et qui ne tardent
pas à offrir le phénomène de la décomposition putride. Dans cet état, la viande doit être rejetée
comme insalubre et pouvant occasionner des désordres dans l'économie.

On reconnaît que la mortification a lieu lorsque, en
battant la viande, elle s'étend sans revenir sur elle-
même, comme lorsqu'elle était fraîche ; selon la saison et la température on peut, avant de la faire rôtir, laisser la mortification s'avancer encore pendant
plusieurs heures, et même une journée entière pendant l'hiver ; la viande n'en sera que plus tendre.

Plus la température est élevée, plus la mortification
marche vite ; elle est, au contraire, retardée par une
basse température. Une grosse pièce de viande met
aussi plus de temps à se mortifier qu'une petite
pièce.

Au point de vue des bons résultats culinaires, la mortification est donc d'une nécessité absolue. Le meilleur cuisinier qui ne tiendrait pas compte de cette nécessité, n'arriverait jamais, avec la plus belle viande, qu'à livrer des rôtis aussi durs que peu sapides.

§ III. — ROTI.

Le meilleur moyen de conserver à la viande toute sa succulence, c'est de la mettre à la broche et de la saisir tout à coup par un feu vif. Sa superficie se resserre, se rissole et empêche les sucs intérieurs de sortir. La pièce tourne lentement et présente au feu tous les points de sa surface ; l'intérieur de la viande, protégé par l'espèce de croûte formée à l'extérieur, conserve tous ses sucs. La graisse, interposée entre les fibres, absorbe le calorique, se fond et se déverse sur la pièce, au fur et à mesure qu'elle tourne, l'arrose et lui communique son calorique. La cuisson étant achevée, la surface extérieure offre une belle couleur dorée, tandis que l'intérieur doit être rosé ; le jus doit couler à flots lorsqu'on y plonge le couteau. Pour que le rôti ne se dessèche pas, il faut avoir grand soin de l'arroser avec la graisse qui en découle. Ainsi préparée, la viande a conservé son arome et ses sucs ; elle n'a laissé échapper qu'une partie de sa graisse, dont on a profité pour favoriser la cuisson. Notez bien que, si le rôti n'a pas été arrosé avec cette graisse, le feu l'aura plus ou moins desséché. Mais, si cette précaution a été prise, sa fibre attendrie conserve son arôme, offre une saveur exquise et la digestion est aussi prompte que facile.

Règle générale. — Les viandes *noires* cuites, ainsi qu'il vient d'être dit, sont à leur *point*, lorsqu'elles laissent ruisseler sous le couteau un suc rosé. Les viandes *blanches*, le veau, le poulet, etc., doivent être plus cuites au centre que les viandes noires; la chaleur doit les pénétrer plus longtemps, afin d'en séparer les sucs visqueux et de les rendre plus digestibles.

Toutes les parties du même animal ne sont point bonnes à donner un rôti, l'expérience a démontré que, chez le bœuf, les meilleurs morceaux, pour le pot-au-feu, sont la *tranche* et le *gîte-à-la-noix*; pour rôtir, le filet, l'aloyau et l'entre-côte. Un morceau de tranche ferait un fort mauvais rôti, de même qu'un filet ne produirait qu'un maigre pot-au-feu.

Voici, d'après le *Dictionnaire de Cuisine*, le temps nécessaire aux diverses pièces à rôtir, pour être à point :

	Heures.	Minutes.
Mauviettes ou alouettes........	»	20
Agneau, gros quartier........	1	30
Petit quartier ou gigot......	»	45

Bécasse grasse.	»	30
— maigre	»	20
Perdrix.	»	40
Perdreau	»	20
Faisan.	»	45
Canard (gros).	1	»
Pigeon.	»	30
Oie grasse.	1	15
Dindon (gros).	1	30
— (moyen).	1	»
Poularde-chapon.	1	»
Poulets.	»	45
Lièvre (gros).	1	30
— (moyen).	1	»
Cochon de lait.	2	15
Porc frais (2 kilog.)	2	»
— (1 kilog.)	1	15
Mouton, gigot, épaule, (3 kilog.)	1	40
— (2 kilog.)	1	10
Veau (2 kilog.)	2	»
— (1 kilog.)	1	»
Bœuf (3 kilog.)	2	30
— (2 kilog.)	1	20
Venaison (4 à 5 kilog.)	2	»

Il est sous-entendu que certaines pièces, telles que bécasses, faisan, perdrix, gigot, filet de bœuf, entre-côtes, etc., ne sont bonnes à mettre à la broche ou à griller qu'après plusieurs jours de mortification.

Les viandes venant d'être tuées ne sont, ni si tendres ni aussi digestibles que les viandes un peu mortifiées.

§ IV. — GRILLAGE.

Le grillage, c'est-à-dire la cuisson sur le gril, ne s'opère que sur des petites pièces de viandes telles que les côtelettes, les biftecks, etc. Il est nécessaire, pour bien les réussir, de les exposer sur un feu vif, de façon que leur surface, rapidement saisie, blanchisse aussitôt. On peut aussi paner les viandes à griller, les envelopper dans un papier beurré. On obtient, par ce moyen, une croûte artificielle autour de la viande, qui la conserve tendre et pénétrée de son jus; tandis que le grillage à nu forme une croûte naturelle à la surface de la viande.

§ V. — ÉTUVÉE.

L'étuvée est tout simplement la cuisson, en des vases clos, des viandes dans leur propre jus, avec addition d'une petite quantité de bouillon ou d'eau et des divers condiments propres à en enlever le goût. Il est essentiel que la cuisson se fasse à petit feu, la réaction de la vapeur, qui ne peut s'échapper du vase, s'accumule, pénètre la viande et l'attendrit, sans qu'elle soit épuisée de ses sucs. Le bœuf-à-la-mode, le veau, le faux-filet, l'oie, le canard, etc., cuits de cette manière, c'est-à-dire lentement et à feu doux, sont très-tendres et conservent leur succulence. On peut accuser les assaisonnements qui entrent dans l'étuvée d'être excitants, et pour ce motif, ne pas convenir aux estomacs affectés d'irritation chronique ou de névrose; mais nous conseillerons aux personnes affligées de ces maladies de moins condimenter cette préparation culinaire; alors elles pourront, sans crainte, goûter à ce mets. En ramollissant la fibrine, l'étuvée rend la viande plus tendre, plus facilement attaquable par le suc gastrique et, par conséquent, de digestion prompte et facile.

§ VI. — FRITURE.

Préparation qui a pour but de faire bouillir dans l'huile, le beurre ou la graisse, les substances alimentaires. Le corps gras communique rapidement sa chaleur à ces substances; leur surface se raccornit, devient croustillante et se colore plus ou moins, selon qu'on les laisse frire. Tantôt la substance alimentaire est plongée dans la friture à l'état naturel, et tantôt recouverte d'une pâte dite à friture qui, saisie subitement par le liquide bouillant, forme croûte. C'est cette croûte grasse qui est indigeste et que doivent rejeter les personnes affligées d'un mauvais estomac. Plus l'enveloppe de pâte est mince, moins elle est indigeste; aussi, les bons cuisiniers qui en ont connaissance, se contentent de saupoudrer légèrement de farine la pièce à frire. Le poisson frais et frit dans l'huile fraîche, est un aliment sain et fort agréable; mais il faut supprimer la pâte d'enveloppe. En général, toutes les fritures sont plus ou moins lourdes, plus ou moins difficiles à digérer, selon les qualités du corps gras et de l'aliment. Ces préparations culinaires exigent un bon estomac.

CHAPITRE XV.

DES OEUFS.

§ Ier.

Les œufs fournissent évidemment une nourriture animale, puisqu'ils contiennent tous les principes indispensables à la formation des tissus animaux. L'œuf se compose de deux parties bien distinctes : le *blanc* et le *jaune*, que les savants dénomment l'*albumen* et le *vitellus*.

La composition chimique de l'œuf est très-complexe ; en effet, on y trouve des substances azotées qui sont :

L'albumine,
La vitelline,
La fibrine,
Et une matière colorante jaune.

On y découvre les matières grasses suivantes :

La margarine,
L'oléine,
La cholestérine,

On y rencontre, en outre :

Du soufre,
Du phosphore,

Et les sels minéraux suivants :

Phosphates de chaux et de magnésie,
Chlorure de soude et de potasse,
Carbonate de soude.

Enfin,

Une matière sucrée.

Comme on le voit, il entre une foule de principes dans la composition d'un œuf. Cette description est uniquement pour les lecteurs curieux de s'instruire sur la nature des choses.

Le blanc d'œuf est, sur cent parties, composé de douze à treize parties d'albumine dissoute dans quatre-vingt-sept parties d'eau et contenue dans des cellules à parois très-minces ; c'est à ce tissu cellulaire qu'est due sa consistance gélatineuse.

Le jaune d'œuf se compose de matières grasses, tenues en dissolution avec les matières salines, dans l'eau, et qui forme près de la moitié du poids total.

Le poids moyen d'un œuf est d'environ soixante grammes, dont voici la répartition :

Coquille.	6	grammes.
Blanc.	36	—
Jaune	18	—

§ II. — DU ROLE DES ŒUFS DANS L'ALIMENTATION.

Des œufs, à volume égal, contiennent plus de matériaux assimilables et, par conséquent, d'aliments réparateurs qu'aucun autre aliment. Il n'y en a pas de plus restaurant, de plus facile à digérer que les œufs nouvellement pondus, mangés à la coque. Ils sont une précieuse ressource dans les maladies où l'estomac et les intestins ne peuvent supporter qu'une très-petite quantité de substances alimentaires prises dans la classe des adoucissants ; car les œufs appartiennent à l'alimentation douce et réparatrice. Ils conviennent également aux convalescents et aux vieillards ; ils sont aussi très-utiles dans les cas d'hémorrhagie, de diarrhée, de faiblesse et d'épuisement, parce qu'ils se digèrent vite et réparent promptement le sang.

Les œufs durs, les omelettes trop cuites, les œufs frits et généralement toutes les préparations culinaires dans lesquelles l'albumine s'est coagulée, autrement dit le blanc s'est durci, sont lourdes à digérer et indigestes pour beaucoup de personnes; les estomacs délicats ou convalescents doivent se borner aux œufs à la coque et aux œufs brouillés à peine cuits dans du beurre très-frais, et en petite quantité.

Les œufs dont on se sert le plus communément sont ceux de poule, de cane, de dinde et d'oie. Les œufs de faisan, de paon, de pintade et de perdrix, étant d'un prix plus élevé, ne sont en usage que dans les maisons riches, et ne valent pas les premiers.

La nourriture des poules influe beaucoup sur la qualité de leurs œufs; lorsqu'elles sont nourries d'herbes et de grains, les œufs sont plus délicats qu'avec le grain seul. Lorsqu'elles mangent beaucoup d'insectes, les œufs ont un mauvais goût.

§ III. — ESSAI DES ŒUFS.

Lorsqu'un œuf est exposé à l'air, il s'évapore de sa coquille une quantité d'eau que l'on a évaluée à trois centigrammes par jour; il diminue donc de poids; cette diminution est un indice qui peut faire

11.

connaître s'il est frais ou vieux. Voici donc la manière dont il faut pratiquer leur essai :

Dans un baquet d'eau, on ajoute dix à quinze pour cent de sel marin, afin qu'un œuf, récemment pondu, ait à peu près la même densité ; alors, il descend lentement au fond du baquet. Ensuite, on prend d'autres œufs, d'origine moins certaine, et on les plonge un à un dans le même baquet. On comprend que les œufs moins frais, les œufs de huit jours, par exemple, qui auront perdu vingt-quatre centigrammes d'eau, remplacés par un égal volume d'air, n'auront plus le même poids, et, se trouvant plus légers, surnageront sans le liquide. Il est très-probable qu'en expérimentant sur des liquides où la solution du sel serait graduée, on obtiendrait des résultats plus ou moins précis, sur la fraîcheur ou l'ancienneté des œufs.

Les œufs qu'on plonge tout à coup dans un vase plein d'eau en ébullition se fendent, parce que étant pleins, la coquille cède à l'effort du liquide intérieur que la chaleur a dilaté. Dans un petit volume d'eau bouillante l'œuf ne se fend point, par la raison que les œufs qu'on y met abaissent de suite la température de l'eau. Les œufs anciens, plongés dans un vase rempli d'eau en ébullition, ne se fendent point, ainsi que les œufs frais, parce que l'air qu'ils contiennent se comprime aisément et n'a pas assez de force d'expansion pour briser la coquille.

§ IV. — CONSERVATION DES ŒUFS.

Le meilleur procédé pour conserver les œufs, c'est d'empêcher l'évaporation de l'eau contenue dans l'œuf et de s'opposer à l'introduction de l'air. Il est de toute nécessité d'agir sur des œufs très-frais et aussi pleins que possible.

Parmi les procédés usités, en voici quelques-uns :

1° On rend la coquille imperméable en l'enduisant d'une substance grasse : par exemple, un mélange d'huile et de cire légèrement chaud. On se sert aussi d'une solution épaisse de gomme, ou encore d'un vernis à l'esprit-de-vin.

2° Un procédé beaucoup plus économique et moins long à exécuter, consiste à plonger les œufs, peu de temps après qu'ils ont été pondus, dans une eau saturée de chaux. Les baquets ou vases qui contiennent cette eau de chaux et les œufs, sont descendus à la cave ou placés dans un endroit frais.

3° On peut encore placer les œufs dans un mélange de cendres et de sable fin. La caisse qui contient ce mélange doit être mise en lieu frais.

4° On a conseillé de faire cuire à l'eau bouillante les œufs, encore moins que les œufs à la coque. Aussitôt qu'on les sort de l'eau bouillante on les enferme dans des caisses remplies de sel, et immédiatement on les place dans une cave ou un endroit frais.

De tous ces procédés celui de l'eau de chaux est le plus généralement adopté.

C'est du 15 août au 15 septembre qu'on doit faire sa provision d'œufs, pour opérer leur conservation.

Les œufs sont une des substances alimentaires qui offrent le plus de ressources et les préparations les plus variées. La cuisine française ne saurait se passer d'œufs ; ils composent, avec le lait et le sucre, les plus délicieux entremets ; et, comme condiment, ils sont nécessaires dans tous les mets préparés au maigre. (Voyez quelques-unes de leurs préparations à la cuisine hygiénique terminant cet ouvrage.)

CHAPITRE XVI.

LAIT, CRÈME, BEURRE, FROMAGES,

DE LEUR ROLE DANS L'ALIMENTATION.

SECTION PREMIÈRE.

DU LAIT.

Le lait, comme tout le monde sait, est un liquide d'une blancheur opaque, plus pesant que l'eau, d'une odeur spéciale, d'une saveur douce, légèrement sucrée, qui est sécrété par les femelles des mammifères.

§ Ier.

COMPOSITION CHIMIQUE DU LAIT (1).

Sa composition est très-complexe; en effet, on y a découvert :

(1) C'est le lait de vache qui a servi à beaucoup de chimistes à faire de nombreuses analyses, dont nous donnons les résultats.

1° De l'eau, qui fait également partie des humeurs et tissus animaux ;

2° Des matières azotées ayant les mêmes éléments que nos propres tissus, et qui, au moyen de la digestion, doivent concourir à leur entretien ;

3° Une matière sucrée nommée *lactose* ou sucre de lait, qui se brûle lentement au contact de l'oxygène, pendant l'acte de la respiration. Cette combustion du carbone dans le poumon est de toute nécessité pour produire la chaleur qui entretient la vie ;

4° Le *beurre*, matière grasse indispensable, comme tous les aliments gras, à la formation et à l'entretien des tissus graisseux, et qui concourt ainsi à la nutrition de nos organes ;

5° Une matière colorante jaunâtre ;

6° Une substance aromatique qui rend le lait agréable au goût et en facilite la digestion ;

7° Des sels calcaires et magnésiens, servant à donner la solidité à notre charpente osseuse ;

8° Des sels alcalins concourant à la sapidité de ce liquide et stimulant l'estomac ;

9° De petites quantités d'oxyde de fer ;

10° Enfin, des traces de soufre.

Des recherches anatomico-chimiques ont démontré qu'il existait, en effet, dans le sang et les tissus humains, de petites quantités de fer et de soufre.

Cette analyse démontre que le lait est un excellent aliment pour ceux qui le digèrent bien; peu d'aliments sont aussi complets, puisqu'il contient des substances animales, végétales et plusieurs sels nécessaires à une bonne nutrition. Nous prouverons plus loin que beaucoup de médecins ont tort de défendre l'usage du lait aux personnes qui le digèrent bien, sous le prétexte qu'il ne convient pas à tel ou tel tempérament, à tel âge et à telle ou telle position. Nous répétons, avec ceux qui en ont l'expérience, que le lait nourrit bien et ne saurait faire mal à ceux dont les organes digestifs s'en accommodent; qu'ils continuent à en faire usage et ne tiennent point compte d'une défense *à priori* et que réprouve l'expérience.

Le lait qu'on vient de traire est un liquide homogène; mais, selon la saison et la température du lieu où il est déposé, il se sépare en trois substances bien distinctes, au bout d'un temps plus ou moins court. D'abord, le lait se recouvre d'une couche de matière grasse plus jaune que le lait; c'est la *crème*, qui doit ses propriétés au beurre qu'elle contient. Le lait écrémé ne tarde pas à se décomposer en *caséum* (fromage) et en *serum* (petit lait). Cette séparation est due à la présence de l'acide lactique. Le *petit lait* a une saveur légèrement acide et en même temps sucrée, à cause du sucre de lait (*lactose*) qu'il contient.

La crème, violemment agitée dans une baratte,

perd peu à peu son aspect; elle se prend en grumeaux jaunâtres qui s'agglomèrent entre eux; c'est le *beurre*. Il reste un liquide qu'on appelle *lait de beurre*.

Le beurre est un corps gras composé d'*oléine*, de *stéarine* et d'*acide butyrique*, auquel il doit son odeur.

Plus le lait est riche en substances grasses et plus il est nutritif; c'est pourquoi un lait écrémé est moins alimentaire que celui qui a conservé sa crème.

On a remarqué des différences très-notables dans le lait de la même vache : celui qu'on tire le premier est plus aqueux que celui qui vient ensuite; enfin, la dernière traite contient plus du double de crème que les deux premières traites. M. Quévenne, qui a publié un excellent mémoire sur le lait, a constaté, sur cent volumes, au commencement de la traite, *cinq* volumes de crème; au milieu de la traite, *quinze*, et, à la fin, *vingt et un*. Ces différences sont d'autant plus tranchées que le lait a séjourné plus longtemps dans les mamelles des animaux.

§ II.

COMPOSITION DU LAIT DE DIFFÉRENTS ANIMAUX.

LAIT DE VACHE. — C'est le lait dont on fait la plus grande consommation; sa pesanteur spécifique, avant son écrémage, est de 1,030; celle de l'eau étant représentée par 1,000. Néanmoins, selon sa richesse ou sa pauvreté, elle varie de 1,030 à 1,037. Il contient quatre-vingt-six pour cent d'eau, quatre de fromage et cinq de beurre ou matières grasses. Mais, nous le répétons, la composition et la qualité du lait varient, d'une manière notable, selon l'âge et le régime alimentaire des vaches laitières.

LAIT DE FEMME. — Sa pesanteur est de 1,020 à 1,025. Il est moins dense et plus doux que celui de vache; il fournit une crème plus abondante mais moins consistante; il contient peu de matière caséeuse et son beurre se prend difficilement; il est, enfin, plus riche en *lactose*.

LAIT D'ANESSE. — De tous les laits, c'est celui qui se rapproche le plus du lait de femme. Il fournit un beurre très-mou, blanc, insapide; sa partie caséeuse est en petite quantité et il contient quatre pour cent de sucre.

LAIT DE JUMENT. — Il a plus de consistance que le lait d'ânesse, mais moins que celui de vache; sa crème est jaunâtre et peu susceptible de faire du beurre; très-pauvre en matière caséeuse, il est très-riche en sucre ou lactose.

LAIT DE BREBIS. — C'est le plus pesant de tous : 1,035 à 1,041. Sa crème est abondante, jaunâtre, onctueuse et d'une saveur agréable; elle donne beaucoup de beurre pâle et peu consistant. Son ca-

séum est gras, visqueux. Cet état particulier du caséum et du beurre donne lieu à la fabrication de
plusieurs fromages, dont le plus renommé est le fromage de Roquefort.

Lait de chèvre. — Sa pesanteur est à peu près la
même que celle du lait de vache; sa crème est d'un
blanc mat, épaisse, douce et de saveur agréable; le
beurre qu'elle fournit est blanc, ferme et peut se conserver longtemps, parce qu'il ne contient que peu
de caséum. Si, au lieu de battre la crème pour en faire
du beurre, on la laisse s'épaissir à l'air, elle donne
un fromage très-gras. Lorsqu'on coagule ce lait, il
s'offre alors sous forme gélatineuse, de consistance
plus ferme que celle des autres laits. Aussi la visco-
sité de ce caséum et les propriétés spéciales du
beurre qu'on en obtient, sont des signes caractéristiques du lait de chèvre.

Lait des animaux carnassiers. — Le lait des animaux carnassiers a des propriétés toutes différentes
de celui des herbivores. Abandonné à lui-même, au
lieu de devenir acide, il passe à la fermentation putride et exhale une odeur ammoniacale.

Il est facile d'observer, d'après ce qui précède,
que le lait des animaux ruminants est beaucoup
plus riche en beurre et en fromage que les laits de
femme, d'ânesse et de jument; mais ces derniers offrent des quantités plus considérables de sérum et de

sucré ; d'où l'on peut conclure que les premiers sont plus nutritifs que les derniers.

Le lait est d'autant meilleur que l'animal qui le fournit est bien portant et bien nourri, qu'il est mené paître dans les prairies et qu'il n'est point fatigué par le travail. Les animaux nourris dans l'étable et qui n'en sortent point, donnent un lait moins salubre, malgré les soins dont ils sont l'objet, comme dans les vacheries de Paris. Si leur nourriture est mauvaise, les soins nuls , le lait, alors, est de mauvaise qualité et peut être nuisible.

Qualités du lait. — Un lait de bonne qualité doit être d'un blanc opaque ; la crème doit monter incessamment à sa surface ; son odeur de lait doit être très-sensible ; de plus, il doit bouillir sans changer d'aspect. Pendant l'ébullition, il se forme à la surface une pellicule qui se renouvelle lorsqu'on l'enlève. Le lait qui tourne quand on le fait bouillir est un lait de mauvaise qualité.

Essai du lait. — Le premier moyen d'essayer le lait et aussi le plus simple, c'est de le faire bouillir, ainsi que nous venons de le dire. On a inventé plusieurs instruments d'essai qui atteignent plus ou moins le but proposé.

D'abord, le *lactomètre* ou *crémomètre*, pour apprécier la quantité de crème dans un lait donné.

Ensuite, le *galactoscope*, qui permet d'apprécier

plus promptement et plus sûrement la qualité buty-reuse du lait.

Dans quelques localités, on se sert tout simplement de l'*aréomètre* de Beaumé, pour vérifier la qualité du lait. Ce moyen suffit lorsque la fraude consiste dans une addition d'eau sans écrémage préalable.

§ III.

FALSIFICATION DU LAIT. — Les marchands de lait enlèvent une partie de la crème et ajoutent de l'eau ; mais le lait écrémé n'a plus sa couleur primitive ; il devient bleuâtre. Alors, ils ajoutent soit un atome de safran, soit un jaune d'œuf délayé dans la quantité d'eau qu'ils y ont ajoutée. Ils y versent quelquefois une solution légère d'amidon, pour rétablir l'opacité et la consistance. Quelques-uns se servent de la cassonade comme d'un excellent moyen de conserver le lait écrémé.

On voit que ces falsifications ne sont nullement dangereuses pour la santé ; elles n'atteignent que la qualité du lait qui, ainsi préparé, est d'une qualité inférieure. M. Quevenne dit dans son Mémoire :

« Les expériences nombreuses auxquelles je me suis livré ; la grande quantité de lait du commerce, prise au hasard, que j'ai analysée, m'ont conduit à conclure que la croyance admise par les gens du monde, qu'on ajoute une foule de substances dans le lait, qu'on le fabrique, pour ainsi dire, est fort exagérée. Sans doute, celui qu'on livre à la consommation est rarement pur ; mais, en fait de falsification, tout s'est réduit à le laisser reposer pour enlever une partie de la crème et à ajouter de l'eau ; du moins, je n'en ai jamais rencontré qui fût autrement falsifié dans le commerce. »

Altération naturelle du lait. — Au fur et à mesure que la crème monte à la surface du lait, contenu dans un vase, il se forme un peu d'acide lactique au milieu du liquide sous-jacent. L'acidité augmente d'autant plus vite que la température est plus élevée et, arrivée à un certain degré, cette acidité détermine la coagulation de la caséine : on dit alors vulgairement que le lait a tourné. Le caillé renferme toutes les matières en suspension et laisse sortir peu à peu le petit lait.

En été, selon la température du jour, le lait peut tourner quelques heures après la traite ; ordinairement, ce n'est qu'au bout de dix à douze heures. En hiver, la crème continue de monter pendant trente-six heures et le lait reste limpide.

Au moyen de la *présure* ou des acides, on peut opérer la coagulation du lait tiède en quelques minutes.

§ IV.

Conservation du lait. — La première précaution

à prendre est de verser le lait dans un vase soit en faïence ou en porcelaine, soit en argent ou en fer-blanc bien étamé. Les vases en zinc ou en cuivre doivent être proscrits.

Nous avons dit que la décomposition du lait avait lieu sous l'influence de l'acide lactique, qui se formait incessamment à mesure que la crème montait à la surface; il s'agit donc de prévenir l'action de l'oxygène et de détruire l'action du ferment; on y parvient en faisant bouillir le lait. Mais ce moyen de conservation n'a que quelques jours de durée.

On retarde aussi la fermentation en plongeant les vases qui contiennent le lait, fraîchement tiré, dans de l'eau très-froide et mieux dans la glace.

Un autre moyen de conservation, pendant quelques jours, employé par les marchands de lait, c'est d'ajouter par chaque litre de lait, deux décigrammes de bicarbonate de soude. Ce sel agit en saturant l'acide lactique et retarde la fermentation. Lorsque le bicarbonate de soude ne dépasse pas cette faible dose, il n'y a aucun danger pour la santé; mais, si l'on ajoutait une quantité plus forte, le lactate de soude qui se formerait ne serait pas sans inconvé-nient.

Plusieurs industriels ont essayé de dessécher le lait comme moyen de conservation. M. de Lignac est enfin parvenu à obtenir les résultats les plus satisfaisants. Le lait est mis dans des chaudières à fond plan, avec addition de soixante grammes de sucre par litre de lait; on chauffe au bain-marie et l'on remue sans cesse. Lorsque le lait est réduit au cinquième de son volume, primitif, on en remplit des boîtes en fer-blanc que l'on soumet au bain-marie, à une température de cent degrés, pour chasser l'air qui s'y est introduit; puis l'on soude la petite ouverture par laquelle la vapeur s'est échappée.

Le lait se trouve, dans ces boîtes, à l'état de pâte d'un blanc jaunâtre, et peut se conserver indéfiniment, de même que les conserves alimentaires d'Appert. Lorsqu'on veut s'en servir, on délaye la quantité nécessaire à ses besoins dans cinq fois son volume d'eau tiède; alors, ce liquide reprend aussitôt sa couleur naturelle de lait. On peut le faire bouillir et ajouter du thé, du café ou autres substances, sans qu'il se manifeste aucune altération au sein du liquide. Les boîtes entamées ont l'avantage de pouvoir se conserver huit à dix jours.

Des jonchées. — On appelle *jonchées* des petits pots de crème qu'on transporte dans des paniers de joncs. Cette crème se fait avec du lait de brebis; voici comment on opère :

On commence par passer le lait à travers un tamis; la moitié du lait est mise de côté, l'autre moitié se fait bouillir, en y ajoutant une feuille de laurier pour cinq litres. Après l'ébullition, on mélange le lait chaud avec l'autre moitié gardée froide. Quand, au bout de quelque temps, le lait est devenu tiède, on y verse une bonne cuillerée de présure pour cinq litres, en ayant soin d'agiter le lait avec une cuillère, pour bien opérer le mélange. Cela fait, on verse aussitôt le lait dans des petits pots qu'on laisse reposer dans un endroit frais. Quelques heures suffisent pour donner à ce lait la consistance désirée. L'addition du sucre et un peu d'eau de fleur d'oranger rendrait cette crème bien meilleure et plus digestible.

§ V.

DU LAIT, COMME ALIMENT, ET DE SES EFFETS SUR L'ÉCONOMIE HUMAINE.

Commençons par dire qu'il est nécessaire que le lait soit de bonne qualité ; car, s'il est mauvais, s'il provient de bêtes malades ou mal nourries ou fatiguées, il est alors plutôt nuisible que favorable à la santé. D'un autre côté, il faut que l'estomac s'en accommode et le digère bien ; car si la digestion en était laborieuse, elle pourrait occasionner des pesanteurs d'estomac ; alors il est prudent de s'en abstenir. Ces deux conditions posées, il nous sera facile de prouver que le lait ne peut avoir que des propriétés bienfaisantes.

Tous les tempéraments, en général, hormis le

tempérament lymphatique peuvent faire usage du bon lait ; on exclut ce dernier tempérament du régime lacté, parce que ce régime le conduirait à l'empâtement des tissus auquel il est naturellement prédisposé. Les effets du régime lacté sur la constitution sont analogues à ceux des aliments mucilagineux : l'énergie vitale est modérée, le système nerveux devient moins irritable et les fibres perdent de leur rigidité. Le lait adoucit les humeurs telles que la salive, la bile, les sucs gastriques et pancréatique ; en contact immédiat avec la membrane muqueuse de l'estomac, il apaise les irritations du tube digestif ou du moins les modifie ; il modère la circulation et agit comme calmant sur les centres vicieux de calorification. Sous son influence le tissu graisseux, presque atrophié chez les personnes maigres, se remplit de sucs et un certain embonpoint se manifeste. Johnson nous apprend que les femmes indoues s'engraissent au moyen d'une espèce de frangipane faite avec du lait de la femelle du buffle, dont elles mangent d'énormes quantités.

Le régime lacté porte aussi ses effets sur le moral ; il enchaîne les passions, modère les désirs, apaise les fougues du caractère, et porte sur tout le système nerveux son heureuse influence.

Il est des estomacs qui ne digèrent pas bien le lait, de même qu'on en rencontre qui ne peuvent digérer le lard, le jambon ; qui sont incommodés de la carotte, de l'oignon, etc., etc. L'estomac est doué d'un instinct qui lui est propre, il refuse ce qui ne lui convient pas ; et si l'on consultait un grand nombre de personnes, on apprendrait qu'il n'en est pas une qui n'ait un aliment antipathique. Ainsi, cette proscription du lait que font certains médecins, sous le prétexte que c'est un débilitant, un relâchant, n'est rien moins que raisonnable ; je parle des personnes qui le digèrent bien et à qui on le défend. Le bon lait est une substance qui appartient à l'alimentation douce et réparatrice et qui convient à la plupart des individus, hormis les exceptions citées plus haut. Je ne prétends pas non plus qu'on fasse du lait sa nourriture exclusive ; les excès sont toujours pernicieux ; mais je pense que les mets préparés au lait, les fécules surtout, les entremets sucrés au lait, les gâteaux de riz, les crèmes, etc., entremêlés à l'alimentation animale, ne peuvent avoir que d'excellents résultats. On accuse encore le café au lait de développer une incommodité, assez répandue parmi les femmes de Paris appartenant à toutes les classes de la société ; cette accusation est-elle méritée ? Ne serait-il pas plus rationnel d'admettre que cette incommodité dépend, dans la classe riche, de la vie nonchalante, du peu d'exercice, de la station assise une partie de la journée ; de l'air méphitique des soirées, des bals, théâtres, etc., de se coucher trop tard et de ne se lever qu'au milieu du jour ; enfin, d'une foule d'autres circonstances qu'il serait fastidieux d'énumérer? Dans la classe pauvre cette incommodité dépend, sans nul doute, d'une mauvaise alimentation, et notez bien que le café au lait n'y entre que pour une partie minime, puisqu'on n'en prend qu'une tasse le matin. N'est-il pas plus rationnel d'en trouver la cause dans des locaux insalubres où l'air est confiné; dans la profession qui exige pendant toute une journée la position assise ; dans le manque de soins hygiéniques de la personne, etc., etc. Toutes ces causes sont plus que suffisantes pour déterminer le relâchement de certains organes ; pourquoi en accuser le lait comme la cause principale ?

En résumé, les effets, bien constatés, que produit le lait sur l'économie humaine sont :

1º De calmer peu à peu l'irritabilité nerveuse provenant soit de maladie, soit d'abus des plaisirs de la vie ;

2º De fournir aux estomacs fatigués, affaiblis, une alimentation douce, légère et réparatrice à la fois ;

3º De ne produire que fort peu de résidu excrémentitiel, circonstance très-favorable quand le gros intestin est irrité ;

4º De former un sang moins excitant que celui qui provient d'aliments fibrineux, de viandes noires surtout; d'augmenter les sucs blancs; d'engraisser les sujets maigres et de blanchir les peaux brunes (1), si l'on se met à l'abri des rayons solaires.

Enfin, pour que les personnes qui liront cet ouvrage puissent s'éclairer et se former un jugement sur les cas où le lait convient, est utile, et sur les cas où il est contraire, nous formulerons les préceptes suivants :

Les tempéraments lymphatiques, les organisations gorgées de sucs blancs doivent s'abstenir de lait; ou, s'il entre depuis longtemps dans leur régime, n'en faire qu'une consommation très restreinte.

Les tempéraments sanguins ne doivent s'en priver que lorsqu'ils sont menacés d'obésité.

Les constitutions délabrées, les convalescents de longue maladie, les femmes chétives, étiolées, et généralement toutes les personnes affaiblies par de longues souffrances, éviteront l'usage journalier du lait ou ne s'en permettront que de très-minimes quantités, de temps en temps. Une nourriture riche en principes nutritifs leur est indiquée, afin de réparer leurs forces, de tonifier les organes et de les relever de l'état débile dans lequel ils sont tombés.

C'est à tort que beaucoup d'auteurs de livres de médecine et d'hygiène, qui, probablement, se sont copiés les uns sur les autres, c'est à tort, disons-nous, qu'ils défendent l'usage du lait aux tempéra-

(1) Voyez, à ce sujet, l'*Hygiène médicale du visage et de la peau*, ouvrage des plus utiles aux femmes.

ments bilieux. Et pourquoi cette défense, puisqu'ils l'ordonnent au tempérament nerveux? Le bilieux vit généralement sous l'influence nerveuse; les adoucissants, les calmants, lui sont très-favorables; or, le lait, qui adoucit et calme, ne peut que lui être utile, si, toutefois, il le digère bien. Il est évident que celui qui ne digère le lait qu'avec difficulté, chez qui l'instinct de l'estomac refuse ce travail ou ne le fait que très-lentement et en se fatigant, il est évident que cette personne-là doit rejeter le lait de son alimentation; c'est une recommandation qui n'a même pas besoin d'être faite; car, tout individu est porté à éviter ce qui lui fait mal.

Le lait ne convient pas lorsque la bouche est pâteuse au réveil, lorsque l'haleine est aigre et que l'estomac a des renvois acides. Les personnes affectées de gastro-entérite aiguë, de diarrhée, de relâchement de l'intestin, devront s'abstenir du lait pur, ou, si elles ne peuvent s'en passer, lui associer du sucre, un jaune d'œuf, un peu d'eau de fleurs d'oranger, pour le rendre moins malfaisant. Un mélange, par moitié, de café de glands doux et de lait, réussit à beaucoup de personnes qui n'auraient pu digérer le lait seul. Nous insistons sur le lait dans certaines affections intestinales; car, nous avons été bien souvent témoin de ses bons effets. Plusieurs sujets, inutilement traités par les divers moyens médicaux, se sont débarrassés de leur ma-

12.

ladie par quelques mois de diète lactée. Mais, nous ne saurions trop le répéter, il est de toute nécessité que le lait soit bien digéré.

Aborderons-nous la question du lait dans les gastralgies?... Parmi les médecins, les uns le défendent, les autres, au contraire, l'ordonnent. Qui croire?..... Le fait est qu'on voit des gastralgiques à qui le lait ne convient pas; des éructations, des gaz, borborygmes, gonflement épigastique et autres signes leur crient de s'en abstenir. — Mais, en revanche, on rencontre d'autres gastralgiques qui se trouvent fort bien de son usage. Chez eux, il remplit le bon office d'entretenir la liberté du ventre, et c'est une qualité inappréciable dans cette triste maladie !

Continuez l'usage modéré du lait, dirons-nous aux gastralgiques, si vous vous en trouvez bien, et supprimez-le aussitôt que vous apercevrez qu'il vous est nuisible.

Lorsqu'une personne rend le lait qu'elle a bu, il est naturellement caillé; ce qui a donné lieu à un préjugé très-répandu, c'est-à-dire de croire que le lait a tourné dans son estomac. C'est une erreur. Le lait qu'on boit se coagule, se caille aussitôt qu'il est en présence du suc gastrique; il est nécessaire qu'il soit caillé pour être digéré. Les ruminants ont un estomac tout exprès pour ce but, qu'on nomme caillette. C'est avec cette caillette que les marchands de fromages caillent leur lait.

L'estomac de certaines personnes se trouve quelquefois comme paralysé dans son action sur le lait, parce que cet organe n'est pas suffisamment stimulé par ce liquide onctueux. Alors, il devient nécessaire de couper le lait, soit avec de l'eau de fleurs d'oranger ou de l'eau de Seltz, en été, pour les tempéraments bilieux ; soit avec de l'eau de Vichy ou tout autre eau alcaline, quand l'individu est lymphatique. Enfin, pour corriger la fadeur du lait, on peut lui adjoindre du sel marin, des jaunes d'œufs, du sucre, du miel, du rhum ou autre liqueur spiritueuse, du thé, du café, etc. De cette manière, il fatigue moins l'estomac et se digère plus facilement.

CRÈME. — C'est la partie onctueuse du lait avec laquelle on fait le beurre. La crème sert à faire un grand nombre de préparations de cuisine et d'office aussi délicates que distinguées. La crème mangée seule est indigeste pour beaucoup d'estomacs ; si l'on y ajoute des jaunes d'œufs battus et du sucre, elle devient plus digestible. *On dit* que la crème ne convient pas à tous les tempéraments, le bilieux surtout doit s'en sevrer. Par ces mots : *on dit,* nous voulons parler des auteurs qui ont écrit sur les aliments. Mais si le bilieux digère bien la crème, s'il digère bien le lait, pourquoi lui interdire un aliment doux, rafraîchissant et un peu relâchant? Le lait, qui est plus favorable au bilieux qui le digère qu'à tout autre tempérament, pourquoi le proscrire de son alimentation? En voici la raison : les premiers auteurs connaissaient probablement quelques bilieux chez lesquels le lait ne passait pas bien et qui le sentaient longtemps sur l'estomac; ils écrivirent donc que le lait ne convenait pas à ce tempérament, sans prendre garde si d'autres sujets du même tempérament le digéraient bien. Les écrivains postérieurs ont copié ce qu'avaient dit leurs devanciers, sans réfléchir que ce qu'ils avançaient était un paradoxe. D'autres écrivains, qui viendront plus tard, répéteront, sans doute, le même paradoxe. Et, parce que la plume de ces Messieurs aura biffé le lait du régime alimentaire des bilieux, il faudra que ces derniers en soient à jamais privés!... C'est fort singulier, en vérité. Nous qui connaissons une foule de personnes·de tempérament bilieux qui se trouvent parfaitement de l'usage du lait, nous dirons à nos lecteurs bilieux : Buvez du lait, mangez de la crème, si votre estomac les digère bien; ce sont des aliments fort sains et qui ne peuvent que vous être favorables. Et, s'il vous fallait une démonstration physiologique pour détruire toute espèce de doute, la voici : La crème, le lait et toutes les matières grasses, pour être digérées et converties en chyle, doivent être d'abord émulsionnées dans le second estomac (*duodenum*). L'émulsionnement des matières grasses ne peut se produire qu'au contact de la bile et du suc pancréatique. Le sujet à qui ces deux humeurs feraient défaut se trouverait dans l'impossibilité absolue de digérer toute substance grasse. Il est prouvé par l'expérience que les sujets bilieux mangent beaucoup et digèrent vite, à cause de la plus grande abondance de bile et de suc pancréatique. Or, d'après cet exposé, je demande au lecteur si le sujet bilieux ne doit pas digérer aussi bien le lait et la crème, pour ne pas dire mieux, que les sujets des autres tempéraments moins riches en bile et en suc pancréatique?

SECTION II

§ Ier

DU BEURRE.

Le beurre est une substance grasse, onctueuse, d'une odeur qui lui est propre et d'une couleur variant du blanc au jaune. Le beurre s'extrait de la crème ou du lait non écrémé par un battage énergique et prolongé. En France, et surtout en Angleterre et en Belgique, ce battage s'opère au moyen de machines mues par la vapeur ou des chevaux.

La composition chimique du beurre est celle-ci, sur 100 parties :

Margarine.	68
Butyroléine	30
Butyrine, caprine, capréine. . .	2
	100

Le beurre participe, pour sa qualité, de la crème ou du lait dont il a été extrait. Il conserve une partie de l'arôme des plantes dont les bêtes laitières ont été nourries. Au contraire, le beurre est plat et fade si la nourriture donnée à ces bêtes a été mauvaise. Il est facile de comprendre que les vaches nourries avec les détritus de betteraves et de feuilles de divers lé-gumes, quelquefois avariés, ne peuvent donner qu'un lait de pauvre qualité et, partant, un beurre de qualité inférieure. Le beurre d'hiver est moins bon que celui qu'on fait en été ou à la fin du printemps.

Le beurre premier choix d'Isigny, fait avec la crème pure, est supérieur au beurre de Présalé, quoique fin, délicat et très-renommé. Ce dernier beurre est extrait du lait non écrémé, il doit nécessairement être moins onctueux que celui extrait de la crème ; il est aussi de moins longue conservation, parce qu'il retient toujours quelques parties de lait.

Les beurres blancs sont moins bons que les beurres jaunes ; mais cette coloration est quelquefois artificielle ; les fabricants de beurre, pour flatter l'œil, introduisent une matière colorante dans la baratte et donnent ainsi une belle couleur à un beurre qui en serait dépourvu.

Exposé à l'air, le beurre s'altère promptement ; sa superficie prend une teinte plus foncée et acquiert une odeur de rance, due à l'action de l'oxygène de l'air.

§ II.

CONSERVATION DU BEURRE.

Il existe plusieurs moyens, dont le plus simple et à la portée de tout le monde est celui-ci :

On commence par pétrir le beurre dans de l'eau fraîche, afin de lui enlever le lait de beurre qu'il contient ; quand il a été bien foulé, on le met dans un pot vernissé qu'on renverse dans une jatte ou un vase contenant la quantité d'eau fraîche nécessaire pour intercepter l'introduction de l'air. Chaque jour, on renouvelle l'eau du vase. De cette manière, le beurre se conserve frais pendant dix à douze jours, et d'autant mieux que, pour l'usage, c'est toujours la partie supérieure qu'on enlève.

Le procédé Appert, pour toutes les substances alimentaires, s'applique aussi au beurre. Voici comment on opère :

On prend six livres de bon beurre frais ; après l'avoir battu et lavé, puis bien essuyé, on l'introduit, par petits morceaux, dans des bouteilles, en le tassant, jusqu'à quatre pouces de la bague. La bouteille est ensuite hermétiquement bouchée et soumise au bain-marie jusqu'à l'ébullition ; on la retire aussitôt

que le bain-marie est refroidi, et on la place dans
un endroit frais. Au bout de six mois, ce beurre est
aussi frais que le premier jour. Ce procédé ne peut
être exécuté par tout le monde ; il n'est usité que
pour emporter le beurre dans les voyages de long-
cours.

Un moyen dont se servent les cuisiniers, conserve
très-bien le beurre, mais lui enlève son goût et son
arôme. Il consiste à faire bouillir très-légèrement le
beurre ; le petit-lait se vaporise en partie ; l'autre
partie tombe au fond du vase en grumeaux. Il suffit
alors de décanter pour avoir le beurre pur. On le
coule dans un vase qu'on place en lieu frais.

Le procédé suivant, qui diffère peu du précédent,
vaut mieux encore.

On fait chauffer le beurre au bain-marie jusqu'à
ce que l'air interposé dans sa masse, en se dégageant,
amène à sa surface une partie de la matière caséeuse
ou albumineuse coagulée, et forme écume qu'on enlève avec l'écumoire ; l'eau et le reste de la matière
caséeuse se déposent au fond du vase. C'est ainsi que
l'eau et les ferments se trouvent éliminés du beurre.
Après que le beurre liquide a été parfaitement écu-
mé, on le verse dans des vases en grès, on le laisse
se figer, puis on le recouvre d'une couche de sel et
d'un couvercle fermant hermétiquement. A la place
du couvercle, ou peut adapter un parchemin bien
tendu et lié solidement. Le beurre ainsi épuré de ses

ferments et à l'abri du contact de l'air, peut facilement se conserver pendant une année.

§ III.

FALSIFICATION DU BEURRE.

Quelques marchands, peu scrupuleux des dols qu'ils commettent, et sans s'inquiéter s'ils nuiront à là santé des consommateurs, composent des mottes avec de vieux beurres, des résidus de beurre passé dont ils n'ont pu se défaire ; sur cette motte, ils appliquent une couche de beurre frais de quatre à cinq centimètres d'épaisseur. La motte ainsi entourée est portée au marché comme beurre frais. Tant pis pour celui qui se laisse attraper, disent-ils ; mais, le plus souvent, ce sont eux, marchands déloyaux, qui en sont pour leurs frais. Aujourd'hui on n'achète plus le beurre sans le sonder. On enfonce la sonde jusqu'au cœur de la motte, et, après l'avoir retirée, on goûte le beurre dans toute la longueur de l'instrument. Chaque acheteur, à Paris, étant muni d'une sonde, il devient difficile de le tromper. Le mauvais beurre est refusé. Il serait à désirer que le fraudeur fût frappé d'une punition plus sévère que celle d'un refus.

On falsifie quelquefois le beurre avec de la pomme de terre cuite écrasée et passée à travers un tamis.

13

Plus rarement avec des graisses de porc ou toute
autre graisse comestible.

§ IV.

ROLE DU BEURRE DANS L'ALIMENTATION.

Le beurre est indispensable à la cuisine française ;
il est le condiment obligé de presque tous les mets.
Le bon beurre frais est un aliment de facile digestion, lorsqu'on en fait un usage modéré ; il est émollient, nourrit, engraisse, et, de même que tous les
corps gras, relâche les voies digestives ; comme eux,
il fournit au sang le carbone nécessaire à la combustion pulmonaire pendant l'acte de la respiration.
Quelques estomacs le digèrent difficilement ; le sel
alors devient nécessaire pour en opérer la digestion.
Nous voulons parler du beurre qu'on mange sur le
pain ; car, employé comme assaisonnement, il est,
de tous les corps gras, celui qui se digère le mieux,
surtout lorsqu'il n'a pas été roussi.

§ V.

DES FROMAGES.

Le lait coagulé par l'ébullition ou par la présure,
puis débarrassé du petit-lait, produit la substance
qu'on nomme fromage. La coagulation se fait tantôt

sur le lait entier et tantôt sur le lait en partie écrémé. Après vingt-quatre heures, on recueille le caillé que l'on fait égoutter sur des claies ou des moules en bois. Lorsque le caillé ne laisse plus couler de petit-lait, on le sale et on l'abandonne à lui-même, d'abord au contact de l'air, puis on le descend dans des caves, où, placé sur une couche de paille, la fermentation ne tarde pas à s'en emparer.

On peut diviser les fromages en deux grandes catégories : les fromages *frais, récents* qui n'ont pas subi de fermentation, et les fromages *salés*, alcalescents, qui ont subi une fermentation plus ou moins avancée.

Dans la première catégorie, sont rangés les fromages à la crème, tels que ceux de Neufchâtel, de Wiry, etc., et les fromages blancs, dits *à la pie*, dont Paris fait une énorme consommation. Les femmes et les enfants aiment beaucoup ces espèces de fromages ; on les délaye avec du lait ; on y ajoute du sucre en poudre ; ils deviennent ainsi meilleurs et fort agréables pour les estomacs qui digèrent bien le lait. Ces fromages doivent être mangés le jour même, car le lendemain ils sont aigres.

Les fromages de la deuxième catégorie sont salés après leur fabrication et coulés dans des moules. On a remarqué que les fromages nouvellement salés sont plus faciles à digérer que les fromages sans sel. Ceux qui ont déjà subi une fermentation, se rappro-

chent des substances animalisées et conviennent à presque tous les estomacs.

Les fromages qu'on nomme faits contiennent de l'acétate et du carbonate d'ammoniaque ; ces deux sels s'y trouvent en quantité plus ou moins grande, selon que le fromage est plus ou moins avancé. Les fromages forts recèlent, en outre, une huile très-âcre à laquelle est due leur saveur piquante.

On fabrique aussi des fromages à l'aide de la chaleur : on les nomme *fromages cuits*. On les prépare en versant du lait dans une chaudière placée sur un feu modéré ; on y jette de la présure liquide pour le faire cailler, puis on pétrit la masse pour la débarrasser du petit-lait, et, après la cuite, on la soumet à la presse.

On fabrique des fromages dans tous les pays. La France peut être mise en tête pour l'énorme fabrication qu'elle fait de toute espèce de fromages. Nous citerons les fromages de :

Brie.	Bergues.
Neufchâtel.	Langres.
Happesneau.	Marolles.
Mont-d'Or.	Livarot.
Roquefort.	Blois.
Septmoncel.	Mignot.
Gerardmer.	Compiégne.
Géromé.	Pont-l'Évêque.

Sassenage.	Troyes.
Saint-Nectaire.	Saint-Gervais.
Giat.	Gruyère.
Cantal.	Etc., etc.

Les fromages étrangers sont :

en ANGLETERRE :

Le chester.

Le glocester.

Le stilton.

Le derby.

Le cottenham.

Le southampton, etc., etc.

En ITALIE :

Le parmesan.

Le stracchino.

Le caccio-cavallo.

Le couestrato, etc., etc.

En SARDAIGNE :

Le cassavi.

Le diglésias, etc., etc.

En HOLLANDE :

Le fromage de lait doux.

Le texel.

Le cantert.

L'édam.

Le kunterkaas.

Le fromage dit tête-de-moine.

En FLANDRE :

Le fameux fromage de Limbourg recherché dans toute l'Europe.

Les fromages à la *crème du jour*, bien sucrés, se digèrent assez facilement, à moins que le lait soit antipathique à l'estomac ; ce qui est une exception. Mais ces mêmes fromages, très-bons aujourd'hui, seront aigres demain, et l'acidité ne convient pas à tous les estomacs.

Les fromages blancs, *à la pie*, sont déjà moins faciles à digérer ; on peut les sucrer, ou encore les saler, afin de les rendre digestibles.

Les fromages *bavarois* sont des espèces de crèmes dans lesquelles on incorpore du sucre, des substances aromatiques et de la gelée de fruits ; ils se digèrent assez bien, pourvu qu'on n'en mange pas trop..

Les fromages de la seconde catégorie sont excitants ; ils stimulent l'estomac et excitent l'appétit. De là le dicton populaire : Que le fromage mangé après le repas favorise la digestion. Parmi les fromages de cette catégorie, il en est qui sont arrivés à un degré de corruption qui peut irriter violemment l'estomac. On rencontre cependant des gens qui font grand cas de ces fromages puants et réduits en putrilage ; il les prônent comme étant les meilleurs et en sont très-gourmets. Nous pensons que lorsqu'un fromage est pourri, qu'il répand une odeur infecte, repoussante, il faut nécessairement être affligé d'une dépravation du goût pour s'en régaler.

Les personnes délicates, faibles d'estomac et les convalescents doivent éviter de manger des fromages forts, parce que si un estomac robuste peut en manger impunément, un estomac irritable en serait victime.

CHAPITRE XVII.

DES HUILES ET DES GRAISSES.

SECTION PREMIÈRE

HUILES.

Les huiles se divisent en huiles *grasses* ou *fixes* et en huiles *essentielles* ou *volatiles*. C'est parmi les premières que se trouvent les huiles alimentaires. Les secondes sont du ressort des arts, et si l'office emploie quelquefois les essences de vanille, d'oranges vertes, de citron et quelques autres, c'est pour aromatiser les entremets sucrés; nous ne nous occuperons que des premières.

§ Ier.

HUILE D'OLIVES.

En tête des huiles comestibles se place l'huile

d'olives ; mais, pour occuper cette place, il faut qu'elle ait été bien préparée, extraite à froid et sans fermentation. On trouve en différents pays, surtout en Espagne, des huiles d'olives si mal épurées et d'une saveur si désagréable, qu'elles sont, tout au plus, bonnes à brûler.

L'huile d'olives faite avec des olives parvenues à leur entière maturité est d'une belle couleur d'or. Sa saveur est douce, agréable et son odeur à peine sensible. La meilleure de toutes est l'huile vierge d'Aix. La première expression se fait à froid, ce qui lui a fait donner l'épithète de *vierge*. La seconde expression, qui s'opère sur des tôles chaudes, fournit une huile plus épaisse, moins agréable et plus susceptible de se rancir.

COMPOSITION CHIMIQUE. — Les huiles, en général, sont composées de trois principes : l'*oleïne*, substance fluide à la température ordinaire ; la *margarine* et la *stéarine*, matières solides à la même température. Une matière colorante, un arôme et des traces de substances azotées.

On falsifie, le plus communément, l'huile d'olives avec l'huile d'œillette ou de pavot, parce que cette dernière n'a presque pas de saveur, qu'elle se trouve facilement et à bon marché. Les connaisseurs s'aperçoivent de la fraude par la dégustation. Les personnes qui n'ont point cette habitude peuvent se servir de l'*oléomètre* Lefebvre, qui démontre nettement la falsification lorsqu'elle existe.

§ II.

HUILE DE FAINES.

Après l'huile d'olives vient immédiatement l'huile de *faînes*, qui, lorsqu'elle est bien préparée, a quelque analogie avec la première; beaucoup de personnes la préfèrent même à celle d'olives, sur laquelle elle a l'avantage de ne pas rancir. Elle peut remplacer toutes les huiles, soit comme comestible, soit comme éclairage. La faîne est la graine d'une espèce de hêtre nommé par les botanistes *fagus sylvatica*.

§ III.

HUILE DE NOIX.

L'huile de noix, plus grasse que les deux précédentes, a une saveur fort agréable lorsqu'elle est fraîchement préparée ; mais elle rancit promptement. Dans cet état, elle sert pour l'éclairage. Sa propriété siccative est utilisée dans la peinture.

§ IV.

HUILE D'ŒILLETTE.

Elle s'extrait des graines de pavots ; elle est inodore et possède une légère saveur d'amande ; cette

qualité multiplie son usage pour les assaisonnements. Nous venons de voir que c'est avec cette
huile qu'on falsifiait celle d'olives. Il existe beaucoup d'autres huiles, que nous passons sous silence,
étant étrangères à cet ouvrage.

SECTION II

DES GRAISSES.

La graisse est une matière qui remplit les aréoles
du tissu graisseux chez les animaux. Elle est composée d'oxygène, d'hydrogène et de carbone. Ses
deux principes immédiats sont l'*oleïne* et la *stéarine*.
Quelques graisses contiennent, en outre, un principe
odorant ; celles de bouc et de chèvre, par exemple.

La graisse fraîche est inodore, blanche ou jaunâtre,
selon les animaux dont elle provient. Exposée à l'air,
elle rancit en peu de temps ; on peut lui enlever l'o-
deur du rance au moyen du charbon de bois ; mais
une semblable graisse ne doit plus servir à l'alimentation.

Parmi les graisses dont l'art culinaire fait usage,
on distingue la graisse de porc lavée, épurée ; — la
graisse de veau ; — la graisse d'oie, de volailles, et
la graisse des oiseaux connus sous le nom de gibier
à plumes.

SECTION III

RÔLE DES HUILES ET DES GRAISSES DANS L'ALIMENTATION.

Les matières grasses appartiennent à la classe des aliments combustibles ou hydro-carbonés et sont une des sources de la chaleur vitale. Le sang contient beaucoup d'hydrogène et de carbone ; ce sont les aliments gras et sucrés qui les lui fournissent en grande partie. La cause de la chaleur vitale se trouve dans la combustion du carbone du sang, par l'oxygène de l'air, pendant l'acte de la respiration, L'hydrogène et le carbone du sang étant sans cesse brûlés par l'oxygène inspiré, il devient de toute nécessité qu'ils soient incessamment renouvelés, et, nous le répétons, ce sont les matières alimentaires grasses qui opèrent ce renouvellement (1).

Les huiles et graisses comestibles doivent être récentes et très-fraîches pour servir de condiments ; lorsqu'elles commencent à passer ou à rancir, il faut les rejeter comme pouvant être nuisibles à la santé. —Les huiles et les graisses comestibles, très-fraîches, prises en petite quantité, comme assaison-

______

(1) Voyez notre *Hygiène de la voix*, où cette importante question est traitée avec tous ses développements et toute la précision qu'elle mérite..

nement , sont ordinairement bien digérées ; mais lorsqu'elles sont oxygénées, c'est-à-dire rances ou passées, elles ne peuvent qu'être indigestes. — Les estomacs faibles, les personnes délicates et les convalescents doivent veiller à ce que leurs mets soient assaisonnés avec des substances grasses de première fraîcheur ; par ce moyen, ils éviteront une foule de malaises et d'incommodités.

On a remarqué que les corps gras, après être arrivés dans le chyle sous une forme plus ténue, se dirigeaient spécialement sur le tissu graisseux ; de là le proverbe : *La graisse fait la graisse.* Il est certain qu'une personne maigre qui mange et digère bien les aliments féculents unis aux corps gras, ne tarde pas à prendre de l'embonpoint. (Voyez au chapitre *alimentations diverses* de cet ouvrage le régime incrassant ou propre à engraisser.)

CHAPITRE XVIII

DES VÉGÉTAUX SERVANT A LA NOURRITURE DE L'HOMME.

Nous avons déjà parlé des céréales, et, en particulier, du *pain*, comme formant la base de la nourriture en France. Il nous reste à faire un résumé historique des plantes les plus usitées comme aliments et assaisonnements, de leurs qualités plus ou moins digestibles et de leurs effets sur l'organisation humaine.

Les plantes dont les graines, les fruits, la moelle, les racines, fournissent la fécule, sont très-nombreuses sur le globe terrestre ; elles croissent et se multiplient avec une merveilleuse rapidité.

En Europe, les plantes à fécule sont : les céréales, les châtaignes, les pommes de terre, les haricots, les pois, les lentilles et autres légumineuses.

En Asie, le maïs, le salep, le riz, etc.

En Afrique, le millet, le sagou, etc.

En Amérique, les patates, l'igname, le manioc, le tapioka, etc.

La base des fécules alimentaires est l'amidon, composée d'oxygène, d'hydrogène et de carbone. La fécule, qu'on extrait des diverses plantes énumérées ci-dessus, est un des éléments de la nutrition animale. Après avoir subi une sorte de saccharification dans le tube digestif, elle fournit le carbone indispensable à la respiration. C'est, nous le répétons, cette combustion du carbone par l'oxygène de l'air, qui se fait dans les poumons, qui développe et entretient la chaleur vitale.

Chez nous, la fécule la plus usitée est celle de pomme de terre. Les céréales, les légumineuses et autres plantes qui contiennent aussi de fortes proportions de fécule, se préparent plus généralement sous forme de farines. Les pâtes alimentaires se font avec les blés durs, et peuvent être dénommées glutino-féculentes, c'est-à-dire contenant du gluten et de la fécule.

PATES GLUTINO-FÉCULENTES.

Avant de décrire les fécules, nous dirons quelques mots sur les pâtes alimentaires fabriquées avec le froment dur. C'est spécialement en Auvergne et dans quelques provinces d'Italie, qu'a lieu la fabrication de ces pâtes, auxquelles on donne diverses formes et différents noms. — La *semoule*, le *vermicelle*, les petites pâtes dites les *étoiles*, les *yeux de perdrix*, le *macaroni*, etc., se préparent pour potages au gras, au maigre et au lait; on en fait aussi des bouillies et d'excellents gâteaux. Le macaroni, mets national en Italie, reçoit de l'art culinaire de nombreuses préparations; mais son alliance avec les fromages de Parmesan ou de Gruyère est la plus ordinaire.

Les pâtes de blé dur, en raison de la forte proportion de gluten qu'elles contiennent, constituent une alimentation douce et réparatrice; elles sont en grand usage dans tous les pays civilisés, et il s'en fait une énorme consommation. Nous verrons plus loin tout le parti qu'on peut en tirer, soit en état de santé, soit pendant les convalescences.

La fabrication des pâtes alimentaires exige de grands soins et une longue habitude. Elles doivent être fabriquées rapidement, dans un local muni de nombreux ventilateurs. Sans ces précautions indispensables, la fermentation acide s'y développe en quelques heures et continue pendant leur dessiccation. Beaucoup de pâtes livrées à la consommation ont contracté cette saveur acide et auraient dû être rejetées comme mauvaises; mais le marchand ne veut pas essuyer de pertes, et il les *fait passer*. Alors, il arrive qu'en préparant des potages avec ces pâtes on croit que c'est le bouillon qui a aigri, tandis que c'est la pâte qui lui a communiqué sa saveur acide. Les acheteurs feront bien d'odorer les pâtes avant de s'en approvisionner.

Au nombre des premiers fabricants de pâtes d'Auvergne, nous citerons la maison Rossi-Faucher, dont les produits ont attiré l'admiration des connaisseurs à plusieurs Expositions. Les blés de premier choix dont MM. Rossi-Faucher se servent, et les soins éclairés qu'ils apportent à la fabrication de leurs pâtes, sont une garantie de leur supériorité. Ces fabricants ont eu l'heureuse idée de préparer des *semoules de santé* à l'usage des estomacs faibles et des personnes convalescentes. Ces semoules, dans lesquelles il entre un principe gommeux, ont subi une légère torréfaction, qui leur a donné une saveur des plus agréables, et qui les rend beaucoup plus faciles à digérer que les semoules crues. — Nous connaissons plusieurs personnes, affectées de gastralgie, qui ne digéraient que très-difficilement les semoules crues, tandis qu'elles digèrent avec une étonnante facilité la *semoule de santé,* et nous pensons donc avec raison que les semoules de santé de MM. Rossi-Faucher sont de délicieux potages, qui nourrissent bien, se digèrent parfaitement et conviennent surtout aux estomacs faibles et fatigués.

§ Ier.

FÉCULE DE POMMES DE TERRE.

Lorsqu'au moyen de plusieurs lavages répétés on a fait acquérir à cette fécule toute sa pureté, elle s'offre sous la forme d'une poudre très-blanche, crépitante au toucher et ayant une légère odeur qui lui est spéciale. La fécule de pommes de terre a des usages très-variés; le pâtissier, le confiseur et le cuisinier l'utilisent à chaque instant; elle sert à préparer des crèmes, des gâteaux, des sucreries; à lier et épaissir les sauces, etc. Cette fécule est de facile digestion et convient à tous les estomacs, lorsqu'elle a été bien cuite; dans le cas contraire, elle est flatulente, ainsi que toutes les fécules et farines mal cuites. Voici pourquoi : examinée au microscope, la fécule est composée de globules sphériques dont le volume varie selon le végétal qui l'a fournie. Ces globules sont enveloppés d'une espèce de membrane qui s'oppose à sa dissolution dans l'eau froide; mais, lorsqu'on la fait bouillir, la membrane éclate et la substance intérieure se dissout dans le liquide, qui s'épaissit et se prend en gelée par le refroidissement. Si l'on mange de la fécule n'ayant pas subi une ébullition capable de faire éclater les enveloppes, c'est alors dans l'estomac que les globules éclatent et donnent lieu à des gaz, d'où la flatulence.

§ II.

FÉCULES EXOTIQUES.

TAPIOKA. — Cette fécule, en grumeaux élastiques et très-durs, est fournie par une plante vénéneuse de la famille des Euphorbiacées. Jetés dans un liquide bouillant, les granules de tapioka se gonflent, deviennent tendres, transparents, et, sans se dissoudre complétement, forment, par le refroidissement, une gelée au milieu de laquelle s'aperçoivent les granules translucides. — Le tapioka est conseillé aux convalescents comme étant de facile digestion ; les potages au bouillon, au lait ou à l'eau et au beurre, sont excellents pour les personnes convalescentes ou malades, par la raison que leur digestion se fait promptement, sans fatiguer l'estomac.

AROW-ROOT. — Dans l'Inde et aux colonies, on extrait d'un végétal nommé *marauta arundinacea*, au moyen de la râpe, une fécule à peu près semblable à la précédente. On tamise la pulpe râpée, dans un excès d'eau ; on fait égoutter et sécher ; le produit est l'*arow-root*, dont les qualités alimentaires sont analogues à celles du tapioka. Le prix élevé de cette fécule dépend probablement de sa rareté.

Sagou. — C'est de la moelle d'une espèce de palmier nommé *cycas circinalis* qu'on extrait cette fécule, qui s'offre sous la forme de petits grains arrondis. Il y a deux sortes de sagou, le blanc et le jaunâtre ; ils ont les mêmes propriétés, absorbent le liquide dans lesquels on les fait cuire, deviennent translucides et se ramollissent en conservant leur forme première. —Mêmes propriétés alimentaires que les précédents.

Salep. — Fécule extraite des tubercules d'une espèce d'*orchis* lavée à l'eau bouillante, puis desséchée. Ce produit nous vient de la Perse et de l'Asie-Mineure ; sa forme est granulée, sa couleur jaunâtre ; la cuisson développe une odeur assez agréable et sa saveur rappelle celle de la gomme adragante.

Le salep, outre l'amidon, contient un mucilage, des matières grasses azotées et aromatiques. Sa composition diffère des fécules précédentes en ce qu'elle est à la fois féculente et gommeuse. C'est pourquoi les bouillies, les potages au salep forment des gelées épaisses, transparentes, aussi agréables au goût qu'à l'œil, et en grande faveur chez les Orientaux. Le salep passe pour être un aliment analeptique et convient aux personnes débiles ou affectées de la poitrine.

Toutes les fécules, n'importe les végétanx d'où elles proviennent, ne diffèrent entre elles que par leurs caractères physiques ; elles ont toutes les mêmes éléments et les mêmes propriétés chimiques ; elles se rapportent toutes au même type, à l'amidon.

Afin de prévenir nos lecteurs et de les mettre en garde contre les nombreuses contrefaçons que l'industrie fait des fécules exotiques, nous leur apprendrons que le tapioka, l'arow-root, le sagou, sont parfaitement imités avec la fécule de pommes de terre, à laquelle on fait subir certaines préparations. La contrefaçon du salep se fait également avec la fécule de pommes de terre, en y ajoutant une petite quantité de gomme adragante et de gomme arabique. Il résulte de ces contrefaçons que beaucoup de personnes qui se laissent prendre au bon marché, mangent de la fécule de pommes de terre croyant que c'est une des fécules exotiques dont nous venons de parler.

Pour éviter de semblables tromperies, le moyen le plus simple est de se fournir dans les maisons de confiance où les produits sont livrés tels qu'ils arrivent des pays étrangers. Parmi ces maisons nous citerons celle de M. Bousquin, successeur de Chatillon, passage Vivienne. Cette maison, qui réunit la plupart des produits comestibles de la France et de l'étranger, ne débite que les qualités supérieures et de première marque.

Les pâtes alimentaires Bousquin, dénommées *pâtes romaines,* s'éloignent de tous les types connus, quant à la forme ; leur inventeur les a fait découper en lettres et en chiffres ; de telle sorte qu'en mangeant ses potages l'enfant peut apprendre son alphabet.

La combinaison du *tapioka au cacao*, également due à l'heureuse idée de M. Bousquin, offre un nouvel aliment aussi agréable que facile à digérer. Les médecins sont unanimes pour en recommander l'usage aux personnes convalescentes, aux gastralgiques et surtout aux jeunes enfants.

Nous ajouterons que, depuis près de vingt ans que cette maison-modèle nous fournit ses denrées alimentaires , **nous n'avons que des éloges à lui donner.**

§ III.

DU RIZ.

Cette graminée est originaire de l'Inde; elle est aujourd'hui cultivée dans les quatre parties du monde. Le chiffre de la consommation du riz est beaucoup plus élevé que celui de toutes les céréales réunies. On estime qu'il nourrit la moitié du genre humain. C'est particulièrement dans l'Inde et la Chine que son usage est le plus répandu; il est pour leurs habitants ce que le pain est pour nous; et lorsque, par malheur, la récolte du riz vient à manquer, la famine et la mort promènent leurs ravages sur des milliers d'hommes.

Le riz est riche en fécule et pauvre en matière azotée ; c'est un fort bon aliment respiratoire ; mais, comme aliment plastique, il est tout à fait insuffisant. C'est pourquoi les peuples qui s'en nourrissent presque exclusivement sont forcés d'en absorber des quantités énormes pour y trouver les éléments réparateurs nécessaires à l'entretien de la vie ; les habitants des contrées maritimes de l'Inde et de la Chine associent le riz aux poissons, aux laitances, et en font une consommation bien inférieure à celle des habitants de l'intérieur des terres.

On a essayé de fabriquer du pain dans lequel il entrait une certaine proportion de farine ou de bouillie de riz ; ce pain, que nous avons dégusté, est agréable au goût ; mais il est moins nutritif que le pain de pur froment et, aussi, moins facile à digérer.

Le riz devient un très-bon aliment lorsqu'on lui associe des substances azotées, telles que viandes, jus, consommés, etc. Sous ce rapport, il se rapproche beaucoup de la pomme de terre, qui est également riche en fécule.

On prépare avec le riz, en grain et en farine, une grande variété de mets : les gâteaux, les crèmes de riz, les soufflés, etc., sont excellents et se digèrent bien. Ils ne doivent être mangés que comme entremets, après les aliments plus substantiels. Les crèmes de riz légères se donnent aux convalescents et aux malades.

§ IV.

MAÏS.

Après le blé et le riz, le maïs est la graminée le plus en usage pour l'alimentation des hommes. Dans les trois parties du monde, l'Asie, l'Afrique et l'Amérique, un grand nombre de peuples et de peuplades en font leur nourriture journalière.

En France, les départements du Doubs, de la Côte-d'Or et du Jura en consomment d'assez notables quantités; dans les autres départements, le maïs n'est plus qu'une nourriture exceptionnelle.

Il existe huit variétés de maïs; la plus productive est le maïs dit de *Cusco*. La farine de maïs est jaunâtre; elle contient une assez forte proportion de matières grasses qui lui donnent une odeur et une saveur agréables, lorsqu'elle est fraîche; mais l'action de l'air développe en peu de temps la rancidité, si l'on n'apporte les plus grands soins à l'en préserver.

On prépare d'excellents potages, des bouillies très-nourrissantes avec la farine de maïs; la *polenta* des Italiens n'est autre chose qu'une bouillie épaisse de gruaux de maïs. Dans les pays où le blé est rare, les habitants délayent les gruaux de maïs dans de l'eau ou du lait, avec addition de sel, et font cuire au four cette bouillie, qui s'épaissit et forme une espèce de galette de très-bon goût, mais d'assez difficile digestion. C'est encore avec la farine de maïs que se préparent les *gaudes*, aliment doux et réparateur, qui, mangé en petite quantité, convient à presque tous les estomacs.

§ V.

CHATAIGNES, MARRONS.

Le châtaignier naturel produit la châtaigne plus ou moins volumineuse, selon le sol et la contrée. Le châtaignier greffé et cultivé donne le marron, beaucoup plus gros et plus arrondi que la châtaigne. Ces deux fruits sont donc de la même espèce et ne diffèrent de qualité que par la culture.

La châtaigne concourt, avec les céréales, à l'alimentation des hommes. Dans plusieurs départements de France, en Italie, en Savoie et dans beaucoup d'autres contrées, la farine de châtaigne forme la base de la nourriture des populations. Cette farine, riche en fécule et en matière sucrée, n'offre que des traces insignifiantes de gluten et ne peut se panifier; mais on peut l'allier à la farine de froment ou de seigle dans les proportions de moitié, ou mieux d'un tiers, et l'on obtient alors un pain d'un goût assez agréable, quoique plus lourd que le pain de froment.

C'est particulièrement sous forme de bouillie, plus ou moins épaisse, que se prépare la farine de châtaigne; elle constitue ainsi un aliment assez substantiel, qui, néanmoins, exige un bon estomac pour être bien digéré. La classe laborieuse des pays que nous avons cités, s'alimente, en grande partie, avec la polenta de châtaigne et jouit d'une très-belle santé. Dans la classe aisée, la farine de marrons sert à faire d'excellents potages au gras ou au maigre. Les estomacs faibles, les convalescents doivent être très-réservés sur cet aliment.

Manger des marrons rôtis après le repas est une très-mauvaise habitude; car ils peuvent occasionner des indigestions ou au moins des pesanteurs d'estomac. En général, le dessert doit être composé de mets très-légers, afin de ne point surcharger l'estomac, déjà rempli par le repas qu'on vient de faire.

L'art du confiseur a su tirer parti des marrons; au nombre des diverses préparations qu'on leur fait subir, on cite les *marrons glacés* comme un mets délicieux, dont il faut être sobre, parce qu'ils sont un peu lourds.

§ VI.

HARICOTS SECS, LENTILLES ET POIS SECS.

On compte trente espèces de *haricots*; les uns à fleurs rouges, violettes et lilas; les autres à fleurs blanches. Parmi cette nombreuse famille, le haricot blanc et le haricot *flageolet*, plus petit, sont les plus usités ; ce dernier surtout, après décortication, est un très-bon aliment qui figure sur les meilleures tables. L'art culinaire prépare de beaucoup de manières les haricots ; toutes ne conviennent pas aux estomacs faibles ; grand nombre de personnes, par exemple, digèrent mal les haricots à la vinaigrette. Les haricots bien cuits et tendres, réduits en purée, se digèrent facilement. On a reproché à ce légume d'être flatulent, d'occasionner des gaz, des renvois, de gonfler les intestins, etc. Et, d'abord, disons qu'il partage ces inconvénients avec tous les légumes à enveloppes ; ensuite, il faut que les individus qui éprouvent ces symptômes soient prédisposés à la flatulence ; car une foule d'individus mangent des haricots sans éprouver la plus légère incommodité. Ce qu'il y a de certain, c'est que les personnes dont les voies digestives fonctionnent mal, par suite de débilité ou de maladie, éprouveront les symptômes susindiqués, non-seulement en mangeant des haricots, mais tout autre légume à enveloppe et non décortiqué : lentilles, pois, fèves, etc. C'est pourquoi elles devront s'abstenir de ces légumes préparés dans leur entier, c'est-à-dire avec leur enveloppe ; cependant elles pourront en user avec modération sous forme de purée, *les enveloppes étant restées sur la passoire ;* ce dernier point est essentiel. Nous allons démontrer que c'est l'enveloppe qui est flatulente et non l'amande.

Les haricots, fèves, féveroles, lentilles et pois secs contiennent des substances grasses et azotées en plus fortes proportions que les céréales; de plus, elles renferment la substance amylacée en proportions assez fortes; d'où il résulte qu'on peut les considérer comme un aliment des plus complets. Mais, leur enveloppe, de même que le son du blé, est réfractaire à l'action des sucs gastrique et pancréatique; elle sort de l'estomac telle qu'elle y est entrée, parcourt les intestins, toujours intacte, et est rejetée au dehors avec les excréments. Pour peu que que la membrane muqueuse qui tapisse les voies digestives soit atteinte d'irritation chronique ou de névrose, ou même d'excitation passagère, les enveloppes légumineuses, véritables corps étrangers, l'irritent et provoquent une sécrétion de gaz. De là les renvois, les borborygmes, les vents intestinaux; supprimez ces enveloppes en donnant les légumes en purée scrupuleusement tamisée, les phénomènes flatulents disparaissent.

Il résulte de cet état de choses que la plupart des auteurs qui ont écrit sur la question alimentaire ont répété ce qu'avaient dit leurs devanciers, sans se donner la peine de réfléchir ou d'expérimenter. Les premiers auteurs étaient peut-être sujets à des flatuosités qui empiraient sous l'influence des haricots, pois et lentilles; ils consignèrent dans leurs écrits ce fait, et rangèrent ces légumineuses au nombre des aliments flatulents. Leurs successeurs n'ont pas manqué de répéter cette erreur, et, aujourd'hui, cette croyance est devenue si générale qu'elle est passée en proverbe : « *Il a mangé des haricots.* » On sait ce que cela veut dire.

Les haricots verts sont un mets aussi délicat que facile à digérer. (Voyez aux *légumes herbacés.*)

§ VII.

LENTILLES.

Il existe deux espèces de lentilles : la grosse et la petite ; cette dernière est préférée pour faire des purées, à cause de sa saveur et de son arôme. Le plat de lentilles que Jacob offre à son frère Esaü, prouve que ce légume était connu dès la plus haute antiquité. Les lentilles mangées avec leur enveloppe sont flatulentes et assez difficiles à digérer ; elles exigent un bon estomac. La lentille décortiquée, ou la purée de lentilles, est, au contraire, de digestion facile ; c'est son seul mode de préparation qui convienne aux estomacs faibles et aux personnes sédentaires. Les lentilles les plus renommées sont celles de Provence. Les viandes cuites à l'étuvée, les queues de bœuf, les filets de mouton, les faisans, cailles, perdrix, etc., servis sur une purée de lentilles, sont des mets délicieux.

§ VIII.

POIS.

On cultive, en France, une assez grande variété de pois, dont les plus en usage sont le pois *sucré*, le pois à *gros fruit*, le *goulu*, le *mange-tout*, le *carré fin*, le *carré blanc*, les pois *nains, nain hâtif, gros nain sucré, nain de Hollande*, etc.

De même que les haricots et les lentilles, les pois mangés avec leur enveloppe sont flatulents et demandent un estomac robuste pour être entièrement digérés; mais, dépourvus de leur enveloppe et réduits en purée, ils se digèrent facilement et nourrissent beaucoup. L'art culinaire les prépare de vingt manières différentes. Nous conseillons, toutefois, aux estomacs délicats d'être sobres de ce légume. Pour les *pois verts*, voyez à l'article *végétaux herbacés*.

On a acquis la preuve que les divers légumes dont nous venons de parler sont plus riches en substances alimentaires lorsqu'ils ont été séchés verts. Les haricots flageolets, par exemple, sont, sous ce rapport, supérieurs aux haricots blancs; il en est de même pour les pois.

Pour les personnes qui les digèrent bien, les pois, haricots et lentilles, sont des aliments essentiellement réparateurs; ce sont les plus riches de tous les légumes en principes nutritifs. Ils contiennent une plus grande quantité de substances azotées que les céréales de premier choix. L'analyse a démontré que les haricots secs donnaient 30 pour 100 de matières azotées, tandis que le froment n'en fournit que 20 pour 100. On peut donc les considérer comme des aliments *végétaux plastiques*, qui se rapprochent le plus des éléments de la viande.

CHAPITRE XIX

DE QUELQUES ALIMENTS SECRETS, EXPLOITÉS PAR L'INDUSTRIE.

Nous consacrons ici un chapitre à la description de quelques produits alimentaires tenus secrets, et dont le prix exorbitant donnerait à croire, soit à leur rareté, soit à leur excellence ; mais qui, par le fait, sont exactement les mêmes que ceux dont on use journellement.

Ces produits, décorés de noms plus ou moins énigmatiques, sont accompagnés d'un brillant prospectus, auquel malheureusement se laissent prendre les personnes souffreteuses et crédules. D'après le prospectus, ces aliments possèdent une foule de rares propriétés, dont les moindres sont de guérir les maladies des voies digestives, même la *gastralgie !*... ô effronterie !... d'abréger les convalescences, de relever les forces abattues ; enfin, de ramener *agréable-ment* à la santé les malades qui veulent en faire usage !

Déjà, un de nos plus savants chimistes, M. Payen, membre de l'Institut, dans un remarquable ouvrage sur les substances alimentaires, a fait connaître la composition de ces sortes d'aliments. Si nous traitons cette question après le maître, c'est que nous croyons très-utile de dévoiler toutes les petites ruses que le charlatanisme met en jeu pour faire de l'argent. Notre description des aliments secrets a deux buts : le premier, d'éclairer les consommateurs sur les produits qu'ils achètent ; le second est de leur démontrer que les guérisons miraculeuses opérées par ces aliments, n'existent que sur le prospectus ; que celles certifiées de vive voix viennent toujours de compères payés pour cet office ; que si, par hasard, quelqu'un de bonne foi a été guéri d'une maladie, il faut attribuer cette guérison, non à l'aliment, mais au régime ou encore à la nature ; car il arrive assez fréquemment qu'une maladie usée, disparaisse peu à peu d'elle-même, et l'on ne manque pas d'attribuer cette guérison soit au remède secret, soit au médecin survenu à cette phase de décroissance. Notre but est enfin, d'inculquer dans l'esprit des lecteurs qu'il n'est pas possible de relever les forces perdues, d'abréger les convalescences, de rendre la santé par l'usage d'un seul aliment. Nous avons déjà démontré qu'une alimentation complète exigeait le concours de substances végétales et animales ; que l'usage exclusif d'une seule substance devait être considéré comme une alimentation très-incomplète, qui finirait, en peu de temps, par détruire les forces et altérer la santé.

RACAHOUT DES ARABES ET PALAMOUD DES TURCS.

Sous ces dénominations ignorées aussi bien des Arabes que des Turcs, un industriel composa et vendit les mélanges suivants comme un aliment très-réparateur, un aliment analeptique et triomphant des maladies les plus chroniques du tube digestif.

RACAHOUT.

Salep de Perse.	15	parties.
Cacao caraque.	60	—
Glands doux d'Asie	60	—
Fécule de pommes de terre.	45	—
Farine de riz.	60	—
Sucre.	250	—
Vanille.	0,5	—

PALAMOUD.

Cacao torréfié.	250	—
Farine de riz	1,000	—
Santal rouge.	30	—
Fécule de pommes de terre	1,000	—

Une ou deux cuillerées par tasse d'eau, de bouillon ou de lait.

Le *Tanacoub* de l'Inde, la *Palmyrène*, l'*Allataïm* du harem, et autres de même nature, sont des mélanges analogues, qui ne diffèrent que dans les proportions et la substitution d'une fécule à une autre.

WAKAKA DES INDES.

Sucre	125	parties.
Cacao torréfié	45	—
Sucre vanillé.	40	—
Cannelle	4	—
Rocou sec	4	—

KAÏFFA D'ORIENT.

Salep	750	parties.
Sagou	1,060	—
Cacao torréfié	780	—
Farine de riz.	1,250	—
Gelée de lichen.	258	—
Gélatine pure.	258	—
Fécule de pommes de terre .	2,125	—
Sucre]	6,000	—

SEMOULE D'IGNAME OU SOLANTA.

L'*igname*, plante tuberculeuse, originaire de l'Inde, aujourd'hui cultivée en Afrique et en Amérique, donne une fécule sucrée, avec laquelle les habitants de ces divers pays préparent des bouillies très-nourrissantes. On fait aussi cuire l'igname dans l'eau, sur la cendre, au four, etc. Ce tubercule est rare dans nos contrées ; il est très-probable que l'inventeur de la *solanta* se sert de fécule de pommes de terre, ce qui lui revient beaucoup moins cher, et, par ce moyen, il peut réaliser de gros bénéfices.

FÉCULE EXOTIQUE, TRÉSOR DE L'ESTOMAC.

L'épithète ajoutée à cette fécule, indique assez les prétentions de celui qui l'exploite. C'est, selon lui, un produit doué des plus éminentes qualités digestives et nutritives : potage de santé pour tous les tempéraments, pour tous les sexes et les âges. Son nom résume ses qualités : *Trésor de l'estomac !...* En voici la formule sans les quantités :

Salep — maïs — orge perlé — pain de gruau.

Remarquons d'abord que le titre de fécule est impropre, puisqu'il n'en existe point dans la recette. L'inventeur n'est pas fort ; peut-être ignorait-il ce que c'est que la fécule ? Laissons maintenant parler M. Payen, de l'Institut, qui a analysé ce trésor : « L'orge perlé, dit-il, n'y existe pas ; elle se trouve remplacée par la farine d'orge. Quant au salep de

Perse, comme on ne peut se le procurer à bon marché, et la dose n'étant pas indiquée, j'ai cherché à la déterminer à l'aide de la magnésie, et il m'a été facile de voir qu'à l'égard de cette fécule exotique, on avait poussé l'économie à ses limites extrêmes, en la supprimant tout à fait. »

Que penser de semblables industriels, qui exploitent aussi audacieusement la crédulité publique? Et les pauvres malades, atteints d'irritation chronique de l'estomac ou des intestins, ayant épuisé sans succès toutes les ressources de la médecine, achètent ce produit charlatanesque dans l'espoir d'y trouver quelque soulagement. L'industriel s'enrichit en abusant de la confiance publique, et l'autorité reste muette.

PATE NUTRITIVE.

Cette pâte, recommandée aux orateurs, professeurs et voyageurs, est tout simplement un mélange de gélatine, de sucre et de gomme. On peut la considérer comme une espèce de bonbon adoucissant; mais nous n'y voyons aucune des propriétés nutritives et fortifiantes annoncées sur le prospectus.

SIROP NUTRITIF.

Même composition que la pâte nutritive, à l'état sirupeux.

PASTILLES D'OSMAZOME.

Elles sont composées de sucre, de gélatine et d'un peu d'extrait de bouillon, à l'état de pâte transparente. Le prospectus les annonce comme très-nutritives et fortifiantes, capables de réparer promptement les forces épuisées. Nous pensons qu'un bon consommé est beaucoup plus nutritif, plus réparateur que ces pastilles, qui ne contiennent que fort peu d'osmazôme.

ERVALENTA WARTON.

Le prospectus qui accompagne cette farine est des plus pompeux ; aucune maladie ne résiste à sa puissance, c'est une panacée. Les gastrites, les gastralgies, crampes d'estomac, aigreurs, coliques, vomissements, flatuosités, constipations des plus opiniâtres et toutes les affections du tube digestif sont guéries par l'usage de cette farine. Mais là ne se borne pas ses vertus : les maladies de foie, de cœur, des voies urinaires, hémorrhoïdes, les palpitations, les migraines, la mélancolie, l'hypocondrie, etc., ne peuvent résister à la puissante action de l'ERVALENTA WARTON!!! Ce n'est pas tout encore ; le prospectus est accompagné de certificats de personnes guéries, et, le dirai-je, de plusieurs noms de médecins.....

Après un si pompeux éloge et devant les lettres, si-
gnatures et autres pièces à l'appui des cures miraculeuses qui s'opèrent chaque jour, vous demandez,
qu'est-ce donc que l'*ervalenta Warton?*

— Si l'on vous répond : c'est de la *farine de lentilles,* vous hésiterez à croire, et cependant, c'est la
pure vérité. Pour vous en convaincre, achetez des
lentilles; faites-les décortiquer et réduire en farine;
vous pourrez alors, en les comparant, vous assurer
par vous-même que votre farine et la farine Warton
sont tout à fait identiques. Vous direz ensuite qu'il
n'était pas besoin de faire le voyage de l'Inde pour
en rapporter cette légumineuse, attendu que la
France en produit d'aussi bonnes, sinon de meilleures. Mais vous oubliez que le nom de l'Inde produit son effet sur le vulgaire ignorant.

La farine de lentilles indigènes ne pourrait se
vendre plus de 45 centimes le litre, tandis qu'en lui
accolant le nom de l'Inde on la vend 2 fr. 50 cent. la
livre. Et, maintenant que le lecteur est éclairé sur
l'*ervalenta,* nous lui demanderons s'il croit encore
que la farine de lentilles puisse opérer les cures merveilleuses annoncées au propectus?

REVALENTA BARRY.

Un autre industriel, Anglais de même que Warton,
voulut, sans doute, faire concurrence à son compa-

triote, en lançant un nouvel aliment dont les propriétés étaient bien supérieures à l'*ervalenta*. Les journaux, largement payés, produisaient, chaque jour,
des annonces, des réclames, en faveur de ce nouveau produit, dont les propriétés nutritives, hygiéniques et médicales étaient, disait-on, constatées par
les hommes de l'art. Les plus belles, les plus importantes découvertes bromatologiques devaient être
condamnées à l'oubli, tout s'effaçait devant la précieuse *révalenta* ! Warton aurait pu réclamer contre
son concurrent ; car, regardez bien ces deux mots :
ervalenta-révalenta. Dans ce dernier, il n'y a que
l'*r* changé de place. Quoi qu'il en soit, la grosse
caisse des journaux battant toujours, pour annoncer
les guérisons extraordinaires qu'opérait la *révalenta*,
une commission sanitaire de Londres s'en pré-
occupa et la soumit à l'analyse, voici le résultat de
cette analyse :

Farine de lentilles décortiquées.
Farine de pois.
Farine de maïs.
Farine de sorgho.
Gruau d'avoine.
Gruau d'orge.
Sel marin.

Ce que nous venons de dire relativement aux propriétés hygiéniques et médicales de l'*ervalenta* peut

s'appliquer à la *révalenta.* Les guérisons d'affections chroniques opérées par ces deux aliments sont
très-probablement imaginaires; ou, si elles sont
réelles, c'est bien assurément à tout autre agent
qu'elles sont dues.

CHAPITRE XX.

DU SUCRE.

Les matières sucrées sont abondamment répandues dans la nature; toutes les plantes en contiennent plus ou moins; le foie des animaux, le blanc d'œuf et surtout le lait en offrent des quantités fort appréciables.

Les végétaux dans lesquels la matière sucrée est la plus abondante sont : la canne à sucre, la betterave, la patate, le suc des palmiers, des dattiers, des érables, etc. ; les châtaignes, les melons, potirons et presque tous les fruits, en sont abondamment pourvus.

Le sucre de canne est, de tous les sucres, celui qui sucre le plus; c'est aussi celui qui se raffine le mieux. La plus grande partie du sucre de canne se fabrique dans l'Inde et l'Amérique; le sucre de betterave se fait en Europe. La seule différence qu'il y a entre ces deux sucres c'est que le dernier est plus poreux que le premier, par conséquent, moins pesant; il faut donc en volume, un peu plus de sucre de betterave, pour égaler la qualité sucrante du sucre de canne; mais, à poids égaux, cette qualité est la même dans les deux sucres.

Les éléments chimiques du sucre sont le carbone, l'oxygène et l'hydrogène. Le sucre peut se décomposer sous l'influence d'un ferment; cette décomposition, nommée *fermentation alcoolique*, donne lieu à deux produits : l'alcool et l'acide carbonique. L'alcool, à son tour, peut, en absorbant l'oxygène de l'air, se transformer en acide acétique; c'est ce qui explique pourquoi les mets sucrés tournent à l'aigre au bout d'un certain temps.

Le sucre est une des substances alimentaires les plus répandues; l'énorme consommation qu'on en fait dans les quatre parties du monde est la preuve la plus convaincante de son utilité. C'est un des plus riches aliments respiratoires, puisqu'il est, en grande partie, composé de carbone. L'art culinaire l'emploie avec avantage dans une foule de préparations qui n'existeraient pas sans le sucre : les marmelades, confitures, mets sucrés de toutes sortes, témoignent des ressources qu'on en tire. — L'art du liquoriste et du confiseur n'existeraient pas sans le sucre, et l'on sait que d'excellentes choses sortent de ces industries. — Entre les mains du pharmacien, il sert d'excipient à une foule de substances médicamenteuses; il sert à masquer leur saveur désagréable et quelquefois repoussante.

Il serait beaucoup trop long d'énumérer tous les usages, toutes les propriété du sucre; nous dirons seulement que, pris avec modération, comme condiment, il facilite la digestion des mets auxquels on l'associe, en les rendant plus savoureux, plus agréables. L'abus du sucre débilite les forces digestives et peut donner lieu à des aigreurs, à des flatuosités. Du reste, l'excès en tout est nuisible : les plus excellentes choses peuvent, par leur abus, devenir funestes à la santé.

Les falsifications du sucre s'opèrent au moyen du sucre de fécule et du sucre de lait. Dans les sucres en poudre, on ajoute quelquefois de la fécule et rarement du sulfate de baryte. Ce dernier s'emploierait dans le but d'obtenir une augmentation de poids.

DU MIEL.

Le miel, comme on le sait, est une substance mucoso-sucrée travaillée par les abeilles. Les miels varient selon les climats et les plantes qui en ont fourni les matériaux. Le miel du mont Hymette, si renommé dans l'antiquité, doit son excellence à la végétation aromatique de cette montagne; les miels du mont Ida, de Cuba, de Mahon, sont aussi les plus renommés. Viennent ensuite les miels de Narbonne, de Chamouny, etc. Ceux du Gâtinais et de Bretagne sont inférieurs. Enfin, il existe des miels qui sont nuisibles; ce sont ceux qui ont été recueillis sur des plantes vénéneuses. Tournefort avait signalé les propriétés délétères du miel des environs de Trébizonde et de la côte méridionale du Pont-Euxin, parce que les abeilles le récoltent sur les fleurs de l'*azalea pontica*, plante vénéneuse. — M. A. Saint-Hilaire, dans son voyage au Brésil, ayant mangé du miel récolté sur une plante de la famille des apocynées, éprouva tous les symptômes d'un empoisonnement.

La composition chimique du miel est plus complexe que celle du sucre : on y trouve :

Du glucose.
Une matière sucrée incristallisable
Un ferment.
Une petite quantité de sucre de canne.
Des traces de mannite.
Deux acides organiques.
Des matières aromatiques.
Une matière colorante jaune.

Enfin,

Des substances grasses,
Et des principes azotés.

Falsifications. — On falsifie le miel avec le glucose ou sirop de fécule, ou même avec de la fécule de pomme de terre, de châtaigne en bouillie tamisée, etc. Ces fraudes se reconnaissent très-facilement en faisant dissoudre le miel dans cinq fois son poids d'eau ; les substances étrangères, étant plus pesantes que le liquide, se précipitent au fond du vase. Si l'on veut connaître la quantité des matières constituant la fraude, on filtre le liquide et on pèse le résidu resté sur le filtre.

Les propriétés du miel sont émollientes et laxatives. On dit aussi qu'il calme la toux et active la sécrétion urinaire. Dans l'asthme et les affections de poitrine il est recommandé comme calmant. Les usages du miel sont plus multipliés en pharmacie qu'en cuisine. On prépare avec le miel des oxymélites, des sirops ; on édulcore des tisanes ; on fait des électuaires, des bols, etc. ; il se donne encore en lavements.

Quant à ses propriétés alimentaires, il rentre dans la classe des aliments respiratoires ; seul, il ne saurait suffire à la nutrition.

On prépare avec le miel une liqueur fermentée connue sous le nom d'*hydromel*, dont les peuples du Nord font un grand usage.

15.

HYDROMEL, OU VIN DE MIEL.

Voici la manière dont on prépare l'hydromel en Russie et en Pologne :

Miel, une partie.
Eau de rivière, trois parties.
Gingembre,
Muscade,
Girofle,
Thym,
Sauge,
Hysope,
Romarin,
Levure de bière,
} Quantité indéterminée, selon le goût du fabricant.

Toutes ces substances étant mises dans un cuveau, on laisse la fermentation s'y établir, dans un endroit dont la température est de dix-huit à vingt degrés. Au moment où la fermentation commence à se ralentir, on soutire le liquide et on le met en bouteilles, qu'on bouche fortement.

En Pologne, on donne le nom de *Lipets* à un hydromel aussi limpide que le bon vin de Champagne, qui petille, mousse comme lui, et que bien des gens préfèrent à ce vin, soit pour la saveur, soit pour le piquant. C'est à la bonté du miel que le *Lipets* doit sa supériorité.

Les anciens avaient exalté les propriétés du miel ; ils considéraient son usage comme un moyen de conserver la santé et d'atteindre une longévité reculée. — Pline le nomme le *divin nectar;* — Virgile, le *don céleste;* — Dioscoride, un *présent des dieux.—* Pythagore dut, selon Laerte, sa longévité à l'usage du miel. — Pollion, qui vécut près de cent ans, prenait, chaque jour, une certaine quantité de miel. Auguste lui ayant demandé par quels moyens il avait pu conserver une santé si robuste dans un âge si avancé, il lui fit cette réponse : « J'ai usé de l'huile extérieurement et du miel à l'intérieur.

Le bon miel est blanc, épais, un peu grenu, transparent, d'une odeur aromatique et d'un goût agréable.

Pour conserver le miel, il faut le placer dans un endroit frais, afin de prévenir sa fermentation. Voici un excellent procédé pour purifier le miel et faire une espèce de sirop :.

Prenez :

Bon miel.	3	k.	
Eau de fontaine.	1	k.	
Craie réduite en poudre. .	» »	90	gr.
Charbon pulvérisé. . . .	» »	150	gr.
Blancs d'œufs	» »	12	gr.
Eau.	» »	500	gr.

Les blancs d'œufs doivent être battus dans les

cinq cents grammes d'eau ; puis on les incorpore dans la masse, lorsqu'elle est en ébullition.

Après deux bouillons, on retire du feu et l'on passe à travers un tamis de crin.

Cette liqueur sirupeuse, étant placée dans un endroit frais, peut se conserver indéfiniment.

Avant de terminer cet article, nous n'oublierons pas de mentionner la fabrication des pains-d'épices, sous toutes les formes : *nonnettes*, *croquettes*, *couronnes*, *pavés*, etc. Cette sorte de pain se fait avec un tiers de seigle, deux tiers de froment et une solution de miel dans l'eau nécessaire pour former la pâte. Lorsque le pain-d'épice est fait avec des farines et du miel de bonnes qualités, il passe pour être rafraîchissant et légèrement laxatif; mais on ne doit en manger que fort peu, parce qu'il est indigeste.

CHAPITRE XXI

CAFÉ, — CHOCOLAT, — THÉ.

§ Ier

CAFÉ.

Le café est originaire d'Arabie ; c'est dans les environs de Moka que croissent les caféiers qui fournissent le meilleur café et le plus aromatique. Au commencement du siècle dernier, l'arbre à café fut transporté à Java, à Ceylan, aux Antilles, à la Martinique, à Bourbon, à l'île de France, etc., etc. Sur ce nouveau sol, le caféier produit un café moins estimé que celui de Moka, mais plus abondant. Aux colonies, les caféiers fleurissent deux fois par an, et chaque floraison dure cinq à six mois.

Les variétés de café qui arrivent en Europe sont nombreuses et dépendent de circonstances dont il est difficile de préciser l'action. Néanmoins, le climat, la nature du sol, le mode de culture ont une grande influence sur ses qualités.

La composition chimique du café est des plus complexes; on peut en juger par le relevé suivant.

Sur cent parties de café, l'analyse a trouvé :

Cellulose.	34
Eau hygroscopique	12
Substances grasses	13
Glucose et dextrine	15
Légumine, caféine	10
Chloroginate de potasse et de caféine.	5
Organisme azoté	3
Caféine libre.	0,8
Huile essentielle concrète. . . .	0,004
Essence aromatique suave. . . .	0,002
Potasse, magnésie, chaux, acide phosphorique, silicique, sulfurique, etc.	0,697

Avant de préparer l'infusion de café, on soumet ces grains à la torréfaction; cette opération développe l'arôme délicieux qu'on lui connaît. La torréfaction doit être légère et conduite à point; une torréfaction prolongée aboutit à une caramélisation et communique au **café** une odeur désagréable.

Les cafetières les plus favorables à l'infusion sont celles qui chassent la vapeur d'eau bouillante à travers la poudre de café et qui opèrent immédiatement une filtration par le vide qui se fait à la partie inférieure.

Un litre d'eau bouillante filtré sur cent grammes de poudre de café torréfié, jusqu'à la couleur blonde seulement, dissout vingt-cinq grammes de substances. — Lorsque la torréfaction a été poussée jusqu'à la couleur marron, les cent grammes de poudre de café ne cèdent plus à l'eau que dix-neuf grammes de substances. Ainsi, on voit qu'il est avantageux de ne pas faire subir au café une torréfaction trop avancée ; car, l'infusion la plus nutritive, la plus aromatique, n'est pas celle qui offre la couleur la plus foncée.

DES EFFETS DU CAFÉ SUR L'ORGANISME.

L'infusion de café produit de nombreux effets sur l'organisme humain. Les plus remarquables de ces effets sont une excitation cérébrale accompagnée de sensations agréables. Loin d'enivrer et d'engourdir les sens, comme les boissons narcotiques et alcooliques, le café facilite la veille et dispose aux travaux intellectuels. Mais la stimulation nerveuse ne se manifeste point de la même manière chez tous les individus ; les tempéraments, les idiosyncrasies, les dispositions particulières modifient son action, la développent ou l'affaiblissent. Telle est probablement la cause de la divergence des opinions sur l'influence du café. — Les sujets nerveux, excitables, à la suite de l'ingestion d'une tasse de café noir, éprouvent une exaltation des facultés physiques et morales; le cœur bat plus vite et plus fort, les yeux brillent d'un éclat inaccoutumé, les idées sont plus nettes, la parole est plus facile, le corps entier participe à ce bien-être momentané. — Les sujets lymphatiques, de même que les personnes habituées depuis longtemps au café, n'éprouvent que faiblement son action qui finit, plus tard, par devenir tout à fait nulle.

Les antagonistes du café lui reprochent son excitation intellectuelle, précisément parce qu'elle use le cerveau et peut déterminer une mort anticipée ou une vieillesse improductive. L'observation est loin de légitimer une semblable assertion, et l'on peut leur citer comme exemple Voltaire et Fontenelle, deux grands buveurs de café; le premier mort à quatre-vingt-quatre ans, suite d'une imprudence; le second mort centenaire.

Les ennemis du café vous disent bien plus haut, que le café dessèche les fibres et diminue l'embonpoint. Ce reproche n'est nullement fondé, puisqu'on voit, par le monde, beaucoup plus de personnes grasses buvant du café, que de personnes maigres. On sait que l'usage du café contre les maux de tête est une pratique vulgaire qui a bien sa valeur. — On ne saurait nier que le café apaise et dissipe les vapeurs de l'ivresse ; on l'administre également avec succès dans les cas de narcotisme ; c'est un des antidotes de l'opium et des poisons stupéfiants. Enfin, il combat ou prévient certaines dispositions maladives ; le plus grand nombre des observations prouve que l'usage modéré du café est plutôt utile que nuisible.

Beaucoup prétendent, d'après l'illustre Liebig, que le café, bu après le repas, arrête la digestion ; mais, un plus grand nombre certifient le contraire et prouvent la fausseté de cette assertion par une pratique journalière ; d'où est venue la coutume de *la tasse à café après dîner*.

RÔLE DU CAFÉ DANS L'ALIMENTATION.

Déjà, depuis bien des années, on avait observé que le café *tenait longtemps à l'estomac*, c'est-à-dire retardait la sensation de la faim ; qu'il soutenait les forces des hommes soumis à de rudes travaux physiques ou à de pénibles voyages. M. de Gasparin, témoin journellement de ce fait remarquable, en tira cette conclusion : « Le café a la propriété de rendre plus stables les éléments de notre organisme ; de telle sorte que, s'il ne pouvait par lui-même nourrir davantage, il empêcherait de *se dénourrir*, en diminuant les déperditions. »

M. Payen, notre éminent chimiste, a voulu donner la raison de ce fait. Une infusion de café soumise à une scrupuleuse analyse lui a fourni les résultats suivants :

	Substances solides.	Substances azotées.	Matières grasses salines, sucrées.
1/2 litre d'infusion de café	9 gr. 5	4 gr. 53	4 gr. 97
1/2 litre de lait.	70	45	25
Sucre. . , , , . .	75	»	75
Total . . ,	154,05	49,53	104,97

D'après ce tableau, le café au lait représente six fois plus de substances solides et trois fois plus de matière azotée que le bouillon de viande. Donc, il n'y a rien d'étonnant qu'il répare et soutienne les forces sous un petit volume. A ce point de vue, le café possède des propriétés nutritives très-étendues et acquiert une valeur réelle comme substance alimentaire,

Devant ces faits, que penser des hommes de l'art qui proscrivent le café au lait comme une pauvre nourriture et donnant lieu, chez la femme, à une triste incommodité ? Dirons-nous que ces proscripteurs modernes du café ont répété ce qu'ont écrit leurs devanciers ; d'abord, sans réfléchir à la composition chimique du café, ensuite sans prendre garde à cet autre fait : les femmes de la campagne qui prennent leur café au lait chaque matin ne sont nullement sujettes à l'incommodité des flueurs blanches, parce que l'air pur qu'elles respirent et leur vie active les mettent à l'abri de cette affection? Alors, pourquoi mettre sur le compte du café, ce qui est le résultat de la vie nonchalante des villes, de l'air vicié que les femmes respirent dans les théâtres, bals et autres réunions publiques ; et encore de l'excitation perpétuelle dans laquelle vivent les dames de Paris ; de la mauvaise habitude de se coucher souvent à l'heure où on doit se lever. Et, pour les femmes de la classe pauvre, l'air confiné des locaux étroits, insalubres , l'excès de travail, une nourriture mauvaise ou peu réparatrice, etc., etc.? Toutes ces causes sont plus que suffisantes pour frapper les femmes de leucorrhée, sans qu'il soit besoin d'en accuser le café. (Voyez l'*Hygiène du Mariage*, où cette question est traitée pour les gens du monde).

FALSIFICATIONS DU CAFÉ.

Les falsifications du café en grains se rencontrent dans le mélange d'un café avarié avec un café sain. Ainsi, pendant le transport, les cafés qui ont été mouillés et qu'on a ensuite fait sécher ont perdu la plus grande partie de leur matière aromatique. On peut, par un simple essai, reconnaître cette falsification.

Une autre falsification très-rarement usitée, c'est le mélange, à du vrai café, de grains en terre glaise verdâtre, imitant parfaitement la forme des grains de café; ces grains factices, mêlés avec les grains naturels dans la proportion d'un vingtième, éclatent à la torréfaction et démontrent ainsi la fraude.

Les falsifications du café *en poudre ou moulu*, sont beaucoup plus nombreuses et plus fréquentes; c'est ordinairement une addition de chicorée torréfiée qui constitue la fraude. Les connaisseurs de café reconnaissent facilement cette fraude au goût; car l'infusion d'un café mélangé de chicorée, n'est plus aussi aromatique; cette infusion affecte même assez désagréablement le palais. Différents essais ont été proposés pour découvrir cette falsification; mais, n'étant pas à la portée de tout le monde, nous les passerons sous silence, et renverrons le lecteur à l'ouvrage de M. Chevalier sur les falsifications alimentaires.

DE LA CHICORÉE.

A une glorieuse époque où toutes les nations de l'Europe s'étaient coalisées contre la France, les arrivages des sucres et des cafés étant devenus très difficiles, le génie français découvrit le sucre de betterave et torréfia la chicorée pour remplacer le café, ou plutôt pour opérer un mélange dont le prix devînt accessible à toutes les bourses. La saccharification de la betterave fournit toujours la plus grande partie des sucres ; mais la chicorée n'est plus employée que par la classe pauvre, qui semble préférer à la saveur exquise d'une infusion blonde de café, la couleur plus foncée d'un café noirci par la chicorée et d'une âcreté repoussante.

Les chicorées que débite le commerce sont rarement pures ; elles contiennent presque toujours des substances étrangères et quelquefois nuisibles. Pour éclairer le lecteur sur la diversité de ces substances, nous donnerons quelques lignes d'un rapport fait par la commission sanitaire de Londres.

Cette commission a constaté, dans les divers échantillons de chicorée, pris au hasard chez plusieurs marchands, « la présence de sciure de bois d'acajou, de tan épuisé en poudre ; de foie de cheval, également pulvérisé ; de cinabre, d'ocre rouge ; de pois et lentilles torréfiés et réduits en poudre ; enfin, de diverses matières terreuses de couleur foncée. »

Nous pensons que de tels éclaircissements doivent un peu refroidir les consommateurs de chicorée.

§ II

DU CHOCOLAT.

Le chocolat est un aliment composé de *cacao* et de

sucre. Le cacao est l'amande fournie par le fruit du cacaotier (THÉOBROMA CACAO, *nourriture des dieux*). Le cacaotier croît naturellement dans les forêts de l'Amérique méridionale. Sa culture fut introduite dans les colonies françaises vers la fin du dix-septième siècle. Ce sont les Espagnols qui, après la conquête du Mexique, ont importé le cacao en Europe ; ce sont également eux qui ont fabriqué les premiers chocolats.

COMPOSITION CHIMIQUE DU CACAO, D'APRÈS M. BOUSSINGAULT.

Matière grasse (beurre de cacao) . . .	44
Albumine.	20
Théobromine (caféine)	2
Gomme.	6
Amidon (cellulose).	13
Substances colorantes minérales. . .	4
Eau.	11
	100

Cette analyse démontre que le cacao contient plus de matière azotée que le froment et vingt fois plus de substances grasses ; de plus, de l'amidon et un principe aromatique qui en facilite la digestion. Donc, le cacao, mélangé à son poids égal de sucre et formant, après une série de manipulations, le produit connu sous le nom de *chocolat,* est un aliment substantiel, réparateur, et très-propre à relever les forces épuisées.

DES DIVERSES QUALITÉS DE CHOCOLATS.

La bonne qualité du chocolat dépend naturellement de la qualité du cacao et des soins donnés à sa fabrication. Le cacao *Caraque* est le plus estimé; le cacao *des Iles* lui est inférieur. On peut réduire à deux espèces les variétés de chocolat: la première est le chocolat *de santé*; la seconde le chocolat *vanillé*.

De tous les chocolats, celui de *santé* repose sur les éléments les plus simples; il est uniquement composé de cacao et de sucre. Les estomacs excitables, les convalescents d'affections gastriques, les bilieux et les nerveux doivent user de ce chocolat de préférence à tout autre. Il nourrit, répare les pertes sans stimuler; c'est un bon stomachique pour ceux qui le digèrent bien.

Le chocolat *vanillé* ne diffère du premier que par l'addition d'une certaine quantité de vanille; il est plus flatteur à l'odorat, plus agréable au goût; il stimule légèrement la membrane muqueuse de l'estomac, et cette stimulation le rend plus digestible. Il convient aux lymphatiques, aux estomacs paresseux, qui ont besoin d'être stimulés, et aussi à toutes les personnes qui ont les organes de la digestion dans leur état de santé.

Mais, il faut le dire, dans beaucoup de chocolats étiquetés à la *vanille*, il n'entre pas un atôme de vanille, à cause de la cherté de cette substance. On lui donne le parfum de vanille avec du benjoin; on y met aussi de la cannelle et autres aromates très-excitants, ce qui rend ce chocolat nuisible à beaucoup d'estomacs. La fureur du *bon marché*, en France, a forcé les fabricants en tous genres d'altérer leurs produits pour y trouver un bénéfice; car, d'après le prix élevé des matières premières, ils seraient en perte s'ils livraient à bas prix la qualité supérieure. C'est pourquoi les personnes sensées qui veulent avoir du vrai chocolat à la vanille, doivent l'acheter dans une des grandes fabriques de la capitale, dont la réputation de probité est une garantie. On le paie plus cher, mais on n'est pas trompé. Du reste, le proverbe qui dit que le *bon marché* est toujours cher est strictement vrai.

La facilité avec laquelle on incorpore, dans la pâte de cacao, toutes sortes de substances, a permis de fabriquer diverses sortes de chocolats hygiéniques et médicinaux. Les inventeurs se sont largement exercés sur ce genre d'industrie; parmi les nombreuses variétés de ces sortes de chocalats, nous citerons les

Chocolat analeptique.
Chocolat tonique, stomachique.
Chocolat pectoral.

Chocolat ferrugineux ou martial.
Chocolat pharmaco-dynamique.
Chocolat purgatif.
Chocolat anthelmintique (contre les vers).
Chocolat aphrodisiaque.
Chocolat homœopathique.
Chocolat incrassant (propre à engraisser).
Chocolat des affligés (à l'ambre).

Et beaucoup d'autres qu'il serait trop long d'énumérer. Lorsque ces chocolats médicinaux sont fabriqués par des hommes compétents ou sous leur surveillance, on peut en faire usage avec confiance; mais lorsqu'ils proviennent d'industriels qui n'ont d'autre but qu'un sordide intérêt, on doit s'en méfier, par la raison que, le plus souvent, ces chocolats ne contiennent point les substances annoncées dans le prospectus. Ainsi, par exemple, les *chocolats analeptiques*, qu'on annonce au salep, au sagou, à l'arow-root, n'en recèlent pas un atôme; c'est tout bonnement de l'amidon ou de la fécule de pommes de terre qui remplacent ces produits exotiques. Bien que cette fraude n'entraîne aucun danger pour la santé, elle n'en est pas moins un abus de confiance que l'autorité devrait réprimer.

Il existe d'autres falsifications beaucoup plus criminelles; nous voulons parler de l'incorporation dans le chocolat des farines de pois, de fèves, de lentilles, de vesces, etc.; et de l'introduction de beurre, de graisse pour remplacer une partie du cacao. Ces falsifications n'ont lieu que pour les chocolats *à bon marché*; il est aisé de les reconnaître à la dégustation et à l'odeur; car, au bout de quelque temps, la graisse ou le beurre se rancit et communique sa rancidité aux tablettes de chocolat; cette mauvaise odeur se manifeste surtout lorsqu'on les fait fondre dans l'eau.

Le bon chocolat, bien fabriqué, offre une cassure nette et de couleur uniforme; tandis que le chocolat falsifié offre une cassure graveleuse. — Mis dans la bouche, le bon chocolat s'y fond aisément, en lui communiquant son arôme. Le mauvais chocolat se fond difficilement et rend la bouche pâteuse. Lorsqu'on prépare à l'eau ou au lait le bon chocolat, l'odorat est délicieusement affecté de l'arôme de cacao que développe l'ébullition. Le chocolat falsifié par des fécules ou des farines, répand une odeur de colle. Enfin, il est des chocolats à bon marché qui, en vieillissant, répandent une odeur de fromage, ceux-là devraient être saisis par la police, car ils ne peuvent qu'être nuisibles aux personnes qui les mangent.

Le bon chocolat, nous le répétons, est un aliment aussi sain que facile à digérer; très-riche en sucs nutritifs, il s'assimile promptement et répare les forces épuisées; il convient à tous les tempéraments et particulièrement aux personnes débilitées par suite d'excès ou de maladies.

A Paris, où la fabrication du chocolat s'opère en grand, il existe plusieurs fabriques de premier ordre à la tête desquelles se place la *Compagnie Coloniale.* Les chocolats de cette maison, dont la réputation méritée grandit tous les jours, sont faits avec des cacaos et des sucres de premier choix ; de plus, les soins éclairés qui président à leur fabrication , les immenses ressources dont dispose cette Compagnie, son incontestable probité, sont les garants de la supériorité de ses produits. En effet, l'on peut , en toute confiance, acheter les chocolats portant la marque de la *Compagnie Coloniale*, avec la certitude de ne pas être trompé. Il serait à souhaiter, dans l'intérêt de la santé des consommateurs, que toutes les fabriques de chocolats marchassent sur les traces de *cette maison modèle.*

Forcé de garder un régime sévère par cause d'une maladie nerveuse gastro-intestinale, nous avons essayé de tous les chocolats de la capitale ; et, nous devons le dire à la louange de la *Compagnie coloniale*, son chocolat de santé est le seul que nous ayons pu digérer facilement. C'est pourquoi nous le recommandons aux personnes affligées d'irritation d'entrailles, comme devant leur procurer quelque soulagement.

ROLE DU CHOCOLAT DANS L'ALIMENTATION.

Le chocolat, par sa composition élémentaire de cacao et de sucre, est un aliment respiratoire, c'est-à-dire propre à entretenir la chaleur vitale. En raison de la matière grasse du cacao, il concourt aussi à nourrir le tissu graisseux du corps ; enfin, les substances azotées qu'on y a découvert, servent naturellement à entretenir les tissus fibreux en réparant leurs pertes ; d'où l'on peut conclure que le chocolat fabriqué avec des matières de premier choix est un aliment complet.

On a beaucoup écrit et beaucoup discuté sur les propriétés du chocolat et sur les tempéraments auxquels il est favorable ou défavorable ; et, il faut le dire, ces doctes écrits, ces savantes discussions, n'ont encore abouti à rien de bien positif.

Les hommes de l'art ne s'accordent pas entre eux au sujet des qualités digestibles du chocolat et sur son rôle dans l'alimentation. Les uns disent qu'il est lourd ; les autres prétendent, au contraire, qu'il est léger. — Ceux-ci le proscrivent du régime des sanguins et des bilieux ; ceux-là l'ordonnent aux personnes de ces tempéraments, comme appartenant à l'alimentation douce. — Plusieurs conseillent le chocolat de santé aux convalescents ; — un plus grand nombre pensent que c'est un aliment trop lourd pour des personnes qui relèvent de maladie. Enfin, les opinions de ces Messieurs sont tellement divergentes et contradictoires, qu'après avoir lu leurs écrits, on ne sait plus qui écouter, qui croire. On reste indécis, sans oser prendre une détermination pour ou contre. Que faire donc, en pareille circonstance ; se ranger du côté de l'expérience. En effet, le temps et l'expérience, ces deux grands maîtres, ont démontré et démontrent tous les jours, que le bon chocolat bien fabriqué et bien préparé est un aliment aussi agréable que salutaire ; qu'il nourrit et se digère bien ; qu'il est très-favorable aux personnes de cabinet, aux écrivains et à tous ceux qui se livrent aux travaux intellectuels ; qu'il convient aussi bien en voyage qu'à la maison ; que les estomacs les plus faibles s'en accommodent très-bien, et qu'il est enfin la dernière ressource dans les affections du pylore. Si l'expérience proclame si haut les bienfaits du chocolat, il nous semble peu sage de proscrire cet aliment à une foule de personnes parce qu'elles sont de tel ou tel tempérament. — Pourquoi défendez-vous de déjeuner au chocolat à mon frère ? demandait une dame à son médecin. — Parce qu'il est d'un tempérament bilieux, lui répondit le docteur, et que le chocolat ne convient pas à ce tempérament. — C'est, hélas ! un bien malheureux tempérament que celui-là, repartit la dame ; car figurez-vous, docteur, qu'on lui défend le café, les fruits, les fécules,

16.

le lait, le vin, le gibier, les omelettes, les pâtisseries, gâteaux, sucreries confitures, liqueurs, etc., etc., de telle sorte que, s'il écoutait les gens de l'art, il ne mangerait que du pain et ne boirait que de l'eau; mais, comme il se porte à merveille, il mange tout ce qui lui fait plaisir, même le chocolat que vous lui dé-fendez et que son estomac n'a jamais refusé de di-gérer.

Là-dessus, le docteur fronça le sourcil, salua la dame et ne revint plus.

Certainement il est des personnes qui ne digèrent pas bien le chocolat, comme on en trouve qui ne peu-vent digérer les choux, les navets, les câpres, etc., cela signifie que chaque estomac possède un instinct qui lui est propre; et, si l'on veut lui ingérer ce que son instinct repousse, il le rejetera, ou la diges-tion sera laborieuse, pénible et fatigante. C'est donc à chaque individu à s'observer, à consulter cet ins-tinct, afin de le respecter et de s'abstenir de tout ce qui peut lui être antipathique. Ce n'est point parce qu'on est bilieux que le lait, le chocolat, les fruits mûrs, les confitures, sucreries, etc., doivent être proscrits de votre nourriture; c'est lorsque ces subs-tances répugnent à votre estomac et que la digestion s'en opère difficilement. Quand l'estomac les reçoit et les digère bien, vous auriez tort de vous en pri-ver; savourez-les, et ne tenez aucun compte des graves défenses de nos systématiques. Parce qu'un bilieux aura mal digéré une tasse de chocolat, il faudra défendre ce délicieux aliment à tous les bilieux qui existent!!! C'est un paradoxe à exciter votre hilarité, n'est-ce pas? Eh bien! lisez tous les ouvrages qui traitent des aliments, tous les traités de bromatologie, d'hygiène, et les dictionnaires de santé, lisez, et vous verrez si ce que j'avance n'est pas l'exacte vérité.

Mais, revenons aux propriétés du chocolat; cet aliment n'étant qu'un *oleo-saccharum* (un composé de matières grasses et de sucre), il est peu de substances qui, à volume égal, contiennent plus de parties alimentaires, ce qui fait qu'il se digère et s'animalise presque en entier.

Les personnes qui digèrent mal le chocolat, devraient d'abord s'informer si le chocolat dont elles font usage est de bonne qualité et bien fabriqué. parce que le mauvais chocolat, celui, par exemple, dans lequel on a fait entrer des farines de fèves, de lentilles non décortiquées, doit nécessairement être de pénible digestion. Tandis que le chocolat non falsifié, le chocolat fait avec du bon cacao, se digère aussi facilement que les mets les plus légers; nous citerons, à ce sujet, l'observation de Brillat-Savarin.

« Quand on a bien et copieusement déjeuné, dit-il, si l'on avale sur le tout une tasse de bon chocolat, on aura parfaitement digéré trois heures après, et l'on dînera quand même... Par zèle pour la science, et à force d'éloquence, j'ai fait tenter cette expérience à beaucoup de dames craintives qui assuraient qu'elles auraient une indigestion... Elles s'en sont trouvées à merveille et n'ont pas manqué de glorifier le professeur. »

L'auteur du *Traité des plantes usuelles*, le docteur Roques, a écrit les lignes suivantes en faveur du chocolat :

« Le chocolat est digestif pour beaucoup d'estomac ; préparé au lait ou à l'eau, c'est un aliment de facile digestion. Pris le matin, à jeun, le chocolat est un aliment aussi sain que délicieux, surtout lorsqu'il est légèrement parfumé de vanille. L'homme de lettres, le savant, l'artiste, ceux qui se livrent aux travaux de l'esprit, s'en trouvent à merveille, et l'organe de la pensée n'aura pas à s'émouvoir du trouble de l'estomac. Les personnes nerveuses, sujettes à des spasmes, qui ne peuvent s'accommoder d'une alimentation chaude et stimulante, se trouvent très-bien de l'usage du chocolat, parce qu'il les soutient, les restaure sans laisser la moindre trace d'irritation dans les organes digestifs. Cette boisson alimentaire est aussi très-favorable aux sanguins et aux *bilieux!...* »

Voilà enfin un auteur qui le permet aux bilieux.

MANIÈRE DE PRÉPARER LE CHOCOLAT.

Chaque pays a son mode de préparation : les Américains râpent dans leur tasse le cacao qu'ils délaient avec de l'eau bouillante ; puis ils ajoutent le sucre et les aromates.

Les Espagnols et les Italiens ont aussi leur manière. Chez nous, Français, la meilleure préparation se fait ainsi :

On coupe par petits morceaux quarante-cinq grammes de bon chocolat qu'on fait dissoudre peu à peu dans cent cinquante grammes d'eau filtrée. On a soin de remuer continuellement avec une cuiller de bois jusqu'a ce que tout soit fondu ; puis on laisse bouillir pendant cinq ou six minutes, pour rendre le liquide plus onctueux, plus épais. Ainsi préparé, on le verse dans la tasse et on le sert aussitôt.

Lorsqu'on prépare le chocolat au lait, il faut toujours, en commençant, mettre un peu d'eau sur les morceaux de chocolat, afin d'en opérer plus facilement la dissolution.

§ III.

DU THÉ.

L'arbuste qui fournit le *thé* est originaire de la Chine et du Japon. Les Chinois le cultivent depuis un temps immémorial, et les Japonais lui attribuent une origine miraculeuse.

Après la cueillaison, les feuilles de thé sont soumises à divers manipulations qui ont pour but la *dessication* et le *roulage*. Cette dernière opération exige de grands soins et beaucoup d'habitude ; car mieux le thé est roulé plus il flatte l'œil. Nous n'entrerons point dans les détails de ces manipulations, qui sont étrangères à notre ouvrage ; on peut consulter, à cet égard, les traités sur la botanique.

Il existe en Chine une grande variété de thés : d'après la nomenclature extraite d'un manuscrit chinois, par le chimiste Klaproth, on en compterait au moins cinquante-six variétés ; chaque variété est suivie d'une ou plusieurs épithètes qui indiquent la localité d'où elle provient, sa forme, sa couleur et ses propriétés.

Dans le commerce européen, les thés sont divisés en deux grandes catégories : les thés *noirs* et les thés *verts*. D'après les renseignements pris sur les lieux mêmes, il paraîtrait que la distinction du thé vert et du thé noir n'est relative qu'au mode de préparation ; puisque les Chinois ont avoué qu'on pouvait faire, indistinctement, du thé vert ou du thé noir avec les feuilles du même arbre.

THÉS NOIRS.

Pekoe ou *pak-ho*. — Le plus délicat, le plus parfumé des thés noirs, et aussi le plus cher. Son infusion rappelle la saveur de la noisette fraîche.

ORANGE PEKOE. — Le mot orange a été ajouté par les Anglais, probablement à cause de sa couleur. Son infusion est assez agréable ; mais elle se fait rarement pure ; on y ajoute presque toujours une partie de thé souchong.

COUGO. — C'est cette variété de thé qui, en Chine, compose la boisson journalière des habitants ; sa saveur est légèrement amère ; on préconise ses propriétés bienfaisantes.

SOUCHONG. — On le considère comme le plus fort des thés noirs. Il se récolte sur l'arbrisseau qui fournit le pekoë, et n'en diffère que parce qu'il a été cueilli quelques mois après le pekoë, ses feuilles étant arrivées à maturité. Son mélange avec le pekoë forme une boisson délicieuse, au dire des amateurs.

POUCHONG. — Son arôme suave et pénétrant, sa légèreté, ses vertus bienfaisantes, le rendent supérieur au souchong.

KIEN-POEY. — Cette variété a beaucoup de ressemblance avec le souchong, mais elle lui est inférieure. En Angleterre, on ordonne le kien-poey comme boisson rafraîchissante.

THÉS VERTS.

HYSON. — De tous les thés verts c'est le plus estimé; il provient de la première récolte. Sa feuille exige une infusion plus prolongée pour développer l'arôme; elle s'ouvre alors entièrement. Sa saveur est un peu âcre.

Hyson junior. — Lorsque cette variété est naturelle, sans aucun mélange, sa feuille est petite, crispée, d'un vert jaunâtre. Sa saveur est agréable et son parfum offre de l'analogie avec celui de la violette.

Hyson-schoulong. — Variété assez rare qu'il faut commander une année d'avance pour en obtenir du véritable. Son arôme, assez développé, n'a aucune ressemblance avec celui des autres thés.

Poudre a canon, ou *thé perlé* — Ce thé n'est autre que le hyson, dont les feuilles les plus petites et les mieux roulées ont été triées. Sa teinte est vert-foncé; il est nécessaire de faire infuser plus longtemps ses feuilles pour obtenir leur déploiement.

Thé impérial.— De même que le précédent, il provient du triage de l'hyson. Il existe en Chine un thé impérial, spécialement réservé pour la maison de l'Empereur, et qu'on ne trouve jamais dans le commerce.

Tun-ké. — Cette variété, peu estimée, provient de la récolte d'été; son infusion, d'une couleur jaunâtre, a la saveur désagréable du poisson frais.

COMPOSITION CHIMIQUE DU THÉ, D'APRÈS M. MULDER.

	Thé vert.	Thé noir.
Huile essentielle,	0,79	0,60
Chlorophylle (matière verte),	2,22	1,84
Cire,	0,28	»
Résine,	2,22	3,64
Gomme,	8,56	7,28
Tannin,	17,80	12,88
Théine (ou caféine),	0,43	0,46
Matière extractive,	22,80	21,36
Substance colorante propre,	23,60	19,12
Albumine,	3	2,80
Cellulose,	17,08	28,32
Matières minérales,	5,56	5,24

D'après une analyse plus récente de M. Péligot, professeur au Conservatoire des arts et métiers, les proportions de théine et de matières azotées seraient plus du double de celles énoncées ci-dessus. Les recherches de ce savant ont aussi démontré que les thés noirs contiennent plus d'eau que les thés verts

MANIÈRE DE PRÉPARER L'INFUSION DE THÉ.

Quoique le procédé de l'infusion soit des plus simples, il est néanmoins nécessaire de bien diriger cette petite opération pour obtenir tout l'arôme du thé. La quantité convenable ayant été jetée dans la

17

théière, on commence par l'arroser avec un peu d'eau bouillante, que l'on décante presque aussitôt pour laver la superficie des feuilles. Cela fait, on verse la totalité de l'eau, *toujours bouillante*, et on laisse infuser pendant quelques minutes. Il faut avoir soin, lorsqu'on veut servir plusieurs autres tasses, après les premières, de ne vider la théière qu'à moitié et de la remplir d'eau immédiatement. En usant de cette précaution, le thé destiné au second tour a le temps d'infuser pendant qu'on boit les premières tasses. La quantité de thé pour un litre d'eau bouillante est de vingt grammes. Dans les mêmes proportions, le thé vert contient plus de matières dissoutes que le thé noir; c'est ce qui explique son action plus énergique sur le système nerveux.

Si, après avoir épuisé la portion aromatique du thé, on verse dessus une nouvelle dose d'eau bouillante, alors l'infusion est amère. Si l'on faisait bouillir ces mêmes feuilles épuisées, l'amertume plus prononcée et une odeur de foin se manifesteraient. Ces derniers résultats prouvent que, pour être agréable et parfumée, l'infusion du thé doit être légère.

DES DIVERSES INFLUENCES DU THÉ NOIR ET DU THÉ VERT SUR L'ÉCONOMIE HUMAINE.

D'après les hygiénistes et les consommateurs qui

ont observé sur eux-mêmes l'action du thé, une grande différence existe entre les effets produits par le thé noir et ceux produits par le thé vert.

L'infusion du thé noir développe une excitation générale de durée plus ou moins longue, capable de relever l'énergie des individus affaiblis par la diète, par le froid ou les passions tristes. Le pouls ralenti s'accélère, les forces perdues reviennent et se soutiennent pendant quelques heures, sans laisser aucun malaise. Si l'infusion est très-chaude et est en assez grande quantité, elle détermine une accélération fébrile du pouls qui se termine par la sueur.

Le thé vert, après avoir provoqué une excitation générale assez intense, détermine des troubles nerveux caractérisés par des pandiculations, par une oppression et souvent des palpitations; puis des tremblements dans les membres, l'insomnie, une agitation nerveuse qui se termine par une faiblesse générale.

C'est particulièrement chez les personnes qui n'ont point l'habitude de cette boisson, qu'on remarque ces phénomènes; mais son usage continué les fait cesser peu à peu; le système nerveux s'accoutume à cette énergique influence et finit par ne plus rien éprouver de fâcheux.

Les amateurs qui veulent savourer l'arôme du thé vert sans en éprouver les inconvénients, pourront faire un mélange de trois parties de thé noir et d'une seulement de thé vert. — Ils pourront boire, sans crainte, l'infusion de ce mélange, hormis le cas où le tempérament de l'individu serait par trop excitable.

Le thé, pris avant le repas, excite, dit-on, l'appétit ; après le repas il facilite la digestion. La crème, le lait, le rhum ou l'eau-de-vie modifient les propriétés du thé et le rendent plus agréable à beaucoup de personnes.

En Russie et surtout en Angleterre, la consommation du thé est énorme ; elle dépasse quinze millions de kilogrammes. En France, l'usage du café l'emporte sur celui du thé, et la consommation de ce dernier produit est soixante-quatre fois moindre qu'en Angleterre.

Le thé, de même que le café, a eu ses enthousiastes et ses détracteurs ; la vérité est que, dans les contrées humides, froides et brumeuse, l'infusion du thé est salutaire, en ce sens qu'elle excite et favorise la transpiration cutanée. L'Angleterre, la Russie et la Hollande se trouvent bien de cette boisson ; il faut aussi tenir compte du tempérament national de ces contrées, où la population offre, en général, le tempérament lymphatique. Nous croyons que le thé ne saurait être aussi favorable aux sujets bilieux et bilioso-sanguins qui composent la majorité des peuples méridionaux. Au point de vue de ses propriétés diurétiques, digestives et diaphorétiques, nous sommes de l'avis des praticiens qui pensent que le thé devrait être réservé pour les circonstances où l'on a besoin d'un agent énergique contre le trouble des fonctions. L'usage habituel du thé finit par habituer le corps à son action, et, en cas de maladie, prive l'individu d'un moyen efficace de guérison.

CHAPITRE XXII

DES LÉGUMES VERTS OU FRAIS LES PLUS EN USAGE DANS L'ALIMENTATION.

Nous rangeons dans cette grande classe tous les légumes qui ne sont pas encore arrivés à maturité, les racines, les tiges, feuilles et autres parties de plantes vertes qui renferment dans leurs cellules des principes alimentaires.

L'horticulture sait, au moyen de certains procédés, hâter ou retarder la croissance des végétaux comestibles, augmenter ou diminuer leur volume ; s'opposer à la formation de la matière verte, en les soustrayant à la lumière, dans le but de les rendre plus tendres : le céleri, par exemple, les choux, cardons, salades de toute espèce et autres plantes potagères (1).

(1) Voyez, à ce sujet, notre ouvrage intitulé : *Les Parfums et*

Certaines feuilles, telles que les épinards, la laitue, la romaine, la chicorée, etc., se font cuire avant qu'elles n'aient atteint leur entier développement; les laitues, les romaines, les chicorées peuvent se manger crues ; mais, dans cet état, elles ne vont pas à tous les estomacs.

Quelques plantes légumineuses, les pois, les haricots et les fèves apprêtés pendant qu'ils sont verts, composent une nourriture douce, rafraîchissante, mais peu réparatrice.

§ Ier

Pois verts (petits pois). — Nous avons déjà dit que les pois secs étaient plus nourrissants que les verts; mais aussi de digestion moins facile. Les pois verts ou *petits pois* sont d'un goût fort agréable et très-recherchés parmi nous; lorsqu'ils sont bien préparés avec du beurre frais et quelques jaunes d'œufs, ils se digèrent fort bien, sans causer les flatuosités dont on accuse les pois secs. Les personnes qui ont l'estomac délicat et les convalescents peuvent se permettre les petits pois, lorsqu'ils sont peu développés et que leur enveloppe n'est pas encore formée. Dans le cas où les pois verts sont un peu avancés, il convient pour ces personnes de les ré-

les Fleurs, où se trouve tout ce que l'horticulture offre de remarquable et de curieux. — Chez Dentu, Palais-Royal, à Paris.

duire en purée, de façon que les enveloppes restent sur la passoire ; avec cette précaution, elles peuvent les manger sans crainte, mais avec modération.

HARICOTS VERTS. — Les haricots verts, très-jeunes, dont la silique ne contient pas encore de graines, sont faciles à digérer, mais ne contiennent que peu de matière nutritive. On peut les permettre aux personnes délicates et même aux convalescents, car leur digestion n'a rien de pénible ; ils passent comme les plantes herbacées, donnant beaucoup d'eau et peu de matière solide.

LENTILLES FRAICHES. — Cueillies avant leur entière maturité et mangées fraîches, les lentilles sont tendres et faciles à digérer ; si on les laisse se dessécher, leur enveloppe se durcit et elles rentrent dans la catégorie des légumes secs, qu'il faut préparer en purée pour les rendre plus digestibles. Du reste, la lentille fraîche n'existe que dans le pays où on la cultive ; elle est généralement livrée à la consommation après sa complète dessication. — La lentille est très-nourrissante ; son enveloppe, qui est indigeste, lui donne un arôme agréable, qui n'existe plus dans la lentille décortiquée.

La purée de lentilles est un mets excellent et facile à digérer. Nous avons vu, plus haut, que *l'ervalenta* ou farine de lentilles décortiquées, était préconisée contre une foule d'indispositions. Sans aller aussi loin que son inventeur, nous pensons qu'on peut en

user sans aucune crainte ; elle appartient à l'alimentation douce et réparatrice.

ASPERGES. — On mange trois sortes d'asperges :
1° la *blanche*, qui est la plus hâtive. — 2° la violette,
plus grosse et fournissant deux fois plus que la
blanche, — 3° la verte, qui se mange presqu'en
entier.

L'asperge est un de nos meilleurs légumes ; elle
excite l'appétit, se digère facilement et nourrit bien :
c'est un mets aussi léger que sain et qui convient à
tous les estomacs, même aux convalescents. On prépare les asperges d'une foule de manières : à la
sauce blanche, à l'huile, à la crême, etc, on fait
d'excellentes garnitures avec des pointes d'asperges
et des omelettes délicieuses. L'odeur fétide que l'asperge communique aux urines, se change instantanément en odeur de violettes, en jetant quelques
gouttes d'essence de térébenthine dans le vase.

Les asperges conviennent parfaitement aux personnes affectées ou menacées d'asthme, d'hydropisie,
de goutte, de palpitations, d'étouffements, de maladies du cœur, d'anévrismes, de gonflement des
jambes, etc. ; car on a remarqué qu'elle avait une
influence sédative particulière sur le système nerveux.

SALSIFIS (à feuille de poireau). — Cette racine,
justement appréciée, est assez nourrissante et facile
à digérer ; elle ne développe point de flatuosités,

17.

ainsi que l'ont prétendu quelques auteurs ; bien au contraire, on peut la considérer comme une des substances alimentaires les plus salubres et ne causant aucune fatigue à l'estomac. Le salsifis qui n'a point dépassé l'époque de sa maturité est très-tendre, on peut le permettre aux convalescents et aux personnes les plus délicates. L'art culinaire le prépare de diverses manières : au gras, au maigre, frit, sauté, etc. La meilleure manière et la plus digestible est celle usitée à Lyon. Après la cuisson à l'eau salée on le réduit d'abord en purée, puis on le fait doucement mijoter dans une sauce blanche, avec addition de croûtons frits au beurre ; au moment de servir on le lie avec des jaunes d'œufs.

CAROTTES. — La carotte est une des plantes potagères dont l'art culinaire ne peut se passer, soit comme aliment, soit comme assaisonnement. On cultive plusieurs espèces de carottes, la rouge, la jaune, et la blanche ; la carotte dite de Crécy passe pour la meilleure ; elle est très-sucrée. Ce légume a été mis par les hygiénistes dans la classe des aliments flatulents et de digestion difficile. Cela est vrai pour les carottes anciennes, dures et presque ligneuses ; mais les carottes récentes, qui n'ont pas encore acquis leur entier développement, sont tendres, savoureuses, saines et se digèrent bien, lorsqu'on a su les faire cuire et les préparer convenablement.

Artichaut. — Les différentes espèces d'artichauts comestibles sont les blancs, les verts, les rouges et les violets ; ce sont ces derniers qui fournissent le plus à la consommation. On les mange crus et cuits. Crus, ils sont moins faciles à digérer que cuits. L'art culinaire sait varier à l'infini leur préparation ; tantôt ils servent d'entremets et tantôt de garniture. Les artichauts frits se digèrent bien, ainsi que ceux préparés ou au jus ou à la sauce blanche. Les préparations où il entre des assaisonnements stimulants, âcres, tels que l'ail, l'ognon, la moutarde, le poivre, etc., doivent être interdites aux estomacs délicats et aux convalescents. — Les artichauts dits à la vinaigrette ne leur conviennent pas davantage. Mais un artichaut bien cuit, soit à la maître-d'hôtel, soit à la sauce blanche ou en purée, se digère assez facilement et peut entrer dans leur régime.

C'est généralement dans les fricassées de poulets et dans les pâtés chauds que les culs-d'artichauts sont estimés. Un beau buisson d'artichauts frits est un mets qui flatte autant l'œil que le palais.

Navets. — Les navets tendres, à chair blanche, serrée et sucrée, sont les meilleurs des dix variétés qui existent. Les navets demi-tendres sont aussi très-bons, mais moins digestibles que les premiers. En général, les navets cultivés aux environs de Paris sont très-estimés.

Le navet tendre contient un jus sucré, mucilagineux, uni à un principe aromatique un peu âcre, qui se perd complétement par la cuisson. Sa pulpe, réduite en purée dans du lait sucré, fait un excellent potage. On peut aussi la préparer au gras ou au maigre; elle se digère assez facilement. Elle sert à varier le régime des sujets affectés d'irritations viscérales chroniques. On apprête les navets de diverses manières; c'est l'affaire du cuisinier. Mais, en général, c'est comme assaisonnement et pour donner du goût aux différents mets auxquels on l'associe qu'on utilise le navet. Les canards, les étouffés, etc., aux navets sont très-appréciés. Cette racine, d'un grand emploi dans la cuisine, sert à relever une foule de mets; elle n'est flatulente que lorsqu'elle est dure, poreuse, filandreuse, et, par conséquent, de mauvaise qualité.

Betteraves. — Il existe deux sortes de betteraves: la blanche et la rouge; on rencontre, dans le Midi, une variété jaune. La betterave est très-sucrée; elle contient 20 pour 100 de sucre. Il n'est personne qui ne sache que la betterave fait concurrence à la canne, et que la plus grande partie du sucre livré à la consommation se fabrique avec cette racine.

La betterave est rafraîchissante, calmante et très-légèrement purgative. Ses jeunes feuilles, cuites, peuvent remplacer les épinards; on les mélange aussi avec l'oseille pour amoindrir l'acidité de cette dernière. Les côtes larges sont utilisées, sous le nom

de cardons, avec lesquels on fait diverses préparations culinaires. Les betteraves se mangent apprêtées de différentes manières : au blanc, au roux, à la
crème, etc., et ordinairement en salade.

Relativement à la digestibilité de la betterave,
nous ne partageons nullement l'opinion des auteurs
qui ont écrit sur les aliments, et celle du plus grand
nombre, qui ont copié les premiers sans se donner la
peine d'expérimenter. Ils avancent tous que la betterave est facile à digérer ; c'est complétement inexact,
non pour les jeunes personnes, qui digèrent tout,
mais à l'égard des personnes d'âge ou d'un estomac
délicat. D'après nos observations particulières sur un
assez grand nombre de personnes d'un certain âge,
nous avons acquis la conviction qu'une partie de
cette racine est très-indigeste, ou, pour mieux dire,
ne se digère pas. Ce n'est point la pulpe sucrée qui
est indigeste, c'est le réseau parenchymateux qui la
contient. En effet, qu'on jette les yeux sur les fibres
parenchymateuses, on verra qu'elles sont très-dures
et réfractaires à l'action du suc gastrique ; on les
retrouve intactes dans les excréments, de même que
les enveloppes des légumineuses. Pour que la betterave soit facile à digérer, il faut la réduire en purée ;
alors toute personne peut en faire usage. Le lecteur
nous permettra de placer ici une courte digression
sur les purées.

Les sujets à la fleur de l'âge, ayant un estomac

exempt de toute atteinte et qui mènent une vie active, peuvent manger toutes sortes de légumes sans
incommodité, hormis les excès, bien entendu. Les
fonctions digestives possèdent une grande énergie
pendant la jeunesse ; le corps se développe, il a besoin d'aliments. L'exercice physique donne un appétit qu'il faut satisfaire ; alors, il n'est pas de
légume qui résiste à la puissance gastrique ; un
vieux proverbe dit : « A vingt ans, on digérerait du
fer. »

Mais, pour les personnes âgées, sédentaires, délicates ou convalescentes, les choses se passent autrement. La puissance gastrique a considérablement
diminué ; les fonctions digestives n'ont plus la même
énergie et sont plus lentes ; le moindre excès de
table est suivi d'un malaise d'estomac qui dure plusieurs jours. Nous conseillons à ces personnes qui,
généralement digèrent avec peine les légumes à enveloppes, de ne les manger que *réduits en purée*, ce
qui veut dire débarrassés de leur enveloppe. Au
moyen de cette précaution, elles pourront manger,
sans crainte, les légumes appelés flatulents ou oc-
casionnant des vents.

Si nous insistons sur les purées de légumes c'est
que l'expérience a établi qu'il n'est pas de régime
alimentaire complet, sans l'alliance des viandes aux
légumes. Nous ajouterons encore que le régime le
plus favorable à la santé se trouve dans la variété

des aliments ; c'est-à-dire qu'on doit, autant que possible, ne pas manger tous les jours les mêmes mets, qu'il faut varier son alimentation : aujourd'hui tel aliment et demain tel autre. La variété plaît à nos sens ; la monotonie leur est désagréable ; l'œil se fatigue à voir toujours le même objet, l'oreille à entendre le même son, le palais à éprouver la même saveur ; et pareillement pour l'estomac. Il faut donc ne pas le rassasier, ne pas le rebuter par le contact trop souvent répété du même aliment. Donc, la variété, dans l'alimentation, est une des conditions de bonne digestion.

PANAIS. — Vulgairement nommé *Pastenade*, le panais cultivé sert le plus ordinairement à aromatiser le pot-au-feu ; on ne l'emploie guère autrement. Cependant, cette racine, convenablement apprêtée, pourrait servir à varier l'alimentation. La cuisine, on ne sait pourquoi, le condamne à l'oubli.

CHOUX. — On cultive plusieurs espèces de choux : le chou *vert*, le chou de *Milan*, le *frisé*, le *cabus* ou *pommé natif*, le *cabus tardif*, le *chou cavalier*, le *chou-rave*, le *chou de Bruxelles*, etc.

Le chou contient beaucoup d'albumine végétale, un peu de fécule, une quantité notable de soufre et de nitrate de potasse. Le chou est lourd et long à digérer, ce qui a fait croire qu'il était très-nourrissant ; les matières sulfureuses qu'il récèle, déterminent ou des renvois ou des gazs intestinaux. Le chou ne convient qu'aux estomacs robustes, aux personnes menant une vie active ; les personnes sédentaires ou délicates doivent le proscrire de leur nourriture.

Les choux se préparent de beaucoup de manières et servent de garniture à plusieurs mets recherchés, la perdrix au choux, par exemple, et aussi la culotte de bœuf. Les choux au lard ont leur mérite et plaisent à beaucoup de personnes ; mais il faut posséder un bon estomac pour bien digérer l'un et l'autre.

La *choucroûte*, dont on fait un usage presque journalier dans certains départements, se prépare avec des choux hachés auxquels on fait subir une fermentation acide, au moyen d'une addition de sel et de genièvre. Il en résulte un aliment moins indigeste que le chou ; mais, qui, néanmoins, ne saurait convenir à tout le monde.

Choux-Fleurs. — Moins indigestes que les choux, dont nous venons de parler, le chou-fleur possède un goût plus agréable ; il est aussi plus délicat et se sert sur toutes les tables. C'est un légume sain, mais dont il faut manger modérément, parce qu'il est flatulent. Les estomacs faibles et les convalescents doivent, autant que possible, s'en abstenir.

On prépare ce légume au gras, au maigre, au fromage, frit, farcis, etc. On doit choisir les têtes blanches, serrées ; celles qui sont jaunâtres et grenées doivent être rejetées.

Choux de Bruxelles (*ou à jets*). — Les jeunes

pousses de ce chou sont tendres et d'une saveur moins âcre que le chou commun ; cuit et bien préparé, le chou à jets donne un mets assez estimé dont il faut manger avec modération, car il a les mêmes inconvénients que les autres choux.

CHOU-RAVE.—Ce légume, ainsi que son nom l'indique, participe du chou et de la rave. Lorsqu'il est encore fort jeune, sa racine est très-tendre et peut s'accommoder de diverses manières. On en fait des potages qui réunissen les deux saveurs du chou et de la rave. Les estomacs faibles et les convalescents doivent s'en abstenir parce qu'il est difficile à digérer et donne des vents.

PATATES OU BATATES. — Plante alimentaire très-importante en Amérique, où on en fait une énorme consommation ; c'est la pomme de terre du pauvre. Sa racine est grosse, charnue, riche en fécule ; elle a un goût très-sucré, qui s'oppose à ce qu'on puisse varier ses préparations culinaires. On connaît plusieurs espèces de patates dont les principales sont la blanche et la jaune, on a essayé de l'acclimater dans le midi de la France et l'on y a réussi ; néanmoins, ce légume est encore très-rare sur nos marchés. Nous considérons cette rareté comme très-fâcheuse parce que la patate est un aliment sain, délicat et de très-facile digestion, convenant aux personnes en état de santé et aux convalescents.

Avec les patates on prépare d'excellents gâteaux

soit au lait soit au beurre ; on les accommode en beignets, en frangipane, etc., etc.; nous faisons des vœux pour que sa culture devienne plus générale en France.

TOPINAMBOURS (OU POIRE DE TERRE). — Ce légume est originaire du Brésil et s'est fort bien acclimaté en France. Sa chair ferme et blanche a le goût d'artichaud. On l'emploie en cuisine comme la pomme de terre. Les convalescents doivent le rejeter de leur régime; et les personnes d'un certain âge doivent en user avec modération; car il est indigeste, il occasionne des renvois et des gazs intestinaux.

TOMATES. — Originaire des contrées tropicales, la tomate est aujourd'hui très-commune en France. Sa chair, d'un beau rouge, a une saveur aigrelette qui lui donne beaucoup d'importance dans l'art culinaire; on l'emploie fraîche et on en fait des conserves. La tomate se mange farcie, comme entremets. Son usage le plus fréquent est dans la préparation des sauces, coulis et gelées; elle communique aux mets auxquels on l'associe, une saveur fine et appétissante, du goût de presque tout le monde. La tomate est un fruit sain et de facile digestion, lorsqu'on n'en abuse pas.

CONCOMBRES. — Le concombre est rafraîchissant; il nourrit peu et se digère difficilement. On le prépare de diverses manières; farci avec de la viande, en matelotte, en ragoût, frit, en salade, etc. Les estomacs délicats doivent l'exclure de leur régime. Longtemps avant sa maturité, on le cueille pour le confire dans du vinaigre ; ainsi préparé, il prend le nom de cornichon ; c'est sous cette forme qu'il s'emploie comme assaisonnement.

MELONS. — Cette famille offre de nombreuses variétés ; on a divisé les melons en trois espèces : 1° les melons *brodés*, comprenant six variétés ; 2° les melons *cantaloups*, quatre variétés ; 3° les melons à écorce lisse, cinq variétés.

De toutes ces variétés, c'est le cantaloup à chair rougeâtre et parfumée qui est le plus estimé, le moins difficile à digérer ; sa chair, aqueuse et sucrée, calme la soif, rafraîchit, mais elle est lourde pour les estomacs délicats. Le melon se mange avant ou après le potage, avec du sel ou du poivre ; ou encore comme entremets, saupoudré de sucre. Un peu de bon vin vieux après le melon aide à sa digestion.

Les estomacs faibles, les convalescents et les personnes âgées doivent s'abstenir de ce fruit ; même en état de santé il faut être très-modéré dans son usage, car la chair du melon est lourde et difficile à dissoudre dans l'estomac. Une indigestion de melon est un accident grave qu'on doit redouter.

Le melon se prépare aussi en potage et en entremets ; cette dernière préparation exige toujours une addition de diverses substances propres à le relever.

Voici quelques indications pour choisir un bon melon :

Examiner la couleur ; qu'elle ne soit ni verte, ni trop jaune ; dans le premier cas, il n'est pas mûr ; dans le second, il est passé.

Tenir bien compte du poids ; s'il est trop léger, l'intérieur est creux, la chair sans suc. Lorsqu'il est trop pesant et qu'il ne résonne pas le creux, on peut augurer de sa bonté.

La queue ne doit pas être longue et les côtes s'offriront saillantes et bombées.

L'odorat est aussi un guide sûr dans le choix ; un melon sans parfum est voisin de la citrouille.

Potiron ou Citrouille. — La chair du potiron est saine, rafraîchissante, légèrement laxative et peu nourrissante. On fait avec des potages excellents, des purées, des crèmes, des flans, etc. C'est ordinairement au lait qu'on la prépare, avec addition de sucre. Il existe plusieurs variétés de potirons, les uns verts, les autres rouges, nommées *orangeries*, parce qu'ils ressemblent à une orange. — Les *giraumonts* sont les meilleurs et se font remarquer par leur dimension ; ils possèdent l'avantage de ne point absorber l'eau dans laquelle on les fait cuire.

Pastèque. — A l'époque de la maturité, sa chair est rosée ; les graines situées au centre sont noires. La pulpe de la pastèque est fondante et se résout dans la bouche en une eau sucrée. Dans les contrées mé-

ridionales on en fait, en été, une énorme consommation ; car, on peut en manger beaucoup sans être in-
commodé.

Aubergines. — L'aubergine est un fruit des pays
chauds. En Provence et en Italie on la farcit de
viande et de pain râpé ; puis on la fait cuire sur le
gril ou frire dans la casserole. On a cru ce légume
malfaisant, mais il n'en est rien ; la grande consommation qu'on en fait dans le midi de la France et
surtout en Espagne et en Italie, prouve que l'aubergine peut servir à l'alimentation.

Champignons. — La famille des champignons est
très-nombreuse ; elle renferme une foule de genres
et d'espèces, de forme et de dimension très-variées.

L'analyse chimique a trouvé dans la composition
du champignon :

De l'albumine,
De la gélatine,
De l'osmazôme,
De l'adipocire.

Ce sont de tous les végétaux ceux qui offrent une
plus grande proportion de matières azotées ; ils forment, pour ainsi dire, le chaînon qui rapproche le
règne végétal du règne animal.

Le plus grand nombre des champignons sont vénéneux, et les champignons comestibles demeurent

malfaisants, s'ils ne sont cueillis et mangés à point, c'est-à-dire peu de temps après leur cueillaison. Les champignons comestibles ont, en général, une odeur et une saveur agréables ; ils fournissent une nourriture chaude et substantielle ; mais se digèrent assez difficilement.

Les amateurs de champignons doivent étudier eux-mêmes les caractères qui distinguent les bons champignons des mauvais. Plusieurs monographies des champignons ont été faites par des hommes spéciaux ; on peut consulter celles de Bulliard et du docteur Roques où l'on trouve tous les renseignements nécessaires à cette étude.

Dans le cas d'empoisonnement causé par des champignons vénéneux, la première indication est d'administrer, *de suite*, un vomitif ainsi composé :

Émétique, 2 à 3 décigrammes.
Sulfate de soude, 12 à 15 gr.
Eau chaude, 500 gr.

On fait boire par verres et en augmentant la dose jusqu'à ce que le vomissement ait lieu.

Si les premiers secours étaient administrés trop tard, c'est-à-dire si les accidents sont survenus plusieurs heures après les avoir mangés, il est probable qu'une partie des champignons a passé dans l'intestin ; alors il faut recourir aux lavements purgatifs

Après les évacuations abdominales, qui sont tout à fait indispensables, on fait boire aux malades des tisanes, potions gommeuses, des émulsions éthérées, et l'on applique sur le ventre un large cataplasme de farine de lin. Lorsque ces secours sont insuffisants, la présence du médecin est de toute nécessité.

Voici une précaution à prendre lorsqu'on veut préparer des champignons. Mettez dans le vase où vous faites cuire vos champignons, la moitié d'un oignon blanc pelé. Si pendant l'ébullition la couleur de l'oignon passe au brun noirâtre, c'est un signe qu'il y a dans le nombre quelques champignons vénéneux, si, au contraire, l'oignon conserve sa couleur blanche, on peut les manger sans crainte.

Voici un autre moyen proposé par Frédéric Gérard qui répond de son efficacité :

Coupez les champignons en deux, laissez-les macérer, pendant deux heures, dans une quantité suffisante d'eau vinaigrée ; sortez-les ensuite du liquide de macération, et faites-les bouillir et blanchir pendant dix minutes dans de l'eau de rivière. Cela fait, vous pouvez manger impunément toutes sortes de champignons.

Sans révoquer en doute l'excellence du procédé Gérard, nous conseillons à nos lecteurs qui aiment les champignons, de ne faire usage que des *champignons de couche ;* on peut les manger sans la moindre appréhension ; tandis que parmi les champignons ré-

coltés dans les champs, il peut s'en glisser quelques-uns de vénéneux, et un seul suffit pour causer l'empoisonnement. A Paris, dans les hôtels, les tables d'hôtes, chez les restaurateurs et dans les autres établissements publics, on n'emploie, en cuisine, que des champignons de couche. Cette sage précaution rend les accidents fort rares ; sur une population de plus d'un million et demi, on n'entend presque jamais parler d'empoisonnement causé par les champignons.

TRUFFES. — Les truffes appartiennent à la famille des champignons ; elles sont, comme eux, des végétaux *cryptogames*. Il est certain que la truffe possède, ainsi que les autres plantes, des organes de reproduction ; néanmoins, malgré tous les efforts de l'art et de la science, il a été impossible de la soumettre à une culture régulière.

Les truffes croissent sous terre, à une profondeur de dix à vingt centimètres, quelquefois plus ; jamais elles ne se montrent à la surface du sol. Les truffes se récoltent dans divers départements de la France ; celles du Périgord et de Magny sont les plus estimées pour leur parfum. Il existe trois variétés de truffes : la noire, la rouge et la blanche. Cette dernière est la moins appréciée ; la rouge étant fort rare, l'usage en est restreint ; c'est la truffe noire qui est réputée la meilleure et dont la consommation est énorme. On se sert du cochon pour aller à la chasse aux truffes ; cet animal est très-friand de ce tuber-

cule ; son odorat, d'une grande finesse, le dirige
sur le terrain et, aux endroits où il soulève la terre
avec son grouin, l'homme fouille pour en retirer les
truffes.

Les bonnes truffes se reconnaissent facilement à
leur parfum suave ; elles doivent être légères relativement à leur volume et faire éprouver une espèce
d'élasticité au doigt qui les presse; il faut les manger fraîches; celles qui sont conservées par divers
procédés ont perdu la plus grande partie de leur
arôme et n'ont plus la même saveur.

Les truffes sont stimulantes, échauffantes; on
les dit même aphrodisiaques. Les estomacs faibles
les digèrent difficilement et doivent en être très-
sobres; pour eux, mieux vaudrait s'en passer. Les
diverses préparations culinaires auxquelles on les
soumet les rendent, à la vérité, plus digestibles;
mais, on ne doit jamais en faire abus.

Les truffes s'apprêtent de différentes manières;
leur emploi le plus fréquent est comme assaisonnement ou garniture. Les dindes, les poulardes, les
pâtés truffés et vingt autres mets que la truffe relève,
mettent les gourmets dans la jubilation. Enfin,
comme l'a dit un professeur, les mets truffés sont
les plus distingués que l'opulence puisse offrir à la
sensualité.

§ II

LÉGUMES HERBACÉS.

L'épinard est originaire de la Perse ; il n'y a que deux cents ans environ qu'on le cultive dans nos jardins. C'est le plus sain des légumes ; il convient à tous les estomacs ; on le donne aux convalescents et même aux malades, tant sa digestion est facile ; il est fort peu nourrissant ; sa propriété, légèrement laxative, le fait recommander aux personnes qui vont difficilement à la garde-robe.

Dans son *Traité des plantes usuelles*, le docteur Roques fait de l'épinard le plus pompeux éloge. D'après cet auteur, « les épinards triomphent des irritations d'entrailles ; l'hypochondrie, les hémorrhoïdes, les phlegmasies de la peau éprouvent une amélioration marquée par l'usage des épinards. La constipation rebelle cède beaucoup mieux à ce bienfaisant légume qu'aux pilules purgatives d'Anderson, aux grains de santé, à la pauvre moutarde blanche et aux autres remèdes prônés par le charlatanisme. Les hommes irascibles, emportés, violents, hargneux, devraient, ajoute-t-il, admettre les épinards dans leur régime alimentaire journalier ; au bout de quelque temps, ils verraient tomber la fougue de leur caractère. »

Quoi qu'il en soit, l'épinard bien accommodé est un

excellent légume, et ne peut qu'être favorable à la santé. L'épinard est comme une cire molle qui se prête à tout ce qu'on exige d'elle ; on peut préparer les épinards de cent manières différentes. Modestement apprêté, il est la ressource du pauvre ; préparé avec art et luxe, il est l'orgueil du riche, qui reçoit les félicitations qu'on lui adresse sur le talent de son cuisinier.

Les jeunes feuilles des plantes suivantes peuvent s'apprêter comme les épinards : — Alliaire, — Ansérine, — Claytonie, — Cardamine, — Ficaire, — Glaciale, — Laiteron, — Moutarde des champs, — Ortie blanche, — Oseille, — Pavot, — Poirée blanche, etc., etc.

Laitues. — Le genre laitue renferme trois espèces : la *laitue pommée* proprement dite, la *laitue frisée* et la *romaine*. Ces plantes sont peu nourrissantes ; mais elles sont saines, calmantes et rafraîchissantes. La laitue et ses variétés se mangent ordinairement en salade ; cependant l'art culinaire sait les utiliser comme entremets et pour garnitures. Les laitues cuites au jus, farcies, à la crème, etc., conviennent aux personnes sédentaires et à celles qui n'ont pas besoin d'une forte nourriture. Les diverses laitues peuvent se manger au lait, au beurre, au sucre, en guise d'épinards.

Chicorée. — La chicorée des jardins est employée aux mêmes usages que la laitue ; on la mange crue, en salade ; cuite, on la prépare au jus, au velouté, à la crème, au beurre, etc. On en fait aussi des conserves pour en avoir en toute saison. Cette plante est moins digestible que l'épinard ; elle pèse sur certains estomacs.

— La salade nommée *barbe de capucin* n'est autre que la chicorée qu'on fait croître dans les caves, à l'abri de la lumière : ses feuilles s'allongent et blanchissent par l'étiolement Dans cet état, elle est d'une amertume proverbiale et peut être dangereuse pour les estomacs faibles. Beaucoup de dames, surtout à Paris, mangent la barbe de capucin sans appétence, croyant qu'elle purifie le sang ; c'est une erreur. L'amertume intense de cette plante peut leur causer des irritations d'entrailles, souvent difficiles à guérir. La pharmacie possède des substances amères qui n'ont pas cet inconvénient, et ces dames feraient beaucoup mieux d'aller chez le pharmacien que près du marchand de salade.

Oseille. — Il existe plusieurs variétés d'oseille, créées par l'horticulture. A l'état sauvage, l'oseille est plus acide que celle de nos jardins. C'est de l'oseille commune dont on se sert le plus ordinairement, comme plante potagère ; il s'en fait une énorme consommation. Les préparations culinaires auxquelles on soumet l'oseille sont très-variées ; on la mange en potage, en ragoût, au jus, au beurre, en litière, en garniture, etc., etc.

L'oseille est peu nourrissante ; ses propriétés laxatives et rafraîchissantes sont bien connues ; elle excite l'appétit et son acidité plaît généralement.

Nous ferons observer ici que l'oseille cuite, sortie de son eau de coction, égouttée et pressée, ne possède plus un atôme d'acidité ; alors, elle rentre dans la classe des plantes mucilagineuses. On peut donc la manger comme les épinards.

CHAPITRE XXIII

DES CONDIMENTS OU ASSAISONNEMENTS.

On a donné ces noms aux diverses substances destinées à relever la saveur des mets et à les rendre plus digestibles ; les substances qui ne réunissent pas ces deux conditions ne méritent pas ce nom. Les assaisonnements qui produisent une stimulation trop violente ou qui déterminent des irritations locales doivent être rejetés comme incendiaires.

Les condiments sont tirés des trois règnes : minéral, végétal et animal ; le premier fournit le sel marin, le sel gemme, le nitrate de potasse et le chlorure d'aluminium presque inusité. — Le règne végétal est, sans contredit, le plus riche en productions de ce genre. Les substances qu'il nous offre sont abondamment pourvues d'huiles essentielles, aromatiques, âcres, excitantes, etc. — Ce sont des racines, des tiges, des feuilles, des écorces, des fleurs et des semences.

Les assaisonnements ont été divisés en sept classes, relatives à leur saveur, à leur arôme et à leur propriété.

§ Ier.

CONDIMENTS SALINS. — Le premier, le plus important et le plus fréquemment employé de tous les assaisonnements, est le chlorure de soude ou sel marin; il est même devenu de première nécessité, et il serait, aujourd'hui, impossible de s'en passer. Il corrige la fadeur des viandes, des poissons et de certains végétaux; il les rend plus sapides et plus faciles à digérer; il jouit aussi de propriétés conservatrices; personne n'ignore que c'est au moyen du sel que les viandes de toutes espèces, ainsi que les poissons et divers végétaux, sont parfaitement conservés de la putréfaction.

CONDIMENTS ACIDES. — Ces condiments sont tirés du règne végétal : le vinaigre, le verjus, le suc de citron, etc. Le vinaigre est d'un fréquent usage en cuisine; il relève les sauces et leur donne une saveur agréable. Les condiments acides sont rafraîchissants; ils deviennent débilitants lorsqu'on en abuse. Les personnes affectées d'irritations chroniques du tube intestinal, de coliques, doivent s'en abstenir ou du moins en être *très-sobres.*

CONDIMENTS ACRES, CHAUDS. — Cette classe est le plus généralement la ressource des hommes de peine et des palais blasés. Ces condiments, tels que le piment, le poivre, l'ail, etc., enflamment les organes sur lesquels on les applique et produisent, en outre, une excitation générale plutôt nuisible qu'utile. On doit laisser ces assaisonnements aux habitants des contrées froides et humides et des pays chauds. Parce qu'alors, l'usage les a rendus nécessaires pour tirer les organes digestifs de l'espèce d'épuisement où les jette les deux extrêmes de température, le froid humide et la chaleur brûlante.

CONDIMENTS SULFURÉS. — A cette classe appartient l'ail, le raifort, le cochléaria, la moutarde, etc., etc. Ces substances sont fortement stimulantes et ne conviennent qu'aux estomacs robustes. Les personnes faibles ou sédentaires doivent ou les rejeter de leur nourriture ou en atténuer l'effet en les mélangeant avec d'autres substances.

CONDIMENTS AROMATIQUES. — Une odeur pénétrante, une saveur chaude et stimulante, dues à une huile essentielle, caractérise ces condiments; le poivre, la canelle, le macis, le girofle, la muscade, l'anis, le thym, le laurier, le genièvre, etc., etc. On s'en sert avec avantage pour relever les mets, exciter l'appétit et stimuler l'estomac. Un bon cuisinier doit être sobre de ces assaisonnements.

CONDIMENTS BALSAMIQUES. — Moins chauds que les précédents, provoquant une stimulation moins forte, les condiments tels que la vanille, l'ambre, la truffe, etc., stimulent convenablement les organes digestifs et relèvent leurs forces épuisées. On ne doit en faire usage que de temps en temps, et non d'une manière continue.

CONDIMENTS SUCRÉS. — Le sucre joue, dans notre alimentation, un rôle aussi important que le sel. D'abord le sucre existe naturellement dans une foule d'aliments ; ensuite, il relève certains mets, les rend plus digestibles, et détruit dans certains autres une action malfaisante. C'est ainsi que les principes acides et amers très-développés, dans certains fruits, se trouvent corrigés par l'addition du sucre. Beaucoup de mets fades et indigestes doivent au sucre qu'on y ajoute, de devenir savoureux et plus faciles à digérer. Enfin, c'est de tous les condiments celui dont l'usage journalier ne peut porter préjudice à la santé.

NOMS PAR ORDRE ALPHABÉTIQUE, DES PRINCIPALES SUBSTANCES EMPLOYÉES COMME ASSAISONNEMENT.

Ail — anchois — anis.

Beurre.

Cannelle — câpres — capucines — cerfeuil —

champignons — ciboule — citron — civette — cornichons — crème — cresson de fontaine — cresson alénois.

Eau de fleurs d'oranger — eau distillée de roses — échalotte — estragon.

Girofle — gingembre — graisses fraîches de veau, de volailles, etc.

Huiles fraîches, d'olives , d'œillettes , etc., — Huîtres.

Laurier sauce.

Miel — moutarde — muscade.

Oignons — olives — oranges.

Persil — piment — poireaux — poivre.

Raifort — romarin — roquette.

Safran — sardines — sarriette — sauge — sel marin — serpolet — sucre.

Thon mariné — thym — truffes.

Vanille — verjus — viandes fumées — vinaigre, etc., etc.

§ II.

EFFETS PRODUITS SUR LES VOIES DIGESTIVES ET SUR L'ÉCONOMIE ENTIÈRE, PAR CERTAINS ASSAISONNEMENTS.

AIL. — L'ail doit à une huile volatile l'odeur forte qui le caractérise; il contient du mucilage, de la fécule, des traces d'albumine et de sucre. Ses propriétés âcres et stimulantes sont connues de tout le monde. Parmi le peuple il passe pour être vermifuge et préservatif des influences morbides.

Les estomacs faibles ou irritables, les personnes sédentaires, qui ne sont pas accoutumées à ce végétal, doivent en user très-sobrement comme assaisonnement. L'ail de nos contrées est beaucoup plus âcre que celui des pays méridionaux. Les Provençaux et les Espagnols, qui mangent l'ail cru avec du pain, ne pourraient le faire impunément avec l'ail des contrées septentrionales. La préparation connue sous le nom d'*aillioli*, faite avec de l'ail, un peu d'huile et du jus de citron, est presque un mets national en Provence, en Espagne et en Italie.

Malgré toute l'autorité de l'assaisonnement traditionnel de la gousse d'ail dans le manche du gigot, nous conseillons aux personnes qui n'ont pas l'habitude de ce condiment, de ne point manger les morceaux imprégnés de l'odeur alliacée, si elles veulent éviter les aigreurs et les renvois désagréables.

BEURRE. — Le beurre, surtout en France, est le condiment obligé d'une foule de mets.

CANNELLE. — La cannelle est l'écorce d'un arbre originaire d'Asie, appelé par les botanistes : *Lauras cinamomum*. Il existe trois sortes de cannelles : 1° celle de Ceylan, estimée la meilleure ; 2° celle de Cayenne, moins suave que la première, mais préférable à la troisième qui vient de Chine.

La cannelle est très-stimulante ; il convient d'en user fort modérément. Elle est rarement employée dans les ragoûts ; mais la confiserie, la distillerie et la chocolaterie s'en servent avantageusement pour aromatiser leurs produits. La cannelle est un des condiments du punch.

CAPRES. — Les câpres sont les boutons à fleurs du câprier. On confit les câpres dans le vinaigre pour en faire usage dans les sauces piquantes. Ce fruit excitant n'est pas très-facile à digérer, surtout lorsqu'il n'a pas été bien broyé par les dents ; il ne convient pas aux estomacs faibles.

CAPUCINES. — Les fleurs de capucine se mangent en salade ; elles ont une saveur piquante se rapprochant de celle du cresson. On cueille les graines lorsqu'elles sont encore tendres pour les confire dans le vinaigre, à la manière des câpres, et s'en servir en remplacement de ces dernières. Mêmes propriétés que les câpres.

CERFEUIL. — Il existe trois espèces de cerfeuil : 1º le *commun* ; 2º le *frisé* ; 3º le *musqué*. Le cerfeuil commun est le plus ordinairement employé pour les bouillons aux herbes et pour saupoudrer certains mets lorsqu'il a été haché très-menu. Le cerfeuil musqué sert de condiment pour les ragoûts et les salades. On attribue au cerfeuil des propriétés apéritives et diurétiques; l'huile volatile d'où provient sa qualité aromatique en fait un léger stimulant. Haché très-menu et mieux écrasé ou pilé, il se digère mieux que grossièrement haché.

CHAMPIGNONS. — Les champignons servent d'assaisonnement à une foule de mets ; les tourtes, vol-au-vent, fricassées de poulet, etc., etc. (Voyez ce qui a été dit sur les champignons au chapitre précédent du présent ouvrage.)

CIBOULE. — CIBOULETTE ou *ail-civette*. — Cette plante fournit un assaisonnement piquant, aromatique, excitant, qui lui a fait donner l'épithète d'*appétit*. Les estomacs paresseux s'en trouvent bien ; mais les estomacs irritables, les personnes affectées de phlegmasies chroniques des voies digestives, éprouvent, après en avoir mangé, des éructations acides ou acres et des gazs intestinaux ; la prudence leur commande de s'abstenir de ce condiment.

CITRON. — Le suc du citron étendu d'eau, avec addition de sucre, donne une limonade des plus agréables. Le suc pur exprimé sur les viandes ou dans les sauces leur communique une acidité légère et aromatique très-propre à réveiller l'appétit. Néanmoins, il ne faut pas en faire abus ; car tous les acides, en général, débilitent les organes et portent préjudice aux fonctions digestives. L'écorce du citron contient une huile essentielle très-excitante, qu'on utilise sous forme de *zest* pour aromatiser les crèmes, gâteaux et autres entremets sucrés.

Cornichons. — Variété de concombres que l'on cueille avant maturité pour mettre confire dans le vinaigre. C'est un assaisonnement irritant, indigeste, qui ne peut convenir qu'aux estomacs robustes. Les personnes faibles et valétudinaires doivent le rejeter de leur alimentation.

Cresson de fontaine. — Plante vivace qui croît aux bords des ruisseaux et dans les endroits humides. Sa saveur est âcre et piquante : on la mange en salade ; on la met aussi en garniture sous les viandes rôties. Le cresson cru demande un bon estomac pour être digéré ; cuit, il devient plus digestible.

Cresson alénois. — Son odeur aromatique et sa saveur piquante le font employer comme assaisonnement. Il possède une action stimulante assez prononcée qui ne convient nullement aux estomacs irritables.

Eau de fleurs d'oranger. — C'est au moyen de la distillation qu'on obtient cette eau d'un parfum très-agréable. Les propriétés de l'eau de fleurs d'oranger sont nombreuses ; elle est souvent employée pour calmer les spasmes, la sensibilité nerveuse exaltée. Une cuillerée à café de cette eau dans un verre d'eau sucrée active souvent les digestions laborieuses et prévient les indigestions. C'est généralement pour les entremets sucrés que l'art culinaire en fait usage.

Échalotte. — L'échalotte est une variété du genre ail ; elle est originaire de la Palestine et fut importée en France à l'époque des croisades. Son odeur est moins forte que celle de l'ail; sa saveur est aussi moins âcre ; elle stimule le palais, réchauffe l'estomac, relève les aliments fades et les rend plus digestibles ; mais il faut en user modérément ; son excès irriterait la muqueuse gastrique et pourrait donner lieu à des symptômes inflammatoires. Les estomacs faibles et les valétudinaires doivent l'exclure de leur régime.

Estragon. — C'est une plante aromatique du genre armoise, qui trouve son emploi dans beaucoup de préparations de cuisine. Sa saveur est agréable ; elle condimente très-bien les mets fades et leur communique des propriétés légèrement stimulantes. Un poulet à l'estragon est un mets excellent pour tous les estomacs. Macéré dans le vinaigre, il donne le produit connu sous le nom de vinaigre d'estragon; il entre aussi dans la composition de la moutarde. Ces deux derniers condiments sont très-stimulants et ne sauraient convenir aux estomacs malades.

Girofle. — On dénomme ainsi la fleur non épanouie du giroflier ; elle est fortement aromatique et très-stimulante. Après le poivre vient le girofle dans les quatre épices. On l'emploie fréquemment dans les pot-au-feu, ragoûts, sauces, etc., pour leur donner bonne odeur et bon goût. Le parfum du girofle plaît

généralement. Il ne faut pas en abuser, car il irriterait les voies digestives.

GINGEMBRE. — Originaire d'Asie, le gingembre est
apporté en Europe soit confit, soit desséché ; c'est sous
cette dernière forme qu'il se débite dans le commerce.
La saveur du gingembre est âcre, piquante ; son odeur
très-aromatique est la base des épices. La cuisine
française ne l'emploie guère que dans les venaisons ;
mais, les Anglais et les Hollandais en font une énorme
consommation. Inutile de dire que cet épice ne convient nullement aux estomacs faibles et délicats.

§ III.

DES GRAISSES FRAICHES COMME EXCIPIENT ET CONDIMENT.

Les graisses les plus ordinairement employées en
cuisine, sont les graisses de porc (saindoux) utilisées
pour friture, en remplacement d'huile ; — les graisses de bœuf et de veau, pour préparer les godiveaux
et toute espèce de hachis ; — la graisse d'oie, excellente, lorsqu'elle est fraîche, pour la préparation des
légumes auxquels elle communique un goût fort
agréable ; — les graisses de divers gibiers à plumes,
dont le fumet réveille l'appétit et avec lesquels on
fait ces rôties délicieuses, imprégnées du jus de gibier à la broche. Autant que possible, il faut être
sobre de ces graisses, parce que, en général, elles

sont lourdes à digérer; les estomacs faibles, les convalescents doivent s'en priver, dans la crainte d'en être incommodés.

Des huiles. — De même que les graisses, les huiles s'emploient comme condiment et comme excipient. Il existe dans le commerce quatre sortes d'huiles comestibles : 1° l'huile d'olives, la meilleure de toutes; 2° l'huile de pavot ou d'œillette, qui est excellente lorsqu'elle est fraîche; 3° l'huile de faîne, très-bonne aussi et pouvant remplacer l'huile d'olives; 4° l'huile de noix, qui n'est comestible que dans sa première fraîcheur; car, au bout de peu de temps, elle prend une saveur forte et une odeur désagréable. Du reste, cette huile s'emploie plus particulièrement dans les arts, comme siccative.

Les huiles sont l'excipient naturel des fritures; elles sont aussi le condiment obligé des salades, des poivrades, des vinaigrettes et autres préparations culinaires.

Prise en quantité restreinte, la bonne huile fraîche est un condiment salubre, émollient et un peu relâchant; l'excès, au contraire, peut occasionner des digestions laborieuses, des indigestions. Au sujet de l'huile, *on dit* encore qu'elle ne convient pas au tempérament bilieux. Pourquoi? On n'en donne pas la raison.

§ IV.

Laurier sauce. — La feuille de cette espèce de laurier sert à donner l'odeur et la saveur aux mets fades, et aussi à aromatiser les viandes fortes pour les rendre plus digestibles. Elle fait partie des bouquets garnis; elle entre dans toutes les braises et dans un grand nombre de ragoûts.

Laurier cerise. — Les feuilles de cet arbrisseau ont une saveur très-prononcée d'amande amère. On les utilise dans les soupes au lait, les crèmes et autres friandises. Il faut être très-circonspect dans son emploi, car cette saveur amère lui vient d'un principe toxique, l'acide prussique ou hydrocyanique, qui est le plus violent des poisons Une seule feuille suffit pour donner l'odeur et l'amertume à un litre de lait.

Moutarde. — Ce condiment est fabriqué avec la graine pulvérisée de la moutarde noire, délayée avec un peu de farine de seigle et du vinaigre. Il existe dans le commerce vingt sortes de moutardes, dont la base est toujours la même; elles ne diffèrent que par des additions de substances aromatiques. Ainsi, il y a des moutardes à l'ail, à la ravigotte, à l'estragon, aux fines herbes, etc., etc. Dijon, Châlons et Reims sont renommés pour sa fabrication. Ce condiment, sulfuré et piquant, facilite les digestions aux estomacs paresseux et chez les vieillards; mais il ne convient pas aux estomacs irritables. La moutarde est réellement utile, comme stimulant, pour rendre plus digestibles les viandes grasses : le cochon, l'oie, la dinde, les poulardes, etc., passent beaucoup mieux avec une sauce à la moutarde. C'est toujours la moutarde qui fait la base des sauces Robert, des rémoulades, des Sainte-Menehould, etc. Les personnes qui ont besoin de stimulation peuvent donc en user modérément et jamais en abuser.

Muscade. — La noix muscade est le fruit du muscadier, arbrisseau des régions tropicales. Cette noix, à odeur suave, joue un rôle important dans ce qu'on nomme la *cuisine blonde :* on la râpe finement dans les blanquettes, les sauces blanches et les braises; elle est d'un bon effet dans les épinards, choux-fleurs, haricots verts ou blancs, œufs sur le plat, etc. Ses propriétés toniques et stimulantes en font un des meilleurs condiments pour les mets qui ont besoin d'être relevés. Les personnes nerveuses et irritables doivent en être sobres.

Ognons. — L'ognon appartient à la famille des liliacées et au genre ail; c'est une huile volatile qui lui donne son odeur et son âcreté. Sa composition chimique est assez compliquée; elle offre :

Du mucilage de gluten coagulable,
Du sucre,

De l'acide phosphorique,
De l'acide acétique,.
Du citrate de chaux et une matière azotée,
Huile volatile spéciale.

La cuisson dépouille l'ognon de son âcreté et ne laisse subsister que les principes mucilagineux et sucrés ; de telle sorte qu'une purée d'ognons, bien cuits à l'eau, est un aliment émollient et non stimulant.

On connaît plusieurs variétés d'ognons : le blanc, le rouge pâle, le rouge foncé, le jaune d'Espagne très-doux, le pyriforme, l'ognon de Madère, d'Égypte, etc. C'est le jaune d'Espagne qu'il faut choisir pour les mets qui ne doivent pas sentir l'ognon.

L'ognon est un des condiments indispensables à la cuisine française ; il n'est pas de sauces, de court-bouillons, de ragoûts, de hachis et autres préparations où il ne tienne le premier rang. C'est, qu'en effet, il modifie le goût des préparations où il entre, et leur donne un fumet qui excite l'appétit. — L'ognon cuit à l'eau et assaisonné, se digère bien, l'ognon, roussi dans le beurre, se digère mal et provoque des éructations qui sentent leur fruit. On doit rejeter les ognons, piqués de cloux de girofle, qu'on a mis dans le pot-au-feu ou les ragoûts, parce que leur stimulation serait trop forte. La meilleure manière de manger les ognons est en purée au jus de viande. On prépare des ognons brûlés pour donner de la couleur aux sauces et aux bouillons.

Olives. — Les olives nous arrivent confites dans l'huile ou dans la saumure. Elles se mangent le plus ordinairement en hors-d'œuvre; néanmoins on les fait servir de garniture à différents mets. Un canard aux olives est un plat estimé. On farcit encore les olives avec des câpres, des anchois et des jaunes d'œufs. — Les olives contiennent peu de principes nutritifs; elles sont lourdes et indigestes. Il faut un estomac robuste pour les bien digérer.

Orange. — L'écorce et le jus de l'orange sont employés dans beaucoup de préparations culinaires. On fait avec les oranges des compotes, conserves, confitures, gelées, glaces; enfin, des sorbets, des liqueurs et des sirops. Le suc de l'orange exprimé dans un verre d'eau sucrée, donne une boisson des plus rafraîchissantes et très-salutaire. Avec la pulpe d'orange et de la gélatine épurée, on fait une gelée délicieuse que l'on sert en petits pots en guise de crème. La râpure d'écorce d'orange trouve son emploi dans plusieurs entremets sucrés auxquels elle communique son parfum. Les salades d'oranges au rhum se servent sur toutes les tables.

Ce sont surtout les confiseurs qui fabriquent une foule de friandises avec toutes les parties de l'orange. Les écorces d'oranges confites sont toniques et stomachiques. Les zests passés au sucre et roulés en dragées ont une saveur et un parfum exquis. La pulpe d'orange bien amère, mangée à jeun est très-salutaire. Les personnes dont l'estomac est délicat, devront s'abstenir de manger des oranges après le repas, c'est-à-dire pour dessert; parce que leur acidité pourrait déranger le travail de leur digestion.

PERSIL. — Plante aromatique d'un fréquent usage, en cuisine, elle est tonique et légèrement stimulante. Le persil est une des parties obligées du bouquet qu'on met dans les sauces et ragoûts, pour leur donner une odeur et une saveur agréables. Le persil frit accompagne toutes les fritures non sucrées. Beaucoup d'estomacs délicats ne digèrent pas bien le persil cru, grossièrement haché. Le seul moyen de le rendre digestible pour ces personnes, c'est de l'écraser sur une table, avec la lame d'un couteau, Ainsi réduit en purée, il se digère facilement.

PIMENT. — Le piment vulgairement, appelé *poivre long*, est de tous les condiments le plus âcre, le plus chaud; son contact sur les lèvres fait éprouver un sentiment de brûlure. On cueille ce fruit quand il est encore vert; car, lorsque la maturité l'a fait passer au rouge, il n'est plus mangeable, à cause de sa violence. Le piment n'est guère en usage que dans les pays chauds, et dans le midi de la France. On le fait confire dans du vinaigre avec d'autres fruits, pour être servi en hors d'œuvre. Un tel condiment doit être proscrit, non-seulement du régime des personnes délicates, mais encore de celui de tout individu qui désire conserver intactes ses fonctions digestives.

POIREAU. — Le poireau ne s'emploie guère dans la cuisine française que dans le pot-au-feu et certains potages. — Mangé cru le poireau est stimulant; cuit il devient adoucissant. Les cuisiniers ont tort de ne pas se servir plus souvent de cette plante , car elle participe de l'ail et de l'ognon, sans en avoir l'âcreté. Le poireau donnerait une saveur plus fine que l'ognon dans les ragoûts où il serait ajouté. Je tiens ce fait d'un chef qui a substitué dans sa cuisine le poireau à l'ognon.

POIVRE. — Le poivrier ou arbuste à poivre est originaire de Java et de Sumatra. L'analyse chimique du poivre a donné les substances suivantes :

Huile concrète très-âcre,
Huile balsamique,
Matière gommeuse colorante,
Acides tartrique et gallique,
Traces d'amidon,
Bassorine,
Sels alcalins,
Une matière non alcaline désignée sous le nom de pipérine.

Associé aux mets avec modération, le poivre est un bon stimulant et favorise la digestion ; mis en trop grande quantité dans les aliments, il irrite la membrane muqueuse de l'estomac; c'est pourquoi les personnes irritables, les sujets affectés de maladies chroniques des voies digestives doivent s'en priver.

Le poivre tient le premier rang parmi les épices; on en distingue de deux sortes, le blanc et le noir, provenant tous deux du même arbuste; la différence n'est que dans la préparation. On fait macérer le poivre brut dans de l'eau salée; l'enveloppe se gonfle, éclate, et l'on en retire le grain blanc qu'on fait sécher. Ce grain blanc, étant moulu ou porphyrisé, se vend sous le nom de *poivre blanc*. *Le poivre noir* n'est autre que le poivre brut non décortiqué.

C'est une erreur populaire de croire que le poivre rafraîchit. La stimulation qu'il produit sur la muqueuse buccale, fait un instant oublier la soif; voilà la source de ce préjugé.

RAIFORT. — L'espèce raifort a trois variétés : le radis, la rave et le raifort noir proprement dit. Le radis se sert toujours en hors-d'œuvre; la rave s'emploie à faire des soupes et des ragoûts; le raifort noir, d'un plus gros volume, ne paraît sur la table que taillé en tranches fort minces ; cette racine est compacte, dure à digérer et ne convient qu'aux estomacs très-robustes.

ROMARIN. — Plante très-aromatique, et par conséquent stimulante. On l'emploie pour relever certains aliments, et en particulier la chair fade des poissons.

La chair des animaux qui broutent cette herbe acquiert une saveur exquise. Si le miel de Narbonne est renommé, cela vient de ce que les abeilles qui le produisent se nourrissent de romarin.

ROQUETTE. — Cette plante est âcre, chaude, pénétrante ; on s'en sert comme assaisonnement ; on la mêle à la laitue et à d'autres herbes rafraîchissantes, pour en faciliter la digestion. La roquette, est, dit-on, diurétique et aphrodisiaque.

SAFRAN. — La substance qui porte le nom de safran, n'est autre que les stigmates desséchés de la plante du même nom. Le safran est aromatique et antispasmodique. C'est particulièrement dans les pays chauds et dans le midi de la France que cette plante est d'un usage journalier. C'est le cas de dire qu'on la met à toute sauce. On l'emploie pour colorer le lait, les crèmes, les gâteaux, les pâtes d'Italie, etc., etc., etc. Les jeunes pousses de safran peuvent se manger cuites à la façon des épinards.

SARDINES. — La chair des sardines est très-délicate et un peu stimulante, en raison des préparations qu'on leur fait subir, pour les conserver ; nous ne parlons ici que des sardines confites, dont on fait usage pour hors-d'œuvre, et parfois comme assaisonnement. On confit les sardines de trois manières différentes : au vinaigre, au beurre et à l'huile ; cette dernière manière est la préférable. Les estomacs faibles, les convalescents doivent s'en priver.

Sariette. — On connaît trois espèces de sariettes ; celle qui est en usage, pour condiment, est la sariette des jardins. Cette plante aromatique et stimulante ne convient qu'aux bons estomacs ; les personnes relevant de maladies inflammatoires, et les estomacs irritables, doivent l'exclure de leur alimentation. La médecine range la sariette au nombre des espèces excitantes.

Sauge. — Le genre sauge embrasse un grand nombre d'espèces, dont les principales sont : la *sauge officinale*, la *toute bonne*, et l'*horonin*, toutes trois douées de propriétés stimulantes et toniques. Elles sont employées pour les courts-bouillons destinés aux poissons. L'infusion de la sauge officinale, très-aromatique, remplacerait avec avantage le thé, pour la saveur et les propriétés.

Sel marin (sel de cuisine), (*chlorure de soude*). — Le sel de cuisine est dû à la combinaison de l'acide chlorhydrique à la soude ; c'est un assaisonnement indispensable. En favorisant la dissolution des aliments solides il les rend plus faciles à digérer ; il est stimulant, antiputride et légèrement purgatif. Sans le sel les mets nous paraîtraient d'une saveur insupportable. Les animaux et spécialement les ruminants aiment beaucoup le sel et le mangent avec avidité.

Le sel a été connu dès la plus haute antiquité ; on en retrouve l'usage chez toutes les nations, tant anciennes que modernes; d'où l'on peut conclure que le sel est de toute nécessité dans l'alimentation des hommes. Mais, si son usage modéré facilite le jeu des fonctions digestives, son abus leur est très-nuisible. Il irrite l'estomac, occasionne la soif, prédispose aux maladies de la peau, affaiblit la vue et diminue, dit-on, la liqueur prolifique.

Le bon sel doit être blanc et ne pas attirer l'humidité, ni se couvrir, à l'air, d'une couche pulvérulente. Le sel blanc est le même que le sel de cuisine qu'on a débarrassé de diverses matières terreuses, des chlorures, des sulfates de chaux et de magnésie qn'il contenait et qui le rendait déliquescent.

Serpolet. — Variété de thym qui plaît beaucoup par son odeur. Cette plante, très-aromatique, est excitante, stomachique et nervophile ou amie des nerfs; elle se remplace mutuellement avec le thym, dans les sauces et ragoûts.

Sucre. — Le sucre est aujourd'hui d'une nécessité absolue pour la préparation des crèmes, gâteaux, tartes, entremets sucrés et autres friandises.

Thon mariné. — Ce poisson est lourd et indigeste, surtout mariné. On le sert en hors-d'œuvre; on en fait des pâtés estimés des gourmets; il entre aussi dans la composition de plats variés. Les personnes qui n'ont pas un estomac robuste, doivent s'en abstenir.

Thym. — Plante très-aromatique, stimulante et antispasmodique fréquemment employée dans la plupart des préparations culinaires; le bouquet de cuisine ne saurait s'en passer. L'emploi du thym doit être modéré; il ne faut pas en abuser parce qu'il échauffe et irrite l'estomac lorsqu'il est en excès.

Truffes. — Les truffes dont nous avons déjà parlé au chapitre précédent, s'utilisent assez souvent pour assaisonner ou servir de garniture à différents mets : les pâtés truffés, les volailles, les omelettes truffées, etc., etc., sont recherchés comme un manger délicieux. Le parfum de la truffe, qui se communique aux viandes et aux légumes avec lesquels on l'allie, plaît généralement à tout le monde. Nous recommandons toujours d'être sobre de mets truffés, parce qu'ils sont assez difficiles à digérer. Les personnes qui n'ont point un bon estomac doivent, par prudence, s'en abstenir ou n'en manger que fort peu.

Vanille. — La vanille est le fruit d'une plante sarmenteuse grimpante, de l'Amérique méridionale; elle nous arrive par petits faisceaux composés de vingt-cinq à quarante gousses. On distingue trois espèces de vanilles, dans le commerce : la *pompona*, dont les gousses sont très-grosses; la vanille *ley*, dont les gousses sont minces et l'odeur très-suave; la troisième est la vanille *bâtarde*, peu estimée.

La vanille est stimulante, légèrement excitante; elle favorise la digestion des mets dans lesquels on la fait entrer. Son usage est très-fréquent dans les préparations qui relèvent de l'office. Les confiseurs, glaciers et chocolatiers, en font une énorme consommation. Le parfum suave qu'elle communique aux crèmes et aux chocolats, la fait justement estimer. Les chocolats à la vanille sont plus faciles à digérer que ceux où elle n'entre pas. On la dit aussi aphrodisiaque. — Il ne faut pas en abuser.

VERJUS. — Il existe une espèce de raisin nommé *verjus*, qui ne mûrit jamais ; on se sert de son suc pour assaisonner les viandes et le poisson, dont il relève le goût. Employé modérément, le verjus excite doucement l'estomac et favorise ses fonctions.

On prépare le verjus en écrasant des grappes vertes, et en passant le jus à travers une étamine. On en remplit des bouteilles qu'on expose au soleil, sans les boucher ; chaque jour la liqueur fermente et expulse les parties grossières qu'on a soin de rejeter, puis, on ajoute un peu d'eau pour remplir la bouteille, en remplacement de l'écume rejetée. Vers le septième ou huitième jour, la fermentation a cessé ; on décante la liqueur dans une autre bouteille, on la bouche hermétiquement et on la place en un lieu frais, pour s'en servir au besoin. On fait aussi avec le verjus un sirop fort agréable et rafraîchissant.

VIANDES FUMÉES ET SALÉES. — Les viandes fumées, particulièrement celles de porcs, se servent en hors-d'œuvre. Les préparations faites avec la viande de

porc sont aussi nombreuses que variées : les andouilles de Troyes et d'Amiens ; les cervelas et les
saucisses de Lyon ; les hures de Troyes ; les jambon-
neaux de Reims ; les jambons de Bayonne et de
Mayence ; les langues fourrées de Besançon ; les saucissons d'Arles, de Lyon, de Milan ; la mortadelle de
Bologne, de Modène, etc., etc. Ces divers produits,
toujours très-épicés, excitent l'appétit et sont recherchés des amateurs ; mais, pour les bien digérer,
il faut un estomac solide et une vie active. Les personnes sédentaires, comme celles qui n'ont pas les
forces gastriques dans leur intégrité, les convalescents et les vieillards doivent les bannir de leur
 nouriture.

Vinaigre. — Il existe deux sortes de vinaigre, le
blanc et le rouge. Les vinaigres blancs se fabriquent
avec la bière et le cidre acidifiés ; mais surtout en
distillant certains bois ; le produit de cette distillation donne l'acide *pyro-ligneux*, mêlé de matières
goudronneuses et gommeuses, dont on le dépouille
par une seconde distillation. Le commerce ajoute de
l'eau à cet acide et le vend sous le nom de vinaigre.
Nous recommandons au lecteur de ne faire usage
que du vinaigre rouge ou de vin.

Le bon vinaigre doit offrir une saveur acide sup-
portable, un bon goût, une odeur agréable et surtout
une limpidité parfaite. Les mauvais vinaigres, ceux
qui sont altérés ou falsifiés, sont généralement trou-

bles et louches ; leur odeur est désagréable, et leur saveur d'une acidité mordante et quelquefois amère. Ces vinaigres, que la police des villes poursuit et condamne, sont dangereux et très-insalubres.

Tout le monde connaît le fréquent usage du vinaigre en cuisine ; il est indispensable au blanchîment des viandes et des légumes ; point de liaisons ni de sauces blanches relevées sans sa présence ou celle d'un autre acide. Point de sauces piquantes, ni de poivrades sans lui ; il est encore le condiment forcé de toutes les salades. Enfin, sans lui, point de cornichons confits, de petits melons verts, de bigarreaux, de champignons et généralement tous les fruits et légumes qui composent les hors-d'œuvre.

Le vinaigre sert d'excipient à une foule de substances propres à flatter et à réveiller l'appétit. On fait des vinaigres et des mouatrdes à l'estragon, à l'anis, au muscat, au girofle, aux fines herbes, à l'ail, à la ciboulette, à la ravigote, aux truffes, aux capucines, au basilic, à la framboise, à la rocambole, à la civette, au gingembre, aux câpres, aux échalotes, etc., etc. Le choix de ces vinaigres est immense, chacun peut choisir selon son goût. Mais aussi, chacun doit être modéré dans son usage, car l'abus du vinaigre est pernicieux au corps ; il débilite l'estomac , attaque les forces digestives dans leur source et occasionne la maigreur, suite d'une chylification imparfaite. De plus, il irrite le système nerveux et nuit à la vessie. L'usage fréquent du vinaigre ne convient ni aux convalescents, ni aux personnes nerveuses et irritables ; il prédispose à la toux, à la dyspnée ou difficulté de respirer ; enfin, on dit qu'il alanguit les facultés viriles.

§ V.

ROLE ET UTILITÉ DES ASSAISONNEMENTS.

Les assaisonnements sont utiles et même nécessaires toutes les fois qu'ils rendent l'aliment plus facile à digérer. Ainsi, le sel pour les viandes, le sucre pour les fruits acides ; la vanille, l'eau de fleur d'oranger pour préparations de lait et de crème ; le beurre et le sel pour les substances farineuses, un peu de vinaigre pour les aliments gras, huileux ou visqueux.

Les assaisonnements sont encore utiles lorsqu'il est nécessaire de stimuler l'organe gastrique, chez les lymphatiques et les vieillards, et qu'on n'a pas à craindre une irritation. Dans ce cas, il faut choisir, parmi les condiments, ceux qui sympathisent le mieux avec l'estomac du sujet. Il faut consulter aussi le goût, les habitudes et l'instinct de l'organe. Tel qui digérera bien les sauces piquantes, digérera fort mal un mets assaisonné au beurre ; tandis que ce sera l'inverse pour un autre. — Le vinaigre et les acides qui ne conviennent pas aux personnes faibles de poitrine, ou qui toussent, produira de bons effets chez les bilieux et les sanguins, etc.

En règle générale, il vaut mieux être sobre d'assaisonnements que d'en faire abus ; les assaisonnements les moins âcres, les plus doux sont les meilleurs ; ils stimulent doucement sans irriter. Les condiments âcres, piquants, irritent les voies digestives et finissent par blaser le palais. On a observé que les peuples qui vivent le plus longtemps et qui ont la meilleure santé, sont ceux dont les aliments sont les plus naturellement et les plus simplement préparés.

CHAPITRE XXIV

DES BOISSONS.

Nous donnons le nom de boissons à tous les liquides propres à réparer les déperditions fluides que notre corps fait incessamment; à aider à la dissolution
des aliments solides et à favoriser leur digestion..
Dans ce sens, l'eau pure (protoxyde d'hydrogène) doit
occuper le premier rang.

Les boissons se divisent naturellement d'après la
prédominance des principes qu'elles contiennent et
qui servent à les caractériser. On peut donc établir la
division suivante :

1° Boissons aqueuses dont le principe essentiel est
l'eau.

2° Boissons acides.

3° Boissons alcooliques non distillées et distillées.

4° Boissons sucrées.

5° Boissons aromatiques.

SECTION PREMIÈRE

DE L'EAU POTABLE.

L'eau est aussi indispensable à l'entretien de la vie que l'air que nous respirons ; elle est de tous les liquides celui dont on fait le plus fréquent usage. Elle forme la base de toutes les boissons, est employée dans presque toutes nos préparations alimentaires et peut être considérée elle-même comme un aliment ; en voici la raison : — L'eau renouvelle la partie fluide de nos humeurs ; elle se combine avec certaines parties alibiles des aliments solides, et subit une véritable décomposition dans le travail de la digestion, de manière à fournir son hydrogène ou son oxygène.

A l'état de pureté absolue, l'eau est composée de :

88,29 d'oxygène,
11,71 d'hydrogène,
Ou, en volume :
2 parties d'oxygène,
1 partie d'hydrogène.

Mais, à cet état de pureté, l'eau ne vaut rien pour boisson ; il est nécessaire qu'elle contienne, en de très-minimes quantités, quelques sels : des hydrochlorates, des carbonates de potasse et de soude, plus de l'air atmosphérique, pour remplir son rôle de boisson ; il faut, en outre, qu'elle ne contienne en dissolution aucune substance délétère, telles que des sels calcaires, des débris de végétaux ou d'animaux en décomposition, etc., parce qu'alors elle devient nuisible.

La bonne eau doit être fraîche, limpide, inodore, aérée et légèrement sapide ; elle doit dissoudre le savon sans laisser de grumeaux, et bien cuire les légumes. L'eau qui réunit ces qualités est une boisson salutaire, qui se digère très-facilement.

§ Ier.

ROLE DE L'EAU DANS L'ALIMENTATION.

L'eau a pour rôle, beaucoup plus étendu que les gens du monde ne le pensent :

1° D'apaiser la soif, en rafraîchissant les membranes muqueuses qui en sont le siége ;

2° De rendre, après son absorption, la fluidité aux humeurs qui humectent ces membranes, ainsi qu'à toutes celles du corps;

3° De favoriser la dissolution des aliments, dans l'estomac, et de liquéfier la pâte alimentaire.

4° D'aider à la circulation des sucs réparateurs et non réparateurs, en les rendant plus fluides, et de favoriser ainsi l'assimilation des premiers et l'expulsion des seconds.

5° Enfin, de sortir du corps, sous forme de transpiration et, par ce moyen, de débarrasser l'économie de l'excès de calorique qui lui serait nuisible pendant les saisons chaudes, et dans toutes les circonstances où la température est très-élevée.

Nous croyons, par ce court aperçu, avoir prouvé la nécessité de l'eau; maintenant, nous dirons quelques mots sur son usage et ses effets.

L'eau est, sans contredit, la plus utile et la plus saine de toutes les boissons, lorsqu'elle est prise dans la mesure du besoin indiqué par la soif. L'hygiène recommande expressément de ne jamais boire trop d'eau à la fois, lorsqu'on est altéré, soit par suite d'exercices actifs, soit par une température élevée; elle recommande, dans ce cas, de ne point boire d'eau pure, mais d'y ajouter quelques gouttes de suc de citron, d'orange, de vinaigre, ou un peu de vin, afin de mieux calmer la soif sans débiliter.

Boire de l'eau en trop grande quantité, pendant le repas, est une très-mauvaise chose; d'abord, parce que cette quantité surabondante diminue la contractibilité de l'estomac; ensuite parce qu'elle affaiblit l'action du suc gastrique sur les aliments. — L'inconvénient opposé a lieu lorsqu'on ne boit pas assez. Il est donc rationnel de ne boire que dans les limites du besoin; mais, dans tous les cas il faut boire assez pour faciliter la digestion des aliments.

L'eau *froide* réunissant toutes les qualités de salubrité, est une excellente boisson qui calme la soif, tonifie légèrement l'estomac et facilite la digestion.

L'eau à *la glace* est un tonique énergique ; il est dangereux d'en boire pendant les chaleurs, lorsque le corps est en sueur.

L'eau *tiède* est émolliente, relâchante, donne des nausées et provoque le vomissement.

L'eau *chaude* est sudorifique, parfois laxative, et ramollit les tissus.

L'eau *très-chaude* est *rubéfiante*, c'est-à-dire rougit la peau, en y appelant le sang des parties voisines, et produit un sentiment de cuisson.

L'eau *bouillante* est *vésicante ;* son contact immédiat produit sur la peau une vésicule qui se remplit de sérosité. L'épiderme qui forme cette vésicule est frappé de mort, et se détache au bout de quelques jours.

§ II.

BOISSONS ACIDES.

Les boissons acides sont composées d'eau et d'une quantité variable d'un acide quelconque. Le vinaigre, les sucs d'oranges, de citrons, de groseilles et autres

fruits acides servent à préparer des boissons rafraîchissantes que tout le monde connaît ; elles deviennent plus agréables et plus digestibles en y ajoutant
du sucre. On trouve des sirops de ces fruits tout
préparés avec lesquels on fait de délicieuses boissons
en les saturant d'eau fraîche. C'est pendant les chaleurs que ces boissons conviennent spécialement ;
mais, il ne faut pas que l'acide y domine, parce
qu'alors leur effet ne serait plus rafraîchissant ; bien
au contraire, il irriterait la membrane muqueuse de
l'estomac. Quant au vinaigre, l'expérience démontre
que son abus enflamme les organes digestifs, y détermine des engorgements qui amènent, à leur tour,
la fièvre et la maigreur.

Il existe un acide qui donne à l'eau du piquant,
et s'en échappe avec effervescence ; c'est l'acide
carbonique, qu'on trouve naturellement dans plusieurs eaux minérales. L'art est parvenu à imiter la
nature et à fabriquer des eaux acidules gazeuses
qui, ingérées en petite quantité dans l'estomac, sont
d'une parfaite innocuité ; les eaux de Seltz factices
dont on fait aujourd'hui une si énorme consommation, sont tout simplement de l'eau naturelle dans
laquelle on a introduit une certaine quantité d'acide
carbonique. Cette boisson apaise la soif, stimule
l'estomac, sans l'irriter, et facilite la digestion des
aliments solides. Mêlée au vin, l'eau de Seltz le fait
mousser, lui donne le piquant du vin de Champagne.

L'eau gazeuse sert d'excipient à beaucoup de substances médicinales ; ainsi, on prépare des eaux gazeuses *martiales*, c'est-à-dire contenant du fer ; — des eaux gazeuses iodées ; — iodo-ferrées, — alcalines, — sodiques, — potassiques, — tanniques, — etc., etc., dont l'efficacité est généralement reconnue.

Il existe un assez grand nombre d'eaux minérales gazeuzes *naturelles ;* mais, qui, en plus de l'acide carbonique, recèlent d'autres substances chimiques.

Les eaux de Seltz, de Chateldon, de Pougues, etc., sont celles qui contiennent une plus grande quantité d'acide carbonique.

§ III.

BOISSONS SUCRÉES.

Nous rangeons dans cette classe toutes les boissons faites avec des fruits mucoso-sucrés tels que fraises, groseilles à maquereaux, cerises douces, framboises, etc., ainsi que les boissons aqueuses avec addition de sucre ou de miel. Lorsque les fruits sucrés n'ont pas fermenté, ils peuvent servir à la composition de boissons douces, délayantes et légèrement alimentaires. Ces sortes de boissons doivent toujours être prises en petites quantités à cause de la tendance qu'elles ont à gonfler l'estomac par un développement de gaz. Dans le but d'éviter cet inconvénient, il est bon de les aromatiser ou d'y mêler une petite quantité de bon vin.

§ IV.

BOISSONS AROMATIQUES ET STIMULANTES, NON FERMENTÉES.

En état de santé, on ne fait généralement usage que de deux boissons aromatiques bien connues, le *café* et le *thé*. Nous avons déjà donné précédemment un résumé monographique de ces deux produits; nous n'en dirons ici que peu de mots.

CAFÉ. — L'infusion de café produit une stimulation d'une nature particulière. Cette stimulation a lieu dans le cerveau et sur tout le système nerveux. Les idées deviennent plus lucides et le travail intellectuel s'exécute avec une facilité inaccoutumée. Mais il faut se tenir en garde contre cette excitation; car, elle agite, use les organes et donne quelquefois lieu à des tremblements, à des spasmes, à des palpitations !

L'infusion de café ne convient pas aux personnes maigres, nerveuses, irritables, etc. L'habitude peut, il est vrai, en émousser l'action et la rendre presque nulle, surtout lorsqu'on prend cette infusion avec de la crème ou du lait, et en petite quantité.

L'infusion de café mêlée à du chocolat, à des jau-

20.

nes d'œufs ou à quelques fécules cuites au lait, devient nourrissante et tonique, à la fois. Nous en avons obtenu d'excellents effets sur nous-mêmes.

§ V.

THÉ. — Le thé est une plante âcre et narcotique, importée en Europe comme remède. Plus tard, en 1666, Catherine, qui en avait contracté l'usage en Portugal, devenue femme de Charles II, roi d'Angleterre, mit cette boisson à la mode dans ce dernier pays. De là, l'usage s'en répandit dans toute l'Europe.

Toutes les fois qu'il s'agit de réveiller l'action de la peau, de rappeler une transpiration supprimée, ou d'aider l'estomac à se débarrasser d'une surcharge d'aliments, l'infusion de thé est indiquée, et on éprouve alors ses bienfaisants effets. Mais, hormis ces cas, cette boisson a trop d'inconvénients, dans les climats tempérés, comme en France, pour en faire un usage habituel. Le thé est fort usité en Angleterre et en Hollande ; il convient aux habitants de ces pays froids et brumeux ; nous autres Français, nous ne devrions en user que comme remède, comme moyen pour combattre certaines indispositions.

SECTION II

BOISSONS FERMENTÉES SE DISTINGUANT PAR LE PRINCIPE ALCOOLIQUE.

Les boissons alcooliques se divisent en celles qui sont distillées et celles qui ne le sont point. Les premières sont l'eau-de-vie, le rhum, le kirsch-wasser, etc., et toutes les liqueurs qui en dérivent. Dans les secondes, on trouve le cidre, le poiré, les différentes espèces de bière, l'hydromel, le vin et toutes les boissons qu'il est facile de préparer, soit avec des grains, des farines, soit avec des fruits et même avec la séve de certains végétaux.

Toutes les substances végétales qui contiennent un principe mucoso-sucré sont susceptibles de fermenter, à une certaine température. Le résultat de la fermentation est la formation d'une quantité variable d'alcool, d'acide malique, acétique, etc., selon les substances employées.

§ Ier.

CIDRE. — Le cidre, fait avec des pommes choisies et ayant acquis, par le temps, la proportion d'alcool dont il est susceptible, est une boisson saine, nutrive, rafraîchissante et qui convient dans les chaleurs de l'été ; car, elle est assez tonique pour soutenir les forces.

Poiré. — Plus capiteuse que le cidre, cette boisson est faite avec une espèce de poire âcre et acide. Lorsqu'il a été bien conduit, le poiré est clair, limpide et se rapproche du vin blanc ; mais, il faut en user avec modération; parce que, bu avec excès, il irrite les voies digestives et occasionne des aigreurs. [Les personnes pléthoriques doivent s'en abstenir. Il existe des poirés mousseux qui simulent le vin de Champagne à s'y méprendre.

§ II.

Bières. — On distingue les bières en *fortes*, *moyennes* et *faibles* ou *petites bières*. — Les bières se fabriquent avec l'orge ou le blé que l'on a fait germer, et dont on a arrêté la germination par une légère torréfaction. La bonne bière dépend autant des matières premières, parmi lesquelles il ne faut pas oublier le *houblon*, que de la manière dont a été dirigée la fermentation. — En plus que les autres boissons fermentées, la bière contient 1° un principe amer, celui du houblon ; 2° de l'amidon ; 3° du gluten ; 4° de la gomme et des traces de sucre. L'acide qui la fait mousser est l'acide carbonique qui remplace, dans la bière, l'acide malique contenu dans les autres boissons de fruits.

La bière *forte* est très-stimulante, on ne doit en user qu'à petites doses; elle ne convient pas aux estomacs irritables ni aux personnes qui relèvent de maladie.

.La bière *moyenne*, lorsqu'elle a bien fermenté, ce qu'il est facile de reconnaître au piquant que lui donne l'acide carbonique, est très-propre à calmer la soif ; on peut la boire en remplacement de vin, pendant le repas ; elle excite doucement l'estomac et facilite ses fonctions.

La *petite bière*, plus ou moins légère et mousseuse, est préférée aux autres bières par beaucoup de personnes ; lorsqu'elle a été bien fabriquée et qu'elle n'est point sophistiquée, on peut aussi la boire pendant le repas, en remplacement de vin. Cette espèce de bière doit être claire, limpide, d'un beau jaune et mousser légèrement ; ses effets sur l'économie sont de calmer la soif, de faciliter le travail de la digestion et de diverses sécrétions ; d'activer surtout la sécrétion des reins, et de verser dans la circulation les principes nutritifs qu'elle contient. Une recommandation essentielle, c'est de rejeter les bières qui ont tourné à l'aigre : un seul verre ingéré dans l'estomac occasionnerait des coliques quelquefois très-violentes.

§ III.

Hydromels. — C'est une boisson dont les anciens faisaient un très-fréquent usage ; elle se compose d'eau et de miel fermenté. On distingue trois espèces d'hydromels :

L'hydromel *simple*, qui n'est qu'un simple mélange de peu de miel avec beaucoup d'eau.

L'hydromel *composé* se fait avec une partie de miel, trois parties d'eau, et divers aromates. Après la fermentation, on bouche hermétiquement les vases dans lesquels on l'a versé. A l'abri du contact de l'air, il peut se conserver pendant plusieurs années. Cet hydromel devient très-capiteux, il mousse, pétille comme le vin de Champagne, et a une saveur que beaucoup de personnes préfèrent à ce vin. C'est dans le nord de l'Europe, et particulièrement en Pologne qu'on en fait usage.

L'hydromel *vineux* est composé d'une partie de miel, deux parties d'eau, une partie de vin, et quelques aromates. Cette boisson, plus forte que la précédente, peut facilement enivrer ; elle était très en usage dans l'ancienne Grèce et se nommait *hypocras*.

SECTION III.

DES VINS.

On a donné le nom de vin à la liqueur provenant du jus fermenté du raisin. Il existe une si grande variété de vins, tant pour le goût, le bouquet, la finesse, que par les degrés de force et les propriétés, qu'il est difficile de bien traiter cette question, au point de vue du consommateur. Avouant notre insuffisance pour ce travail, nous nous bornerons à donner les noms de tous les vins connus, et indiquerons leur qualité ainsi que leurs propriétés.

Nous diviserons d'abord les vins en deux grandes classes, relatives à la couleur : les *blancs* et les *rouges ;* ces vins, par la saveur, se subdivisent encore en vins *secs* et vins *doux*. Nous les classerons ensuite d'après leur degré de force, c'est-à-dire d'après les quantités proportionnelles d'alcool qu'ils contiennent. Enfin, nous résumerons les effets qu'ils produisent sur l'économie humaine et leur rôle dans la nutrition.

§ Ier.

VINS BLANCS DE FRANCE, DITS VINS DE LIQUEUR.

VIN MUSCAT. — Rivesaltes, Frontignan, Lunel.

VINS DE GRENACHE. — Banyouls, Cosperon, Collioure.

VINS MUSCAT. — Colmar, Kaiserberg.

VINS MUSCATS (paille). — Monbazillac, St-Laurent-des-Vignes.

VINS DITS PICARDON. — Marseillan, Pommerols.

VINS GRENACHE, — Baume, Mazan.

Vins dits de Malvoisie *et vins cuits*. — Cassis, la Ciotat, Roquevaire.

Vin blanc. — Cap Corse.

Vins muscats (dont quelques rouges). — Béziers, Raffau, Montbazin, Cazoul-lès-Béziers.

Vins blancs *doux*. — Colombier, Pomport, Saint-Maixant, Barbantane, Saint-Laurent.

La plupart des vins doux d'Alsace sont blancs.

§ II.

VINS BLANCS ÉTRANGERS.

Malaga, Rota, Alicante, Pacaret, Xérès, Madère, Malvoisie, Chypre, Canaries, Sétuval, Syracuse, Tiuto, Lacryma-Christi, Constance, du Cap, Schiras, Samos, Chio, Zéos, Carvallo, Cérigo, Rancio, Tokai, Picolle, Metellin, Montefiascone, Maximien, Rhétie, Benicarlo, Pérouse, Verdée, Albe, etc.

§ III.

VINS BLANCS DE FRANCE.

Vins de champagne. — Sillery, Aï, Verzenai, Verzy, Mailly, Ludes Mareuil, Dézy, Bouzy, Haut-Villers, Pierry, Épernay, etc.

Vins de Bourgogne. — Les vins de Montrachet, Chably, Pouilly.

Vins de Bordeaux. — Sauterne, Barsac, Preignac, Baumes, Villenave d'Ornon, Grave.

Vins du Dauphiné. — L'Hermitage, le Forez, Château-Grillet.

Les vins blancs d'Alsace au nombre de dix crûs.

Bourgogne. — Le crû de Meursault.

Franche-Comté. — Château-Châlons, Arbois, Pupillien.

Lyonnais. — Condrieux, Saint-Peray.

Le Béarn. — Jurançon, Gan, Larronin, Saint-Faust, Félos, Mazères.

L'Agénois. — Clairac, Buzet.

L'Anjou et le Maine. — Les coteaux de Saumin, Vouvray.

Le Périgord. — Bergerac, Sainte Foi, Genestat, Perigorrieux.

Alsace. — Les vins secs de Mutzig, Neuwiler, Rixheim, etc.

PROPRIÉTÉS DES VINS BLANCS.

Les vins blancs sont plus légers que les rouges; ils contiennent, en général, moins d'alcool, et cependant, selon l'expression vulgaire, ils portent plus vite à la tête que les vins rouges. On s'est rendu plus ou moins compte de ce phénomène, en supposant que

21

le tannin, contenu dans les vins rouges, modifiait l'action de l'alcool ; tandis que, les vins blancs n'en contenant que des traces, cette modification ne pouvait avoir lieu. Il est démontré par l'expérience qu'un individu pouvant boire une bouteille de vin rouge à son repas, sans éprouver d'excitation cérébrale, ne pourrait boire une bouteille de vin blanc impunément.

Les vins blancs doux ont l'inconvénient d'empâter l'estomac, de se digérer assez difficilement et, chez beaucoup de personnes, de causer, si l'on en boit trop, une ivresse accompagnée d'indigestion.

Les vins mousseux, comme le champagne, contenant une petite proportion d'acide carbonique et peu d'alcool, produisent une excitation momentanée qui aide à la digestion des substances ingérées dans l'estomac ; ils donnent aussi, pour quelques instants, beaucoup de gaieté. Les personnes sages ne doivent pas renouveler trop fréquemment ce genre d'excitation.

Les vins *paillets* sont plus légers que les rouges, plus consistants que les blancs ; ils sont hygiéniques et faciles à digérer.

Les vins jaunes, muscats et sucrés sont très-toniques lorsqu'ils sont vieux, et, par conséquent, très-excitants ; ils sont plus nourrissants que les autres.

Les vins épais, comme ceux du Roussillon, contiennent du sucre, beaucoup de tartre et de matière colorante, plus un principe résineux; ils apaisent la faim parce qu'ils sont d'une digestion pénible.

Les vins de Madère, de Lissa et tous ceux qui contiennent de fortes proportions d'alcool (vingt-quatre degrés), ne doivent être pris qu'en très-petite quantité; on ne devrait en faire usage que comme assaisonnement. Néanmoins, les estomacs paresseux, les constitutions lymphatiques, peu sensibles à l'action des stimulants, se trouvent bien de leur usage modéré.

§ IV.

VINS ROUGES DE FRANCE, DITS VINS FINS.

BOURGOGNE. — Romance-Conti, Chambertin, Richebourg, Clos–Vougeot, la Romance, la Tache, Clos–Premeaux, Musigny, Clos du Tart, Clos de la Roche, Clos-Morjot, Clos Saint-Jean, Vosnes, Nuits, Volnay, Pomart, Prémeaux, Beaune, Chambolle, Morey, Savigny, Meursault, Blagny, Clos de la Chaînette, Clos de Migrenne, Gevray, Chassagne, Sautenay, Chenove, Tonnerre, Épineuil, Auxerre, etc., etc., etc.

On voit que c'est la Bourgogne qui est, pour la qualité, le pays privilégié des vins rouges. Elle n'a pour rival que le territoire bordelais.

VINS ROUGES DE BORDEAUX. — Château-Lafitte,

Château-Margaux, Château-Latour, Haut-Brion, Rauzan, Labombe, Saint-Julien, Brane-Mouton, Saint-Lambert, Saint-Estèfe, Saint-Gemme, Talence, Mérignac, Ludon, Labarde, Macau, Cussac, Lamarque, Soussans, Arsins, Listrac, etc., etc.

Beaujolais et Maconnais. — Moulin-à-Vent, les Thorins, Mercurey, Chenas, Côte-Rotie, Givry et autres vins du Rhône, etc., etc.

Avignonnais. — Le Clos de la Nerthe.

Vins rouges du Dauphiné. — L'Hermitage, Méal-Greffieux, Bessas, Baume, Rauconlé, Maret, Guiognière, les Barges, Lands, Crosses, Mernival, Gervant, Verinay.

Languedoc. — Chusclan, Tavel, Lirac, Saint-Geniez, Saint-Laurent, Lenédon, Cauteperdrix, Cornas, Saint-Joseph.

Provence. — La Gaude, Saint-Laurent, Saint-Paul, Caunes, Villeneuve, Lamalgue.

Vins rouges du périgord. — Bergerac, Creysse, Prigonrieux, Laforce, Sainte-Foy, Lambras.

Guyenne.—Cap Breton, Souton, Messange, Vieux-Bonceau.

§ VI.

VINS ORDINAIRES DE BONNE QUALITÉ.

Champagne. — Vildemange, Écueil, Aubigny, Mont-Laajon, Oger, Granves, les Riceys.

BOURGOGNE ET BEAUJOLAIS. — Mercurey, Givry, Monthélie, Fixin, Rully, Chalons-sur-Saône, Tonnerre, Auxerre, Avallon, Coulanges.

De tous ces vins, ce sont ceux de Bordeaux, de Bourgogne, de Champagne et de l'Ermitage qu'on préfère, parce qu'ils sont moins capiteux que ceux du Midi, et qu'ils possèdent un bouquet, une saveur exquise que n'ont pas les vins du Midi. L'arôme, ou bouquet des vins, est dû à un principe volatil que des chimistes ont isolé et qu'ils ont nommé *éther œnantique*.

VINS ORDINAIRES BONS DE BOURGOGNE. — Tonnerre, Danemoine-Chablis, Pouilly, Fuissey, Vins de la Côte-d'Or.

LE FOREZ. — Saint-Michel, Lachapelle, Chuyne.

BORDELAIS. — Médoc, Saint-Émilion, Queyriès, Arsac, Fronsac, Saint-Christoly, etc.

ORLÉANAIS. — Guignes, Saint-Ay, Meung, Beaugency.

MACONAIS. — Brouilly, Juliénas, Cheroubles, Duvayer, Guiachey.

FRANCHE-COMTÉ. — L'Étoile, Quintigny.

VINS ROUGES BONS DE LA LORRAINE. — Bar-le-Duc, Scy, Jussy, Thiancourt, Pagny.

ANJOU. — Champigny-le-Sec.

ALSACE. — Ribauvillé.

AUVERGNE. — Chanturgue.

Cette énumération des vins est loin d'être complète, il en existe une foule que nous n'avons pas nommés. Mais, ce tableau suffit pour montrer que la France est de tous les pays du monde le plus riche en bons vignobles. Aussi, les vins de France sont exportés chez toutes les nations civilisées, qui savent en apprécier l'exquise qualité.

DES QUANTITÉS D'ALCOOL CONTENUES DANS LES DIVERSES ESPÈCES DE VINS, D'APRÈS L'ANALYSE CHIMIQUE DE BRANDE.

Noms des différents vins et liqueurs.	Proportions d'alcool pour 100 en volume.
Lissa et Marsalla.	25,41
Madère.	25,27
Xérès.	19,17
Ténériffe.	19,79
Lacryma-Christi.	19,70
Constance.	19,75
Lisbonne.	18,94
Malaga.	18,94
Madère rouge.	20,35
Muscat du Cap.	18,25
Hermitage blanc.	17,43
Roussillon.	18,13
Bordeaux.	15,10
Malvoisie.	16,40
Lunel.	15,52
Sauterne.	14,22

Bourgogne.	14,57
Vin du Rhin.	12,08
— de Nice.	14,63
Champagne mousseux. . . .	16,61
Hermitage rouge.	12,32
Grave.	13,37
Frontignan.	12,79
Côte-Rôtie.	12,32
Tokai.	9,88
Cidre le plus spiritueux. . . .	9,87
Poiré.	7,26
Bière forte, brune.	8,88
Hydromel vineux.	7,26
Porter de Londres.	4,20
Petite bière.	1,28
Eau-de-vie.	55,39
Rhum.	51,60
Genièvre.	51,60
Whiskey écossais.	54,32
— irlandais.	55,90

Les lignes *Cidre le plus spiritueux* (9,87) et *Poiré* (7,26) sont accolées par une accolade renvoyant à (1).

L'alcool n'est qu'une des parties constituantes du vin; on rencontre, en outre, dans presque tous les vins, hormis quelques exceptions, les matières suivantes :

Eau, — cellulose, — acide pectique, — tannin,

______

(1) Ici, il y a une erreur. Le *cidre* le plus fort n'a pas plus de six parties d'alcool sur 0|0, tandis que le *poiré* en a de 10 à 12 0/0.

— albumine, — matières azotées, — des huiles volatiles, — des matières colorantes, — des matières grasses, — des pectates de chaux, de soude et de potasse, — du tartrate de chaux, — du bi-tartrate de potasse, — du sulfate de potasse, — des chlorures de soude et de potasse, — du phosphate de chaux, — de l'oxyde de fer, — enfin de la silice.

Ainsi qu'on le voit, la composition du vin est **assez** compliquée. — Par suite du pressurage et de la fermentation, tous ces éléments éprouvent des modifications, des transformations, et, après le dégagement de l'acide carbonique, il se forme un nouveau corps, l'*éther œnantique*, ou huile volatile qui donne l'arôme ou bouquet aux vins.

Les vins rouges diffèrent des vins blancs, d'abord par leur matière colorante, et ensuite par de plus fortes proportions de tannin et une dose plus faible de matière azotée.

FALSIFICATIONS DES VINS.

Il faudrait écrire un volume pour relater les nombreuses falsifications dont les vins ont été l'objet; nous nous bornerons à dire que la sévérité de la police municipale a poursuivi à outrance cette coupable industrie ; et, aujourd'hui , on ne rencontre guère de vins frelatés avec des substances dangereuses. Ce sont ordinairement des mélanges de vins forts avec des vins faibles que font les marchands de vins ; ils ajoutent aussi de l'alcool aux vins plats et colorent des vins pâles avec des vins noirs, ce qui produit ce que le peuple nomme le *vin bleu*. Cependant, on signale quelquefois la présence de la *litharge* dans le vin pour lui enlever le goût d'aigre, et celle de l'*alun* pour le clarifier et le rendre astringent. On peut, à ce sujet, consulter l'excellent ouvrage de M. Chevalier sur les adultérations des substances alimentaires.

ROLE DES VINS ROUGES DANS L'ALIMENTATION.

Tout le monde sait que, pour être potable, le vin doit avoir au moins un an. Les vins nouveaux qui n'ont pas cet âge, sont désagréables au goût, pénibles à digérer et peuvent donner lieu à des diarrhées, à des excitations des voies digestives. A mesure que les vins vieillissent, ils perdent de leur alcool et de leur matière colorante. Moins excitants que les nouveaux, les vins vieux sont plus toniques, plus agréables; ils augmentent les forces digestives et répandent dans tout le corps une douce chaleur. Or, plus un vin est vieux, moins il est fort et plus il est bienfaisant. Ce sont surtout les vins vieux de Bordeaux et de Bourgogne qui sont les plus réparateurs des forces épuisées. Pris avec modération, le vin réjouit le cœur : *Vinum lætificat cor hominis*, dit l'Écriture;

pris en trop forte quantité, il devient hilariant d'a-
bord, puis stupéfiant, narcotique. C'est ce dernier
effet auquel on a donné le nom d'ivresse, que
l'homme bien élevé doit à jamais éviter.

Le vin joue encore un autre rôle : son alcool
éprouve pendant la digestion, une véritable combustion nécessaire à l'entretien de la chaleur animale;
cette combustion donne lieu à la formation de l'acide
carbonique et de l'eau. Les sels de chaux, de potasse,
de soude, ainsi que la silice que contient le vin concourent au renouvellement des substances salines
de nos tissus; enfin, ces matières azotées, quoique
minimes, et son eau, qui forme environ les quatre-
vingt-cinq centièmes de la plupart des vins ordinaires, servent à réparer les déperditions aqueuses
que fait sans cesse notre corps.

CHAPITRE XXV.

DES FRUITS.

La question des fruits a été traitée de la même manière que la question des légumes, par la plupart des hygiénistes; c'est-à-dire que les derniers ont répété les erreurs des premiers. Vous croyez sans doute, qu'une bonne poire fondante, à son vrai point de maturité, est un excellent fruit, plutôt favorable que nuisible à la santé. Eh bien! vous vous trompez; ouvrez un livre d'hygiène et vous y lirez que les fruits succulents sont de très-mauvais aliments. Pourquoi, demanderez-vous? On ne vous répond rien. Quelques hygiénistes, cependant, sont sortis de cette ornière rebattue, et, forcés par l'expérience, ont avoué que les fruits bien mûrs et mangés avec modération, étaient de fort bons aliments rafraîchissants; il eût été difficile de dire autrement sans blesser la vérité.

La nature prodigue, en toutes choses, envers l'homme, nous offre, à chaque saison, une grande variété de fruits. L'horticulteur, à son tour, a su multiplier les fruits dont il pouvait faire usage; il est parvenu à les rendre plus succulents et plus savoureux.

Il existe diverses nomenclatures de fruits, établies par les botanistes, qu'il serait trop long et inutile de rapporter ici; le but de cet ouvrage exige la plus simple des divisions. Ainsi donc nous divisons les fruits en :

§ 1er.

Fruits acides,
— mucoso-sucrés,
— acerbes,
— féculents,
— huileux,
Et fruits secs.

Parmi les fruits où le principe acide domine, on trouve, en première ligne, le *citron* qui ne sert que de condiment.

Une variété d'*oranges*, dont l'acidité très-développée, peut être comparée à celle du citron, et qui ne peut également servir que pour assaisonnement.

La *cerise aigre noire*, qui n'est guère mangée que

par les enfants, et dont le principal emploi est d'être confite à l'eau-de-vie.

Les *raisins verts* avec lesquels on fait le verjus, ainsi que la plupart des fruits verts, composent cette première catégorie.

Les fruits purement acides ne sont point nourrissants, ils ne peuvent être mangés tels que les offre la nature, sans qu'il en résulte des inconvénients pour la santé. Leur suc étendu dans de l'eau, avec addition de sucre devient rafraîchissant et ne peut alors qu'être salutaire, surtout pendant les chaleurs de l'été. On ne doit jamais, nous le répétons, abuser des boissons acides, parce qu'elles sont débilitantes.

§ II.

FRUITS MUCOSO-SUCRÉS.

Tous les fruits, en général, contiennent, en proportions plus ou moins fortes, plus ou moins faibles, un principe acide. On le rencontre très-développé chez les uns, tandisqu'il est à peine sensible chez les autres; nous entendons parler des fruits arrivés à leur entière maturité. Les fruits mucoso-sucrés pourraient former deux sous-divisions; l'une embrassant les fruits où le principe acide domine; l'autre où il n'existe que très-faible. Nous croyons inutile pour le lecteur toutes ces distinctions, et nous décrirons les fruits comestibles sans nous en inquiéter.

GROSEILLES. —Les deux principales variétés sont les rouges et les blanches. Les groseilles rouges sont un peu plus acides que les blanches. La troisième variété qu'on nomme, on ne sait pourquoi, groseille *à maquereau*, n'est point acide lorsqu'elle est arrivée à sa complète maturité.

Les groseilles rouges, égrenées et mêlées avec les blanches, saupoudrées de sucre et bien remuées, peuvent se manger sans inconvénient, parce que le sucre tempère leur acidité. On peut aussi les manger en compote.

Tout le monde sait que c'est avec les groseilles rouges qu'on fait cette délicieuse gelée qui est d'une si grande ressource pour les enfants et les femmes.

La gelée de groseilles fournit un aliment rafraîchissant, léger, peu nutritif il est vrai ; mais très-salutaire aux bilieux, aux pléthoriques, et même aux convalescents qui ont besoin d'une alimentation légère et facile à digérer.

Les sorbets, les sirops, les bonbons à la groseille prouvent que ce fruit se prête aux diverses préparations qu'on exige de lui.

FRAISES. — L'horticulture à su créer plusieurs variétés de fraises : l'ananas, les caperons, les quatre saisons, la calabraise musquée, etc. Mais, si elle a pu augmenter leur grosseur, c'est au détriment de leur

parfum ; car, les petites fraises des vignes ou des
bois sont beaucoup plus parfumées que celle des
jardins.

On mange les fraises au sucre, soit avec addition de
vin, de rhum, de kirsch, soit à l'état naturel avec du
sucre en poudre. Les fraises mêlées à la crême sont
un mets des plus délicieux ; mais, les hygiénistes
prétendent qu'ainsi mangées, elles sont indigestes.
Le lecteur me permettra de citer ici un fait à ce
sujet.

Le hasard me plaça un jour à une table de vingt
couverts ; au dessert on y mangea des fraises à la
crême et en assez grande quantité. Le lendemain
j'eus la curiosité de prendre moi-même et de faire
prendre des renseignements, afin de savoir si quelqu'un des convives, hommes ou dames, avait éprouvé
une indigestion, j'appris que non-seulement aucun
des convives n'avait éprouvé la plus légère indisposition, mais que tous avaient parfaitemeut digéré leur
dîner. Si les fraises doivent être indigestes; c'est
surtout quand l'estomac est plein d'autres aliments.
Que penser alors des faiseurs de préceptes? Si l'on
disait que les fraises à la crême ne vont pas à tous les
estomacs, je comprendrais que l'estomac qui les
refuse ne puisse les digérer. Si, sur cent personnes
qui auront mangé des fraises à la crême, une ou
plusieurs ont une indigestion, cela ne veut pas dire
non plus que la fraise est indigeste , mais bien

qu'elle ne va pas à l'estomac de la personne qui n'a pu les digérer.

Mangez, mangez des fraises, lorsque vous n'êtes pas malade, bien entendu ; seulement n'en abusez pas ; car, en toute choses, l'abus est nuisible. Mangez des fraises arrangées selon votre goût ; leurs propriétés humectantes, rafraîchissantes et adoucissantes en font un fruit très-sain, qui convient à tout le monde, en général, et particulièrement aux bilieux et aux nerveux.

Les fraises, de même que les groseilles, se prêtent à une foule de préparations : on en fait des gelées exquises des glaces, des sorbets, des pastilles ! on en garnit des tartes et autres pâtisseries ; enfin, contrairement à l'opinion de certains auteurs, on peut faire cuire le jus des fraises et obtenir d'excellentes gelées.

Framboises. — Il existe deux sortes de framboises, les rouges et les blanches ; ce fruit, d'un parfum suave et d'un goût agréable, est tempérant et rafraîchissant. On mange ordinairement les framboises mêlées avec des fraises, ou avec des groseilles. On peut les arroser de vin fin ; on les mange simplement saupoudrées de sucre. Elles conviennent à tout le monde, aux bilieux et aux nerveux surtout.

Les gelées et sirops de framboises sont délicieux par leur saveur et leur odeur. On ajoute ordinairement des framboises dans les gelées de groseilles et

dans les sirops de vinaigre pour leur donner du parfum.

Cerises. — L'arbre qui donne les cerises fut,
d'après l'histoire, apporté d'Asie par Lucullus, l'an
de Rome 680. Il existe soixante-dix espèces de ce-
risiers ou merisiers qui se distinguent les uns des
autres par la forme, la dimension, la couleur et la
grosseur des fruits. — Les diverses espèces de cerises, *griottes*, *bigarreaux*, *montmorency*, *anglaises*,
cerises à eau-de-vie, *cerises royales*, etc., etc., les
unes sucrées, les autres plus ou moins acides ont
une chair ferme, molle ou fondante. Le jus sucré des
cerises nouvelles est rafraîchissant et peut remplacer
la limonade. — La distillation des merises, guignes,
etc., donne un produit nommé *kirsch-waser*, eau de
cerises. — Les Italiens préparent avec une petite
cerise nommée *marusca*, la liqueur appelée *maras-
quin*, plus douce et plus agréable que la précédente.

On prépare avec les cerises une foule de friandises,
compotes, confitures, sirops, tartes, tourtes d'entremets, etc., ratafia, etc. Crues ou cuites elles conviennent à presque tout le monde ; nous voulons
parler des bonnes cerises à chair tendre et succulente ; car les cerises à chair dure, comme les bigarreaux deviennent indigestes, s'ils n'ont pas été
soigneusement broyés par les dents. Quoique ce fruit
soit facile à digérer et légèrement laxatif, les per-

sonnes délicates et maladives feront bien d'en être sobres.

Poires. — De tous les fruits à pepins, la poire est le plus estimé, le plus savoureux. Aucun arbre fruitier n'offre, ainsi que le poirier, d'aussi nombreuses variétés : on en compte plus de deux cents espèces !! Aucun fruit ne fournit une aussi grande diversité d'odeurs et de saveurs que les poires ; elles nous offrent le sucre, le miel, le girofle, la cannelle, la muscade, l'ambrette, le musc, la civette, etc. C'est-à dire que leur goût et leur parfum se rapprochent de ces différents aromates.

Les meilleurs compotes se font avec les poires. On les fait cuire et sécher au four ; on en fait des poires tapées, etc. Les confiseurs préparent avec elles de délicieuses marmelades ; ils les glacent, les mettent à l'eau-de-vie et peuvent même en faire des gelées.

Les bonnes poires à chair fondante conviennent à tous les estomacs ; elles sont rafraîchissantes et tempérantes. Dans les affections chroniques des intestins, les poires cuites et réduites en compote, bien tamisée, fournissent un aliment agréable et bienfaisant. Les tempéraments bilieux et nerveux, sujets à la constipation, devraient faire entrer dans leur régime cette compote, débarrassée de tout grumeau ; car elle adoucit et rafraîchit les entrailles échauffées. Répéterons-nous qu'on doit manger les poires, de même que les autres fruits, non après avoir copieu-

sement dîné, ainsi que cela se pratique généralement; mais à la collation du matin ou du soir; de
cette manière les fruits mûrs ne sont jamais nuisibles.

Voici les noms des principales poires que l'on récolte en France, depuis le mois de juillet jusqu'en
novembre.

Rousselet hatif,—muscat Robert,—Madeleine,—cuisse-
madame,— blanquette,— petit muscat,— doyenné d'été,
— Saint-Jean,— citron des carmes, etc.

Le doyenné, — le beurré romain, — le beurré d'Angleterre, — le beurré gris, — le bon chrétien d'été, — la bergamote d'été, — la cressane, — la verte-longue,—le mes-
sire Jean, etc., sont des fruits d'été et du commencement
d'automne.

Le beurré d'hiver, — le saint germain,— le martin-sec;
—l'épine d'hiver, — la poire d'Angleterre, — le gros
rousselet,—le rambour d'été et d'hiver,—la Marie-Louise,
— la duchesse, — la marquise d'été, — le beurré d'Aram-
berg, — la bergamote suisse, — la Joséphine, — la Duquesne, —l'incomparable, etc.

(Voyez le calendrier des substances alimentaires
de cet ouvrage.)

POMMES. — La culture a créé une assez grande
variété de pommiers; on en compte cent vingt deux
espèces environ, dont cent fournissent des fruits qui
peuvent se manger; les autres donnent des pommes
à cidre. Parmi ces variétés de pommes, on en distin-

gue à chair sucrée et à chair acide ; leur chair n'est jamais fondante comme celle de certaines poires; elle est toujours plus ou moins cassante ; comme aussi il en existe à pulpe amère et cotonneuse. En raison de la fermeté de leur chair, les pommes sont plus difficiles à digérer que les poires ; leur digestibilité varie selon que leur tissu est moins serré et leur saveur plus sucrée. La cuisson les rend plus faciles à digérer; on les accorde alors aux convalescents; néanmoins, mieux vaudrait leur prescrire la compote de ce fruit, qui est débarrassée de la peau et des parties coriaces.

La pomme se prête à une infinité de préparations de cuisine et de confiserie ; après les compotes, qui sont les plus en usage, on fait des gelées délicieuses, des marmelades au caramel, et du sucre de pommes d'une limpidité parfaite. C'est la ville de Rouen qui a le monopole de cette dernière préparation. Les entremets aux pommes sont aussi très-variés : beignets, charlottes, tartes, tourtes et autres fines pâtisseries, dont la pomme fait les honneurs.

On cite au nombre des meilleures pommes :

Les rainettes franche, blanche, dorée, grise, du Canada, pointillée, d'Angleterre; — les calvilles rouge et blanc; le malingre, l'ananas, la nonpareille, la haute bonté, la belle d'été, l'api, le rambour, la blanche d'Espagne, le gros pigeon, etc.

Ainsi que nous l'avons déjà dit, les pommes sont généralement assez longtemps à se digérer; il est nécessaire, lorsqu'on les mange crues, de bien les broyer avant de les avaler. Les rainettes et les calvilles bien mûres sont de digestion moins difficile. Les pommes bien cuites, débarrassées des cœurs et de la peau conviennent à tous les estomacs, lorsqu'on n'en fait pas abus; elles sont rafraîchissantes et légèrement laxatives.

PÊCHES. — Les variétés du pêcher sont assez nombreuses; on les distingue en trois groupes : les *pêches*, proprement dites, dont la pulpe se détache facilement du noyau; — les *pavies* ou *alberges* dont la chair ferme et serrée adhère au noyau, — les *brugnons* dont la peau ressemble à celle de la prune. Le pêcher est originaire de Perse; la culture, en France, lui a fait acquérir des qualités supérieures et a multiplié ses variétés qui n'existent pas dans son pays originel. — La pêche est, bien certainement, un des plus beaux et des meilleurs fruits que nous possédions; son parfum est des plus suaves et rien n'est comparable à son exquise saveur.

On mange ordinairement les pêches crues avec un peu de sucre en poudre; c'est sous cette forme qu'elles sont servies au dessert; quelques personnes les mangent au vin de Madère; d'autres au vin muscat ou avec tout autre vin sucré. Les marmelades de pêches sont excellentes, les pâtes, glaces, conserves, ont aussi leur mérite. .

La pêche de bonne qualité et bien mûre est rafraîchissante, apéritive, facile à digérer et convient généralement à toutes les constitutions. Cependant, si l'estomac de certaines personnes malingres ne s'accommodait pas de la pêche crue, en la faisant cuire à l'eau et la saupoudrant de sucre, elles pourraient la manger sans inconvénient.

Abricots. — Originaire des plaines de l'Arménie, l'abricotier s'est naturalisé dans nos climats, où l'on en compte plusieurs variétés. Les abricots les plus estimés sont :

L'alexandrin, l'alberge, l'angoumois, l'abricot précoce d'Esperen, l'abricot de Nancy et l'abricot blanc.

La chair de l'abricot possède une saveur parfumée qui plaît généralement à tout le monde. Un bon abricot, dans son état de maturité complète, est un excellent fruit ; on lui reproche d'être laxatif, probablement parce qu'il a été mangé pas assez mûr, ou en trop grande quantité. Cuit et sucré, il devient rafraîchissant.

Les compotes, marmelades et conserves d'abricots sont très-estimées. Les pâtes d'abricots d'Auvergne sont une friandise aussi salubre que délicate. On fait des beignets, des tourtes ou gâteaux fourrés aux abricots, on les confit à l'eau-de-vie et au sucre, etc., etc. Les personnes affectées d'irritation d'entrailles doivent être très-sobres de ce fruit et ne le manger qu'avec du sucre en poudre.

Prunes. — On cultive d'assez nombreuses variétés de pruniers, dont les fruits diffèrent par la forme, la couleur et la saveur. Les meilleures prunes sont :

La prune damas, à chair jaune et sucrée, — la grosse noire hâtive, la plus succulente des prunes d'espaliers — la mirabelle à peau jaune, — la reine-Claude, — le gros et petit damas de Tours, — la reine-Victoria, — le perdigon, — le monsieur, — la sainte-Catherine, — la prune d'Agen, — la diaprée rouge, — la saint-Martin, — la jaspée, — la prune-pêche, etc.

On fait avec les prunes de très-bonnes marmelades, confitures, conserves sèches ou liquides. Les confitures de mirabelles se font dans une proportion énorme ; il n'y a guère que la gelée de groseille qui puisse rivaliser avec la quantité de confitures de prunes qu'on fabrique.

Mais une préparation qui se fait en grand, dont Tours et Angers ont le monopole, c'est la préparation des pruneaux ou prunes desséchées au soleil et au four. Non-seulement, ces deux villes fournissent à la France entière, elles exportent encore dans des pays lointains leurs produits. Les pruneaux, soit pour dessert, soit pour convalescents et malades, sont l'objet d'un commerce considérable.

Les bonnes prunes bien mûres sont rafraîchissantes et laxatives ; cuites elles le sont un peu moins. Mangées vertes, elles peuvent occasionner des coliques et la diarrhée. Les personnes sujettes aux irritations d'entrailles doivent s'en priver ou n'en manger que la pulpe, c'est-à-dire rejeter la peau. Les pruneaux cuits ont également la propriété de tenir le ventre libre ; on les donne aux convalescents au nombre de cinq à sept par chaque repas.

Raisin. — L'industrie viticole a tellement multiplié les variétés de raisins, que le nombre en est vraiment extraordinaire : d'après M. Odard, la France possède environ mille variétés de raisins ; c'est la contrée de l'Europe qui cultive le plus et le mieux la vigne, aussi rend-elle les autres pays tributaires de ses produits vinicoles.

Les raisins propres à faire le vin, et qu'on n'emploie qu'à cet usage, sont tellement nombreux que plusieurs pages ne suffiraient pas pour les nommer seulement. Nous renvoyons le lecteur à un ouvrage pratique sur la viticulture, nous bornant à dire ici que les raisins *à main,* c'est-à-dire qu'on sert sur les tables, sont le *précoce,* le *Corinthe,* le *malvoisie,* l'*olivet,* le *ciotat,* le *muscat,* le *by* et surtout le chasselas de Fontainebleau, de Thomery et de leurs environs. Ces raisins placés en treilles sont, à leur maturité, d'un beau jaune doré et d'une délicieuse saveur.

Beaucoup d'hygiénistes considèrent le bon raisin, bien mûr, comme l'un de nos meilleurs fruits mucoso-sucrés ; il possède plusieurs rares propriétés : il nourrit, engraisse, tient le ventre libre, favorise les diverses sécrétions du corps, et opère, parfois, des guérisons de maladies chroniques, inespérées. Souvent les constipations les plus opiniâtres sont victorieusement combattues par l'usage prolongé des raisins, pendant leur saison.

Les bourses ou enveloppes des grains de raisin, ainsi que les pepins, sont réfractaires à l'action des organes digestifs ; c'est leur passage sur la membrane muqueuse des intestins qui les excite et produit un effet laxatif. Les personnes qui ont les voies digestives irritables doivent, lorsqu'elles mangent du raisin, rejeter soigneusement les enveloppes et les pepins.

Les raisins secs sont plus nutritifs que les frais, mais moins faciles à digérer. On les emploie comme assaisonnement, dans le plumpuding, les babas, tartes, gâteaux de riz, etc., etc.

De tous les raisins secs, les meilleurs sont ceux de Malaga, de Corinthe et surtout les raisins de Smyrne, qui n'ont point de pepins.

Figues. — Peu de personnes savent que la figue est un réceptacle charnu dans lequel sont contenues les fleurs et, plus tard, les graines. A l'époque de la maturité, ce réceptacle est devenu une pulpe tendre, mucilagineuse, sucrée, de saveur très-agréable, tandis qu'il contenait, quelques semaines avant, un suc blanc et très-âcre. Le procédé de la *caprification*, usité en Orient, est des plus curieux, mais ne saurait trouver place ici : voyez-en l'intéressante description dans un petit ouvrage intitulé : *Les Parfums et les Fleurs* (1).

Les figues fraîches sont adoucissantes, faciles à digérer et assez nourrissantes. La bonne figue mûre à point est un des fruits les plus salutaires dont on puisse faire usage. Il ne faut cependant pas en manger avec excès, parce que l'estomac se trouverait surchargé de petites graines et de mucilage ; la digestion alors serait pénible ; deux ou trois figues suffisent pour savourer leur douceur.

Les figues sèches, et particulièrement celles de Smyrne, sont délicieuses et plus nourrissantes que les fraîches ; elles font partie des fruits secs, communément appelés *quatre mendiants*.

Les figues sèches sont classées parmi les substances pectorales ; on en fait des tisanes très-adoucissantes et des gargarismes émollients.

DATTES. — Fruits du dattier qui succèdent aux fleurs femelles. Les dattes sont charnues, sucrées, de

---

(1) *Les Parfums et les fleurs,* charmant volume contenant tout ce que l'empire de Flore offre de plus merveilleux. (*Librairie Dentu.*)

la grosseur d'une olive et contiennent un noyau très-dur ; leur pulpe est rafraîchissante et assèz nourrissante. Certaines peuplades d'Afrique en font la base de leur nourriture ; on en prépare une farine qui est d'une grande ressource pour les caravanes. On apporte en Europe les dattes desséchées ; leur usage comme aliment est peu répandu ; mais on en fait des tisanes très-adoucissantes. Les noyaux de dattes, après avoir été carbonisés et réduits en poudre impalpable, sont utilisés pour faire une poudre dentifrice très-estimée.

Bananes. — Le bananier, qui donne ces fruits, est une belle plante de cinq à six mètres de hauteur ; ses feuilles élégantes ont un mètre à un mètre et demi de longueur. Du milieu de leur faisceau s'élève une hampe qui se termine par un long *régime*, sur lequel sont groupées les bananes. Cet arbre, dans les contrées équinoxiales, offre la même importance que les graminées dans nos contrées.

Les bananes sont des fruits allongés de la grosseur d'un cornichon ; leur chair blanchâtre réunit le parfum de la fraise et de l'abricot ; elle est tendre, délicate, de consistance butyreuse et très-nourrissante ; elle forme la base de l'alimentation des nègres et des Indiens. Les bananes se mangent crues ou cuites; elles se digèrent facilement et conviennent à tous les estomacs. On prépare avec leur pulpe une farine qui se conserve très-longtemps et avec laquelle on fait une galette de très-bon goût. Enfin, avec le jus fermenté des bananes, on fabrique le vin de bananes, et la distillation de ce vin donne une eau-de-vie très-estimée.

GRENADES. — Il existe trois sortes de grenades : l'une, acide ; l'autre, douce, et la troisième d'un goût vineux. L'écorce de la grenade est très-astringente ; les petits grains qui constituent sa pulpe, mangés avec du sucre, sont très-rafraîchissants. Ce fruit n'est presque pas en usage parmi nous ; on le voit rarement figurer au dessert.

ANANAS. — Il existe plusieurs variétés d'ananas : le *commun*, le *Cayenne*, le *violet Jamaïque*, la *Providence*, etc. L'ananas à pain de sucre est le plus estimé. Sa chair délicate réunit le parfum de la fraise, de la framboise et de la pêche. C'est un mets très-recherché, qui ne paraît qu'aux desserts somptueux. On mange l'ananas cru, coupé par rouelles et assaisonné de sucre. On en fait aussi une espèce de salade avec du vin de madère, de chypre, de champagne, etc., pour assaisonnement. Les entremets d'œufs, de crèmes à l'ananas sont très-distingués.

AMANDES. — L'amandier est originaire du Levant ; on en distingue deux espèces : l'amandier à fruits doux et l'amandier à fruits amers.

Les amandes de la première espèce sont très-usitées dans l'économie domestique et la pharmacie ;

elles contiennent une huile fine, du sucre et beaucoup d'albumine.

Les amandes amères ne servent généralement que pour les produits chimiques et la parfumerie.

Les amandes douces se mangent lorsqu'elles sont encore vertes, parce qu'elles sont moins difficiles à digérer que les amandes sèches ; néanmoins, les estomacs délicats doivent en être sobres. L'amande sèche fait partie des fruits nommés *quatre mendiants*; ce n'est guère que de la sorte qu'elle paraît sur nos tables. Ce sont les pâtissiers et les confiseurs qui en consomment le plus, en biscuits, massepains, macarons, frangipane, tarte aux amandes, dragées, pralines, etc. Les cuisiniers font aussi avec l'amande une crème dite *blanc-manger* qui, lorsqu'elle est bien réussie, est fort délicate. Les amandes décortiquées, broyées et étendues dans l'eau, forment un liquide laiteux qu'on nomme émulsion, dont les propriétés sont de calmer et d'adoucir. Le sirop d'orgeat n'est aussi qu'une espèce d'émulsion avec addition de sucre et de quelques amandes amères. Enfin, l'huile d'amandes douces est fréquemment employée en médecine, tant à l'intérieur qu'à l'extérieur.

Noix. — On ne mange guère les noix qu'en *cerneaux*; c'est-à-dire quelque temps avant leur maturité, et c'est encore un aliment difficile à digérer. Les personnes dont les organes digestifs ne sont pas solides, doivent rejeter les cerneaux, si frais qu'ils soient,

22.

comme pouvant les incommoder. Les confiseurs et les liquoristes font confire les noix vertes dans du sirop et de l'eau-de-vie. On fait une liqueur et une espèce de conserve au brou de noix. Toutes ces préparations n'ont rien de bien engageant.

Noisettes. — Les enfants aiment beaucoup ce fruit et le mangent sans inconvénient, parce qu'à cet âge l'estomac digère tout ce qu'on lui donne. Mais, pour l'âge mûr et le vieillard surtout, la noisette est lourde, longue à digérer et très-souvent indigeste. Les personnes sédentaires doivent par prudence rejeter ce fruit de leur alimentation.

CHAPITRE XXVI.

CALENDRIER DES SUBSTANCES ALIMENTAIRES, SELON LES SAISONS ET LES MOIS.

§ Ier.

HIVER.

L'hiver est la saison la plus favorable aux gros mangeurs et à tous ceux qui aiment la table. En hiver, l'appétit atteint son plus grand développement et les organes digestifs possèdent un surcroît d'énergie. C'est aussi dans cette saison que les viandes, volailles, gibier et poissons abondent ; que leur chair est meilleure et plus succulente.

JANVIER. — La viande de boucherie est excellente; la charcuterie produit beaucoup et ses produits sont de bonne qualité. La volaille, le poisson, le gibier abondent sur nos marchés. Les poulardes, oies grasses, dindes, canards, bécasses, bécassines, alouettes, faisans, vanneaux, pluviers dorés, etc., etc., s'offrent aux yeux de l'acheteur.

Les *poissons* de ce mois sont aussi délicats que ceux du mois précédent : L'esturgeon, le saumon, la sole, la raie, les carrelets, le thon frais, le turbot, la truite, le merlan, la limande, les éperlans, les huîtres, etc., etc.

Les LÉGUMES sur couche, sont : Laitue, pourpier, oseille, cresson alénois, cerfeuil, persil, radis, estragon.

EN PLEIN VENT. — Choux de Bruxelles, de Milan, salsifis, mâche, raiponce, épinards, oseille, poireaux, ciboules, etc.

LÉGUMES DE SERRE. — Choux-fleurs, raves, céleris-raves, chicorée frisée, barbe de capucin, navets, carottes, panais, betteraves, ognons, pommes de terre.

FRUITS CONSERVÉS. — Raisins, — Poires de Saint-Germain, — Virgouleuse, — Passe-Colmar, — Bon chrétien, — Passe tardive, — Belle angevine, — Beurré, etc.; — Pommes de Calville blanches, — Reinettes dorées grise, fenouillet jaune, etc.

FÉVRIER. — Mêmes viandes, mêmes volailles et gibier, pour l'abondance et la qualité, à l'exception du gibier qui commence à devenir plus rare. Mais les dindes truffées, les pâtés de foie gras, les terrines de grives, les langues fourrées, etc., se montrent, et les truffes! qui laissent leur trace embaumée sur la route du Périgord à Paris.

Les poissons, légumes et fruits sont, à peu d'exceptions près, les mêmes que ceux de janvier.

Mars. — Viande de boucherie toujours excellente. La volaille ne manque pas ; mais le gibier disparaît, à l'exception du lapin, des sarcelles et des macreuses.

Les poissons de mer, comme au mois précédent. Les poissons d'eau douce abondent : les brochets, carpes, truites, ombres, lottes, perches, brêmes, barbillons, tanches et goujons.

Les légumes verts deviennent rares ; on en retire cependant encore des serres. — En pleine terre viennent les épinards, la chicorée, la laitue, l'oseille, quelques petits navets et le chou commun.

Le fruitier s'ouvre encore pour livrer aux consommateurs les poires de Catillac, — de Bergamotte, de Colmar d'hiver, — épine et orange d'hiver, — royale et bon chrétien d'hiver et la suave ambrette. — Les pommes de reinette et du Canada ne font pas défaut, — le Calville blanc, — le court-pendu, — le châtaignier, la franche et la reinette grise se montrent encore, bien conservées.

§ II.

PRINTEMPS.

Si cette saison est la plus riche par sa riante végétation, la plus belle par sa verdure et ses fleurs, elle est aussi la plus pauvre en comestibles variés. Déjà, les viandes de boucherie perdent de leur qualité ; le gibier a tout à fait disparu, et les rares fruits que conservent encore le fruitier se bornent à quelques poires et à quelques pommes ; s'il existe encore des raisins, c'est un cas exceptionnel.

Avril. — La viande de boucherie moins bonne. — Le gibier se borne aux lapins. Le poisson de mer devient plus rare et moins bon ; les aloses remontent les rivières ; la volaille est encore trop jeune ; l'on n'a pour se consoler que les jambons de Bayonne et de Mayence, les conserves de divers gibiers, et celles de légumes d'après le procédé Appert ; car, il faut l'avouer, les légumes conservés par les divers procédés de dessication ne gardent plus leur goût primitif.

Les légumes sur couche nous offrent la laitue, les choux-fleurs, la chicorée, quelques primeurs en petits pois et haricots verts.

En pleine terre, les épinards, l'oseille, le persil, le cerfeuil, l'ognon blanc, etc.

Le fruitier s'ouvre encore pour livrer les mêmes fruits du mois de Mars ; mais inférieurs en qualité et en quantité.

Mai. — Le plus beau des mois de l'année ; le plus riche en fleurs et en promesses !... Les poissons de mer reparaissent sur nos marchés ; les jeunes poulets, les pigeonneaux et le beurre herbé ; les délicieux fromages viennent nous dédommager des privations du mois précédent.

La viande de boucherie va toujours diminuant de qualité ; mais les légumes frais commencent à devenir plus abondants. Les amateurs peuvent se régaler d'asperges, petits pois, haricots verts, navets, choux-fleurs, brocolis, épinards, artichauts hâtifs, etc., etc.; quelques fruits précoces, tels que cerises hâtives, bigarreaux de mai, prunes de la Saint-Jean, etc., commencent à paraître.

Juin. — Les poulets, poulardes, dindonneaux, canetons et pigeons peuplent nos marchés ; la famille des légumineuses et des plantes herbacées comestibles, étale ses richesses. Les jardins et les champs sont en plein rapport ; en légumes, tout abonde ; on peut choisir parmi les petits pois, — haricots verts, — choux-fleurs, — fèves de marais, laitues,— romaines, — pommes de terre nouvelles, — choux blancs, — épinards, etc.

Poisson de mer. — Turbot, soles, raies, merlans, rougets, morue fraîche, maquereaux.

Poisson d'eau douce. — Carpes, tanches, truites, perches, anguilles, lamproies, goujons.

Les abricots commencent à paraître vers la mi-juin : on voit arriver les cerises, groseilles, fraises, framboises, poires blanquettes et la pomme hâtive.

§ III.

ÉTÉ.

Défavorable à la gastronomie, la saison d'été demande un peu de repos pour l'estomac, auquel l'hiver et le printemps ont imposé de rudes travaux. La calorification, portée à l'extérieur par l'influence de la température d'été, a fait de la peau un centre de vitalité. Les voies digestives ont perdu de leur énergie, il faut donc les ménager pour les conserver intactes jusqu'à l'automne ; car, si malheureusement elles reçoivent quelque fâcheuse atteinte, adieu, désormais, aux plaisirs de la table, adieu, à ses ineffables douceurs. Nous dirons aux intempérants : « Craignez la *gastro-entérite*, et, par dessus tout, l'affreuse *gastralgie!!* »

Juillet. — Ce mois, a-t-on dit, est un temps d'épreuve pour les gourmands. Pourquoi? Ce n'est point parce que les substances alimentaires sont plus rares, puisqu'elles abondent. Les cailles, cailleteaux, pigeons, poulets, poulardes, lapins, poissons et délicieux légumes leur sont offerts de tous côtés ; alors, pourquoi? — Parce qu'il fait chaud ; parce que l'appétit diminue à mesure que les chaleurs augmentent ; parce qu'enfin, les forces digestives n'ont plus l'énergie qu'elles avaient en hiver et au printemps. A ce point de vue, le proverbe est vrai; seulement on aurait pù ajouter le mois d'août et, selon les années, une partie de septembre, dernier mois de l'été, pendant lequel il fait, parfois, des chaleurs accablantes.

VIANDE DE BOUCHERIE. — Bœuf, veau, mouton, agneau. Le veau de Pontoise est, pendant ce mois, d'une supériorité, d'une excellence sans égale.

VOLAILLES. — Chapons, — poules, — poulets, — poulardes, — canards, — pigeons, — dindonneaux.

GIBIER. — Lapins et, malgré la prohibition, quelques cailles avec leurs petits se glissent clandestinement chez le marchand de gibier.

POISSON DE MER. — Turbot, — soles, — carrelets, — merlans, — raie, — morue fraîche, — rougets, — maquereaux.

POISSON D'EAU DOUCE. — Carpes, — tanches, — perches, — anguilles, — lamproies, — truites.

CRUSTACÉS. — Homards, — langoustes, — écrevisses, — crevettes.

LÉGUMES. — Les légumes de toute espèce, les plantes herbacées les plus variées abondent de toutes parts : petits pois, — haricots verts, — flageolets, — fèves de marais, — tomates, — pommes de terre, — asperges, — épinards, — céleri, — laitue, — romaine, — chicorée, etc., etc.

FRUITS. — Cerises, — poires, — prunes, — abricots,

— fraises, — framboises, — arbouses, — groseilles, — cassis, — melons, — pastèques, — pommes hâtives, etc.

Que voulez-vous de plus, Messieurs les gourmands? doit-on vous plaindre.....? d'autres en riraient... Moi, je vous proclame sages : vous craignez les indigestions et les évitez.

Aout. — C'est encore un mois défavorable à la bonne chère. Cependant, les substances comestibles sont encore assez variées ; on peut encore se consoler.

Le gibier commence à se montrer.— Les poissons du mois qui précède sont meilleurs ; de plus, on a des sardines fraîches.

Les légumes foisonnent ; les artichauts sont en plein rapport et, chaque jour, paraissent de nouveaux fruits. — Les abricots, brugnons, pêches, prunes de vingt variétés différentes, pommes de plusieurs espèces et les cerneaux.

Septembre. — Le gibier n'étant plus prohibé, les marchés en regorgent ; c'est une Saint-Barthélemy : chevreuils,—lièvres,— lapins,— cailles,—perdrix, — râles, — bec-figues, — grives,— chapelets d'alouettes, etc., encombrent les boutiques des marchands.

Le poisson est aussi nombreux que varié.

De même pour les légumes.

La plupart des fruits sont à l'apogée de leur

gloire. — Pêches variées, — brugnons, — prunes de vingt espèces, — poires délicieuses de toutes grosseurs, de toutes qualités, fondantes, croquantes, succulentes, parfumées au suprême. Diverses sortes de pommes, — cerises du Nord, et les délicieuses figues d'automne.

§ IV.

AUTOMNE.

Les chaleurs de l'été avaient suspendu les plaisirs de la table, l'automne va les rappeler. Dans cette saison où tout abonde, où gibier, viandes, légumes et fruits ont acquis toutes leurs qualités, il est tout naturel qu'on en profite.

OCTOBRE. — Les gastronomes, les gourmands renaissent à l'espoir ; ils vont, enfin, pouvoir se livrer de nouveau aux jouissances sensuelles dont ils ont été si longtemps sevrés ; je veux dire aux jouissances buccales et gastriques.

La viande de boucherie est redevenue bonne ; les volailles, le gibier à poil et à plumes, sont arrivés à un si haut degré d'*esculence*, que le philosophe même le plus austère ne saurait rester indifférent à la vue de tant d'excellentes choses. Bécasses, — bécassines, — cailles, — faisans, — perdrix, — bec-figues, — ortolans, — mauviettes, — grives, — sarcelles, — outardes, — lièvres, — levrauts, — lapins, — lapereaux, etc., tout contribue à exciter la gourmandise. Et, de plus ajoutez à tout cela une marée aussi fraîche qu'abondante, des légumes à profusion et des fruits si nombreux, si variés, qu'on se trouve positivement dans l'embarras du choix ; en effet, voyez, énumérez tout ce que vous prodigue la riche Pomone.

En *pêches*, — vous avez l'admirable jaune, — la jaune lisse, — la grosse mignonne, — la pavie, — la persique, — la violette tardive, etc.

La famille des prunes vous offre : — les mirabelles d'octobre, — la reine-claude également d'octobre, — la Saint-Martin, — la Sainte-Catherine, — la bifère, — la Waterloo, — la crassane, — la mouille-bouche, — la Dumortier, — la verte-longue, — la jaspée, — la rose, — la grise, — le beurré capiaumont, — le doyenné et beaucoup d'autres encore.

La famille des poires, un peu moins riche en cette saison que la précédente, nous donne la bergamote d'automne, — la belle-bonne, — la Marie-Louise, — l'Archange, — la Saint-Michel, — le beurré d'automne, — la sarde délicieuse, — la duchesse d'Angoulême, — la bezy, — la sylvanche, — le doyenné gris, — l'incomparable, etc.

On possède, en ce mois, presque toutes les variétés de pommes : rambour, — gros-pigeon, — rainette blanche et grise, — violette, — api, — calville rouge et blanche, — Canada, — Roi de Rome, — châtaigner, etc., etc.

Les figues d'automne jusqu'aux premières gelées.

Les framboises des quatre-saisons.

Les nèfles et les cormes.

Les noisettes et les amandes.

Les châtaignes et les marrons.

Et les coings qu'il ne faut pas oublier ; car c'est avec eux qu'on prépare cette délicieuse pâte béchique, dont les rondelles, symétriquement disposées, composent un de nos plus appétissants plats de dessert.

On voit qu'octobre est un excellent mois pour les gourmands.

Novembre.—L'automne marche toujours, la température s'est considérablement abaissée. Stimulées par la fraîcheur de l'air, les forces digestives ont repris leur énergie d'autrefois ; on peut manger plus copieusement que pendant l'été ; c'est ce qu'on fait ; on y est, du reste, engagé par les substances alimentaires de toute espèce et de bonne qualité.

Les viandes de boucherie sont succulentes ; le gibier est toujours abondant ; les faisandeaux, les tourtereaux et les jeunes ramiers, complètent la série du gibier qui est la même que celle d'octobre.

La volaille est excellente, poulardes, pigeons, canards, canetons, pintades et oies grasses ; poulets, jeunes dindons, etc., sont arrivés à point pour être embrochés.

La mer fournit le turbot,—le saumon,—les soles,

— la raie, — le merlan, — le rouget, — les limandes, — les maquereaux, — la lotte, — le bar — et la vive. — Les huîtres blanches et vertes sont arrivées ; leur fraîcheur et leur finesse réjouissent les amateurs.

Les rivières nous donnent : carpes, — tanches, — perches, — lamproies, — anguilles et goujons.

Les légumes commencent à devenir plus rares.

De même pour les fruits ; le verger n'en fournit plus, c'est le fruitier qui le remplace, et qui doit conserver, le plus longtemps possible, les espèces suivantes :

Chasselas et autres raisins, — poires de martin-sec, — de Colmar, — duchesse d'Angoulême, — sylvange, — beurré d'Aremberg, — Duquesne, — Thouin, — l'incomparable, — passe-colmar, — Berry, — bergamote suisse, — doyenné gris, — calebasse, — duchesse et marquise d'hiver, — Joséphine, — reine des Pays-Bas, — Philippe, — saint-André, — Wellington, — soldat laboureur, etc., etc.

Les pommes de calville blanc, — fenouillet gris et jaune, — rainettes, — apis, — rambour d'hiver, — court-pendu, — montalivet, — perle, — châtaignier et beaucoup d'autres qui peuvent se conserver.

Décembre. — Les viandes de boucherie sont excellentes et les charcuteries ont la fraîcheur désirable.

Le gibier est encore assez abondant, on trouve les mêmes espèces qu'au mois précédent. La volaille est encore meilleure, gros poulets, gros pigeons, dindons appétissants; la venaison donne sanglier, chevreuil et daim.

Décembre est le mois où l'on s'approvisionne de pâtés de Strasbourg, de Chartres, d'Amiens, de Toulouse, de Périgueux, de Pithiviers, des terrines de Nérac, des cuisses d'oies confites, de la mortadelle de Bologne, de la charcuterie de Lyon, de Bayonne, d'Arles, de Troyes, etc.

Les légumes frais sont rares; en pleine terre encore quelques choux de Bruxelles, des épinards, salsifis et scorsonères, mâches, raiponces, etc.

La serre à légumes fournit les carottes, navets, panais, escarole, céleri, cardons, choux-fleurs, etc

Quant aux fruits, ils proviennent tous du fruitier, et sont les mêmes que ceux du mois précédent.

CHAPITRE XXVII.

DIGESTIBILITÉ DES DIVERSES SUBSTANCES ALIMENTAIRES, SELON LEUR NATURE ET LEUR QUALITÉ, SELON LES AGES, LES TEMPÉRAMENTS, LES PROFESSIONS, ETC.

Par *digestibilité*, nous entendons les propriétés qu'ont les substances alimentaires d'être dissoutes dans l'estomac et de subir dans les intestins, les transformations nécessaires à l'absorption ou nutrition.

Les aliments frais, tendres et de bonne qualité, sont facilement attaquables par le suc gastrique et autres sucs qui complètent la fonction digestive.

Au contraire, les substances qui ne sont plus fraîches, les aliments durs, de mauvaise qualité, surtout s'ils sont réfractaires à l'action combinée des mouvements de l'estomac et des sucs digestifs, ces aliments sont toujours ou d'une digestion laborieuse, pénible, ou tout à fait indigeste. Nous ferons ob-

server ici que, dans beaucoup de cas, l'indigestibi-
lité est relative aux individus ; tel aliment indigeste
pour celui-ci, ne l'est point pour celui-là ; tel autre
aliment très-lourd sera digéré par une personne qui
ne pourra digérer un aliment beaucoup plus léger.
Nous citerons, plus loin, quelques exemples de cette
anomalie.

Voilà pour les aliments en général ; mais, pour
les estomacs, c'est tout autre chose. Les forces digestives varient à l'infini, selon les âges, les tempéraments, les idiosyncraties, ou nuances de tempéraments ; selon la profession, les climats, les saisons, selon l'état physique et moral du sujet, etc.

Chez les individus bien portants les dispositions
organiques et l'instinct de l'estomac peuvent varier
et faire que tel aliment qui était bien digéré hier,
soit indigeste aujourd'hui. — Dans les nuances de
tempérament et dans les maladies nerveuses des
voies digestives, on rencontre des bizarreries de l'estomac fort remarquables : Ainsi, telle personne qui
ne peut digérer une soupe légère, digérera parfaitement une tranche de jambon. — Telle autre à qui
un échaudé fait mal, se trouve fort bien d'un potage
aux choux ou d'une salade à l'ail.

Parmi les personnes irritables, chez les femmes
surtout, on rencontre des sujets dont l'estomac serait violemment excité par l'ingestion d'une cuillerée de rhum ou d'eau-de-vie ; et qui digèrent fort

23.

bien une omelette au rhum ou un lourd plumpuding. Mais ces exemples ne sont que des faits isolés qui ne détruisent nullement la règle générale.

Souvent, les organes de la digestion ont subi des modifications, sans qu'on s'en doute, la santé n'étant pas altérée ; il arrive qu'un aliment qu'on a très-bien digéré, pendant nombre d'années, tout à coup ne passe plus. Des individus qui, depuis leur enfance, mangeaient avec plaisir des viandes succulentes, éprouvent, plus tard, une aversion pour ces mêmes viandes, et appêtent le régime végétal. Nous n'en finirions pas s'il fallait rapporter les nombreuses aberrations qui frappent les organes de la digestion.

La qualité et la quantité des aliments ingérés sont aussi la source d'une infinité de variations dans les fonctions digestives. — Les viandes d'animaux trop jeunes, particulièrement le veau, l'agneau, le cochon de lait fatiguent l'estomac qui, parfois, les rejette ne pouvant les digérer. — Le beurre frais se digère facilement, le vieux beurre rance donne des aigreurs, des renvois, souvent des indigestions. — Relativement à la quantité, tout le monde sait qu'une quantité d'aliments ingérés, dépassant les forces de l'estomac, cause une digestion longue, pénible, laborieuse et malgré les tasses de thé multipliées, souvent une indigestion a lieu.

Sous le rapport de leur digestibilité, nous diviserons les substances alimentaires en quatre classes seulement pour être plus concis.

1re CLASSE. —Toutes les chairs blanches et tendres, celles du veau, de l'agneau, du poulet, de la poularde très-peu grasse, par la raison que les corps gras sont plus pénibles à digérer. — Les poissons à chair blanche, tels que le grondin, le rouget, la sole, etc. — Les œufs frais à la coque et les crèmes aux œufs. — Parmi les légumes : les épinards, salsifis, asperges, haricots et pois verts, — culs d'artichaut, laitue et chicorée cuites. — Les féculents, tels que riz, tapioca, sagou, arow-root, fécule de pommes de terre, farines de blé, d'orge, d'avoine, de maïs, ainsi que le pain de froment appartiennent à cette classe. — Les compotes et marmelades de fruits mucoso-sucrés ou légèrement acides : poires, pommes, pêches, abricots, prunes, cerises, etc.

Toutes les substances alimentaires que nous venons d'énumérer, se digèrent facilement et appartiennent à l'alimentation douce et substantielle.

2e CLASSE. — Les aliments de cette classe produisent une stimulation plus ou moins vive; ils fournissent au corps plus de calorique et exigent de l'estomac une action plus énergique — Tels sont, par exemple, le chevreuil, le lièvre, le bœuf rôti, le mouton, le faisan, la bécasse, la perdrix et presque tous les gibiers, à l'exception des oiseaux aquatiques. Pour les légumes : les purées d'ognons, de carottes, de pois, de haricots et de lentilles décortiqués.

Les poissons à chair ferme : saumon, brochet, carpe, hareng frais, etc.

Les potages composés de fécule et de bouillon gras ; les légumes au jus de viande et tous les mets qui réunissent mi-partie substances végétales et animales.

3ᵉ CLASSE.—Cette classe comprend les viandes de la 2ᵉ classe, dont la qualité est inférieure, la fibre dure et coriace, ou encore qui sont préparées avec excès de graisse.—La chair de porc et toutes les préparations de charcuterie qui en proviennent. — Le canard, — l'oie, — les oiseaux de mer et de marais, — le sang cuit, — les viscères des animaux, tels que foie, rate, rognons, etc., — les poissons à chair grasse et ferme : la carpe, — lamproie, — brochet, — anguille,— morue, — saumon, — maquereau,— esturgeon, etc. — les œufs durs ou sur le plat trop cuits, — le lait caillé, — et divers fromages blancs, — les choux, salades, radis, carottes, etc. — les pois, lentilles et haricots secs,— les fruits crus à pepins et à pulpe compacte,— les figues, poires, pommes et prunes sèches. — Toutes les pâtisseries dont la pâte n'a point levé, et qui contiennent, soit de la viande de porc et de la graisse fortement condimentée, comme certains pâtés ; les pâtisseries sucrées faites avec du vieux beurre, mal cuites ou recouvertes de mauvaises confitures, de mauvais fruits ou d'amandes pilées. Enfin, les dragées, bonbons, nougats, marrons glacés et toutes les chatteries du confiseur qui ne sont point préparées dans un but hygiénique.

4ᵉ CLASSE. — Elle embrasse toutes les substances alimentaires de très-difficile digestion, celles qui sont réfractaires à la puissance gastrique ou difficilement assimilables. — Les parties cartilagineuses, aponévrotiques et tendineuses des animaux ; leur graisse isolée et toutes les parties fibreuses.

Les huiles, surtout quand elles ont vieilli ; le blanc d'œuf coagulé fortement ; les noix, noisettes, amandes, truffes et la plupart des champignons ; les enveloppes ligneuses et pepins des fruits, des céréales et des légumineuses.

Ce résumé n'est point une règle absolue de laquelle on ne puisse s'écarter ; il peut se rencontrer des sujets qui ne digèrent point ou très-péniblement les substances de la première classe, tandis qu'ils digèreront facilement plusieurs aliments de la seconde ou de la troisième classe. C'est donc à la personne intelligente, guidée par son expérience, de choisir ou de rejeter tel ou tel aliment.

CHAPITRE XXVIII.

DES DIVERSES ALIMENTATIONS, SELON L'ÉTAT PHYSIQUE ET MORAL DES SUJETS.

SECTION PREMIÈRE

ALIMENTATION NORMALE.

En état de santé, la nourriture des hommes doit être basée sur les règles physiologiques et hygiéniques suivantes :

1° La ration journalière doit être composée de substances *azotées* et de substances *hydro-carbonées* ou *respiratoires*, c'est-à-dire de substances animales et végétales. Ces deux principes *azote* et *carbone* étant de toute nécessité pour l'entretien de la vie. Le premier est l'agent réparateur des pertes du corps ; le second est l'agent qui fournit à la combustion pulmonaire et à l'entretien de la chaleur vitale.

Les matières azotées se rencontrent dans les viandes, les œufs, le lait, le fromage, les pois, lentilles, fèves, haricots secs, etc.

Les matières carbonées sont contenues dans tous les végétaux et particulièrement dans les végétaux sucrés, les féculents et les amylacés.

Les substances *grasses* et les matières *salines* complètent tout à fait la ration alimentaire.

2° Dans la ration journalière, il est nécessaire de faire entrer au moins une fois par jour, de la viande ou toute autre matière azotée. On se rappellera que la viande est, de tous les aliments plastiques, celui qui contient le plus d'azote.

3° Il est utile et recommandé par l'hygiène, de varier les aliments, c'est-à-dire de ne pas manger tous les jours le même et de varier aussi les préparations.

Par son organisation physique, l'homme est essentiellement *omnivore* ou *polyphage;* la preuve la plus convaincante est tirée de la longueur et de la conformation de son tube digestif.

La longueur totale des intestins, chez les animaux carnassiers, les omnivores et les herbivores, est dans les rapports suivants :

Lion : — trois fois seulement la longueur de son corps.

Homme : — six fois.

Mouton : — vingt-huit fois.

A cela, point de réplique ; et les utopistes qui veulent, dans le but de rendre ses mœurs plus douces, imposer à l'homme une nourriture exclusivement végétale, sont dans une profonde erreur.

Après des expériences multipliées. sur un grand nombre d'individus de divers âges et tempéraments, d'éminents physiologistes ont déterminé, en moyenne, la quantité d'aliments et de boissons qu'un homme bien portant doit prendre par jour. Contrairement aux gastronomes, qui mangent plus qu'ils ne sont utiles, les personnes sages, qui désirent conserver longtemps leur santé physique et leur activité intellectuelles, feront bien de se conformer aux quantités suivantes :

POUR LA JOURNÉE :

Pain.	400 grammes.
Viande.	500
Légumes.	125
Entremets sucré. . .	60
Fromage.	15
Eau et vin. } Bière ou cidre } . .	1,000
	2,100

Ce modèle n'est point absolu ; il doit, au contraire,

se modifier de mille manières ; ainsi, par exemple, on ne prend aujourd'hui que 350 grammes de viande ; les 150 grammes manquant à la ration complète, seront ajoutés aux légumes, ou exigeront la présence d'un mets supplémentaire. Il en sera de même pour le pain, si on diminue sa quantité, on ajoute la différence à une autre substance, etc., etc. On ne doit pas oublier que la viande doit figurer journellement dans l'alimentation afin de fournir au corps l'azote qui lui est nécessaire. Le pain, les légumes, graisses et matières sucrées lui fournissent le carbone.

Les pertes que fait l'homme, en vingt-quatre heures, en azote et en carbone, soit par les urines et les excréments solides, soit par les diverses excrétions des muqueuses, les exhalations pulmonaires et cutanées, se résument dans les chiffres suivants :

$$\text{Perte de carbone} \begin{cases} \text{par la respiration} \\ \text{par les excrétions} \end{cases} \text{310 grammes}$$

Pertes de substances azotées. . . 130

Il est donc nécessaire, pour l'entretien de sa vie et de ses forces, que l'individu puisse trouver, dans les aliments qu'il prend, en vingt-quatre heures, 310 grammes de carbone et 130 grammes de matières azotées.

Dans le cas où sa nourriture, insuffisante ou mal

coordonnée, ne lui fournirait pas ces quantités indispensables, voici ce qui arriverait : La *respiration*, qui fonctionne toujours, puiserait dans le tissu cellulaire graisseux, le carbone nécessaire à la combustion pulmonaire. — L'*absorption nutritive*, qui s'effectue sans cesse, puiserait dans les muscles et les humeurs l'azote indispensable ; de telle sorte, que l'individu se nourrirait de sa propre substance et, forcément, maigrirait en raison directe des pertes qu'il ferait. — Ce court exposé suffit pour démontrer toute l'importance d'une ration alimentaire bien coordonnée.

Et, maintenant, pour que le lecteur puisse établir son choix parmi les substances alimentaires azotées et carbonées, nous lui donnerons le tableau de ces substances, dressé par notre savant chimiste Payen, membre de l'Institut.

TABLEAU

*Des quantités d'*AZOTE, *de* CARBONE, *de* MATIÈRE GRASSE *et d'*EAU, *dans cent parties de diverses substances alimentaires.*

	Azote.	Carbone.	Graisse.	Eau.
Viande sans os.	3,»»	11,»»	2,» »	78,50
Œufs.	1,90	11,»»	7,»»	80.10
Lait de vache.	0,66	7,»»	3,70	86,50
Lait de chèvre.	0,69	7,50	4,10	83,60
Fromage de Brie. . . .	2,25	24,60	5,56	58,»»
— de Gruyère. .	5,»»	30,»»	24,»»	40,»»
Chocolat.	1,52	48,»»	26,»»	8,»»
Fèves ⎞ ⎛	4,50	40,»»	2,10	15,»»
Haricots ⎬ secs. ⎨	3,18	41,»»	2,80	12,»»
Pois ⎠ ⎝	3,50	41,»»	2,10	10,»»
Lentilles.	3,75	40,»»	2,65	12,»»
Blé dur.	3,»»	40,»»	2,10	12,»»
Blé tendre.	1,81	39,»»	1,75	14,»»
Farine blanche de Paris.	1,64	39,»»	1,80	14,»»
Farine de seigle. . . .	1,75	41,»»	2,25	15,»»
Orge d'hiver.	1,90	40,»»	2,20	13,»»
Maïs.	1,70	44,»»	8,80	12,»»
Sarrazin.	1,95	40,»»	2,»»	12,»»
Riz.	1,08	43,»»	0,80	13,»»
Gruau d'avoine.	1,95	41,»»	6,10	13,»»
Pain blanc de Paris. .	1,08	29,50	1,20	36,»»

	Azote.	Carbone.	Graisse.	Eau.
Pain de munition....	1,20	30,»»	1,50	35,»»
Pain de farine de blé dur.	2,20	31,»»	1,70	27,»»
Châtaignes faîches...	0,64	35,»»	4,10	26,»»
Châtaignes sèches...	1,04	48,»»	6,»»	10,»»
Pommes de terre....	0,24	10,»»	0,10	74,»»
Patates.	0,18	8,»»	0,09	80,»»
Carottes.	0,31	5,50	0,15	88,»»
Groseilles à maquereaux.	0,14	7,79	0,»»	81,03
Figues fraîches.	0,41	15,50	0,»»	66,»»
— sèches......	0,92	34,»»	0,»»	25,»»
Pruneaux.	0,73	28,»»	0,»»	26,»»
Café (infusion , cent grammes).......	1,10	22,»»	1,50	80,»»
Lard.	1,18	61,14	71,»»	20,»»
Beurre frais.	0,64	67,»»	82,»»	14,»»
Huile d'olives.	traces.	77,»»	86,»»	2,»»
Bière forte.	0,08	4,50	0,»»	90,»»
Alcool pur à 100°....	0,»»	52,»»	0,»»	0,»»
Eau-de-vie commune..	0,»»	27,»»	0,»»	109,»»
Vin.	0,015	4,»»	0,»»	90,»»

Il ne nous reste plus qu'à donner quelques conseils hygiéniques sur la conduite avant, pendant et après le repas.

On évitera de se mettre à table dans les moments

de grande agitation, soit physique soit morale ; c'est-à-dire après un violent exercice ou lorsqu'on est encore tout ému par une grande passion.

Il ne faut jamais commencer un repas, avant que la digestion du précédent ne soit complétement terminée.

Il ne faut jamais donner à l'estomac plus d'aliments qu'il ne pent en digérer, le mieux est de se lever de table avec une légère appétence.

La gaîté, la bonne humeur, une société qui plaît, favorisent beaucoup la digestion ; c'est pourquoi il est préférable de manger en société que de manger seul.

Un peu de repos est nécessaire après le repas ; les travaux d'esprit doivent être rigoureusement suspendus, jusqu'au moment où la digestion de l'estomac est achevée.

Plus la mastication est complète, et moins l'estomac a de travail ; en d'autres termes : mieux les aliments sont broyés et imprégnés de salive, plus la digestion est prompte et facile. Ce point est d'une haute importance ; car, moins un organe se fatigue, mieux il fonctionne et plus longtemps il conserve ses forces et sa fraîcheur. — L'estomac est tout dans l'organisation vivante ; lorsqu'il souffre, tout le corps s'en ressent, et le moral aussi ; l'homme devient triste et morose. Quand, au contraire, l'estomac fonctionne bien, le corps est alerte, le moral gai, ouvert. Si nous nous appesantissons sur cette question, c'est qu'elle mérite qu'on y réfléchisse.

Enfin, après avoir vécu longtemps en gastronome, si l'on sent la nécessité d'une réforme, il ne faut point la faire tout d'un coup ; ce n'est que graduellement et en se retranchant peu à peu le superflu pour arriver, sans secousses violentes, aux limites du nécessaire.

Voilà ce que nous avions à dire sur l'alimentation normale, nous allons, dans les sections suivantes, tracer le cadre des alimentations spéciales qui portent leur influence sur tel ou tel système de notre économie.

SECTION II.

1er Genre.

ALIMENTATION RAFRAICHISSANTE.

Les aliments où domine le principe acide : certains végétaux comme l'oseille et presque tous les fruits rouges, composent, en partie, ce genre d'alimentation, les salades et viandes blanches préparées à la vinaigrette sont aussi des auxiliaires. Les aliments acidules, pris en quantité très modérée, excitent l'appétit, séjournent peu de temps dans l'estomac ; mais ils sont très nuisibles lorsqu'on les mange en trop grande quantité ; ils provoquent des selles copieuses, des diarrhées et quelquefois des irritations qu'on a de la peine à combattre ; donc, la prudence recommande une grande modération dans l'usage de ces aliments.

Après quelque temps de ce régime, la circulation se ralentit avec les mouvements du cœur, la respiration s'exécute aussi avec plus de lenteur, et la chaleur vitale est diminuée.

Une croyance, généralement répandue, attribue aux acides la propriété de diminuer l'embonpoint ; c'est dans ce but que beaucoup de jeunes filles font un usage immodéré de fruits acides et particulièrement de vinaigre, afin d'obtenir une taille plus fine. Elles ignorent, les malheureuses, les funestes conséquences de ce régime pour leur santé, et l'effrayant cortége des maladies qui les attend plus tard !

L'alimentation rafraîchissante est indiquée toutes les fois qu'il y a *pléthore* ; c'est-à-dire excès de nutrition des divers systèmes de l'économie ; les aliments dont elle se compose ne contenant que fort peu de matériaux réparateurs, rendent la sanguification languissante et la nutrition peu active ; d'où il résulte qu'un mois de cette alimentation diminue la somme du poids du corps et engendre une faiblesse générale. Une semblable alimentation serait des plus nuisibles aux personnes faibles, aux constitutions lymphatiques, aux individus secs et nerveux ; enfin, à tous ceux qui n'ont point une tendance à la pléthore.

SECTION III.

2e Genre.

ALIMENTATION RELACHANTE ET PEU RÉPARATRICE.

A cette classe, on peut rapporter les substances mucilagineuses et gélatineuses ; les corps gras tels que graisses, huiles, beurre, crème, lait, et les chairs des très-jeunes animaux : agneau, veau, poulet (jeune) ; certains poissons à chair visqueuse appartiennent aussi à l'alimentation relâchante ; la digestion de ces aliments est généralement plus longue à se faire que celle des autres substances alimentaires ; ils produisent un relâchement sensible de la membrane muqueuse intestinale, et diminuent l'énergie de l'estomac ; ils agissent souvent à la manière des sels purgatifs ; leur assimilation est incomplète ; car on en retrouve beaucoup de parcelles dans les matières fécales. Leur usage habituel attaque la sensibilité, débilite les systèmes circulatoire et absorbant qui ne fonctionnent plus avec leur énergie première ; la nutrition des tissus fibreux languit, tandis que la fonction du tissu adipeux, ou graisseux augmente d'activité, ce qui fait qu'on engraisse au détriment de la vitalité des autres systèmes. Pour peu que cette alimentation soit prolongée, il en résulte un empâtement des viscères, une bouffissure générale, une débilité de tous les appareils et, plus tard, l'invasion des maladies auxquelles cet état du corps prédispose.

L'alimentation relâchante doit être réservée aux cas où l'individu se trouve dans un état de surexcitation générale, de sécheresse de tous les tissus ; et, aussi, dans le cas où il y a surabondance de sang et prédisposition à l'injection du cerveau, à l'apoplexie ; alors, ce régime sera éminemment utile. Hors ces cas, il ne peut qu'être nuisible.

SECTION IV.

3ᵉ Genre.

ALIMENTATION TONIQUE, LÉGÈREMENT RÉPARATRICE.

On sait que les substances végétales contiennent beaucoup moins de parties nutritives, à volume égal que les substances animales ; c'est parmi les végétaux doués d'un principe amer qu'on trouve ce genre d'alimentation ; ainsi, le principe amer du houblon, de la gentiane, du quinquina, etc., etc., sont toniques ; les plantes crucifères également. Le sucre, lorsqu'il est débarrassé de mucilage, le café, certains fruits acides ont des propriétés toniques. Ingérés dans l'estomac, ces aliments font éprouver à sa membrane muqueuse, ainsi qu'à celle des intestins, une action qui les resserre, les tonifie et augmentent leur activité digestive. L'appareil circulatoire augmente momentanément d'énergie, l'absorption se fait mieux ; les tissus deviennent plus denses ; les selles sont plus fermes et leur quantité est diminuée ; enfin, la contractibilité musculaire est sensiblement augmentée.

L'action tonique des amers est si généralement reconnue, qu'il n'est de bonne femme qui ne les recommande aux personnes pâles, chétives, molles, sans vigueur, ou atteintes d'engorgements glanduleux, de scrofules, de flueurs blanches, etc., etc. La salade dite *barbe de capucin*, dont l'amertume est des plus intenses, n'est mangée, en général, non par goût, mais dans l'espoir de purifier le sang, de déterger les humeurs, de rendre au corps débile un peu de forces, et au teint pâle ou jaunâtre un peu de couleur.

Cette alimentation convient dans toutes les circonstances où il existe une diminution des fonctions organiques, caractérisée par l'apathie, la lenteur et l'inertie.

SECTION V.

4ᵉ Genre.

ALIMENTATION TONIQUE ET SUBSTANTIELLE.

C'est par l'usage des substances azotées ou animales que s'opère ce quatrième genre d'alimentation : le bœuf, le mouton, le pigeon, le faisan, le lièvre, le chevreuil, etc., en sont les principaux agents. La chair de ces animaux contient beaucoup *d'osmazôme*, ou principe aromatique des viandes ; et, c'est à ce principe qu'est spécialement dû l'effet tonique sur l'organisation humaine. La préparation des viandes a une influence très-marquée sur le développement de ce principe. Le rôtissage ou le grillage sont les meilleurs modes de préparation pour obtenir l'osmazôme. Lorsque les viandes sont soumises à l'ébullition ou à l'étuvée, l'osmazôme s'unit au bouillon ou à la sauce ; alors, la viande n'est guère plus tonique, plus nourrissante que la chair de lapin ou de poulet.

Les viandes dont nous venons de parler impriment à l'estomac un surcroît d'activité ; leur digestion est facile ; les vaisseaux chylifères en retirent une grande quantité de matériaux nutritifs, et le résidu excrémentitiel est, comparativement, moindre qu'avec d'autres aliments. Sous l'influence de cette alimentation, la sanguification est plus riche ; le développement de la chaleur plus considérable ; la nutrition étant plus active, les organes augmentent nécessairement de force et de volume ; le système musculaire surtout acquiert une vigueur remarquable.

Mais, il est nécessaire de poser des bornes à ce genre d'alimentation ; car, si elle était trop long-temps continuée, il en résulterait de très-fâcheux effets : les inflammations, les hémorrhagies et toutes les maladies violentes qui attaquent la constitution pléthorique. Donc, ce régime ne convient qu'aux organisations débilitées, aux personnes faibles qui ont été soumises à un régime peu réparateur ; aux tempéraments lymphatiques et à tous ceux qui, par suite d'une alimentation insuffisante ou de mauvaise qualité, sont tombés dans l'atonie.

SECTION VI.

5e Genre.

ALIMENTATION INCRASSANTE OU PROPRE A ENGRAISSER.

Les aliments les plus favorables au développement du tissu graisseux, sont : les viandes grasses et blanches, les gelées de viandes, les consommés, l'huile, le beurre, le lait et surtout les pâtes féculentes préparées au gras.

Les boissons qui aident le mieux ces aliments,

sont : le cidre, les vins doux, la bière nouvelle, l'hydromel, etc.

Les repas ne doivent pas être trop copieux ; il est préférable de manger trois et quatre fois par jour ; si l'appétit vient à languir, prendre le matin un léger purgatif salin, la limonade Roger, par exemple, et avaler trois ou quatre tasses de bouillon aux herbes.

Le régime de l'engraissement exige aussi quelques bains tièdes et de légères frictions sur la peau.

On sait qu'en Orient la beauté réside dans un énorme embonpoint. Les femmes qui, en tous pays, cherchent à plaire par leurs attraits physiques, s'engraissent, en Orient, de la manière suivante :

Elles passent leur temps à manger, à se baigner et à dormir. Elles se nourrissent de viandes blanches, de gelées de jeunes animaux, de riz, de fécules au gras, de sagou, de salep, de pilau au raisin de Corinthe, etc. Leur boisson est de l'hydromel non fermenté, de l'eau panée sucrée ou une décoction soit de figues, de jujubes ou de dattes édulcorée avec du miel. Exemptes de toute passion triste, de toute pénible émotion, elles passent nonchalamment leurs journées au milieu des parfums et des fleurs.—Voyez, pour de plus amples détails sur cette question, notre petit ouvrage sur la beauté (1).

---

(1) *Hygiène de la beauté*, dans ses lignes, ses formes et sa couleur, intéressant ouvrage où l'on peut puiser une foule de connaissances précieuses. — Chez Dentu, Palais-Royal, Paris.

SECTION VII.

6e Genre.

ALIMENTATION STIMULANTE ET RELACHANTE, OU PROPRE A MAIGRIR.

Ce genre d'alimentation doit naturellement être l'inverse du précédent. Il sera donc composé de viandes fortement azotées, en petite quantité, le mouton, le lièvre, le chevreuil, la perdrix, la grive, le faisan, etc. ; — des végétaux herbacés relâchants, qui n'ont que peu de sucs nutritifs, tels que les épinards, la laitue, les endives, préparés au sucre et jamais au gras ; — toutes les salades, dans lesquelles le vinaigre domine ; — les fruits acides ; — point de mets féculents ni de sauces grasses. — Pour boissons, des vins secs trempés d'eau, les limonades, l'eau de seltz, le café noir, etc. De temps en temps, quelques purgatifs et des boissons portant aux urines. — L'exercice musculaire porté jusqu'à la sueur ; enfin, tous les moyens propres à occasionner des pertes qui ne peuvent être qu'imparfaitement réparées par le genre d'alimentation précité.

Le cadre de cet ouvrage ne nous permettant pas d'entrer dans tous les détails qu'exige le traitement de l'obésité, nous renvoyons le lecteur à l'ouvrage intitulé : *Hygiène de la beauté des formes,* où ils trouveront tous les développements nécessaires au régime anti-obésique, et de fort curieux détails sur le régime de l'*entraînement* qui, en quelques mois, dégraisse complétement l'individu obèse.

SECTION VIII.

7e Genre.

ALIMENTATION APHRODISIAQUE.

S'il est vrai, ainsi qu'on vient de le voir par les différents genres d'alimentation, qu'il existe des substances alimentaires dont les sucs nutritifs sont dirigés sur tel ou tel système de l'économie, pourquoi n'existerait-il pas des substances dont l'effet serait aphrodisiaque? Cette question ayant été traitée avec tous les détails et tous les développements qu'exige son importance dans l'HYGIÈNE DU MARIAGE, nous y renvoyons le lecteur (1).

SECTION IX.

ALIMENTATION DES CONSTITUTIONS MALADIVES.

8e Genre.

IRRITATION CHRONIQUE DE L'ESTOMAC OU DES INTESTINS,

Il est très-difficile d'établir un genre de nourriture

(1) *Hygiène du Mariage*, Histoire de l'homme et de la femme, dans

spéciale pour ces sortes d'affections, dont les nuances sont infinies ; les aliments qui vont bien aux unes, sont nuisibles aux autres. — Les sujets affectés de ces maladies doivent opérer par tâtonnements, choisir ce qui leur est favorable, rejeter ce qui leur est nuisible ; ils doivent porter toute leur attention sur la qualité de leurs aliments et boissons, et ne jamais dépasser la quantité qu'ils peuvent digérer.

Cette question pourrait, de prime-abord, paraître médicale, tandis qu'elle est purement hygiénique. De l'avis des médecins mêmes, on guérit plus de ces maladies par un régime alimentaire bien entendu, qu'avec les ressources de la thérapeutique. Nous écrirons donc quelques lignes sur ce sujet.

Toutes les fois qu'une personne éprouve, sans cause connue, des alternatives de constipation et de diarrhée, de fatigue et de calme, d'amaigrissement et d'embonpoint, de tristesse et de contentement, d'irritabilité et d'abattement, elle peut avoir la certitude qu'elle est atteinte d'une irritation chronique des voies digestives ; de ce moment le meilleur parti qu'elle ait à prendre, c'est de se soumettre à une alimentation hygiénique, non interrompue, qui puisse avec le temps, amener la guérison ou du moins modifier considérablement la maladie.

On cite plusieurs observations de ces malades qui ont guéri, les uns en mangeant d'énormes quantités de raisins, les autres en suivant un régime lacté de plusieurs années de durée ; d'autres encore par l'usage des légumes herbacés unis aux féculents ; mais, ces guérisons sont des cas exceptionnels ; car ce n'est pas le régime qui convient à ces affections. L'expérience a appris qu'une alimentation adoucissante et nourrissante à la fois, était celle qui convenait le mieux.

Ainsi, pour en donner un exemple :

Le nombre des repas, pour les personnes atteintes d'irritation chronique du tube digestif, doit être de deux : le déjeuner et le dîner ; cependant, il est des nuances de cette affection où l'on ne peut manger que très-peu dans un repas, et où la faim saisit le sujet avant l'heure du repas suivant ; dans ce cas, on peut faire un troisième repas, mais, très-léger et plutôt sous forme de collation : quelques fruits bien mûrs ou cuits, accompagnés d'un échaudé ou d'un biscuit, ou d'une biscotte de Bruxelles ; ou enfin de toute autre substance des plus légères.

Le déjeuner doit se composer :

D'œufs frais ;

De légumes frais, au beurre frais ;

D'un entremets sucré, tel que gâteau de riz, de semoule ou de pommes de terre ;

Et d'un fruit de la saison, en parfaite maturité.

Pour varier ce premier repas, les jours suivants on pourra substituer des préparations lactées, si l'on digère bien le lait : du chocolat au lait, ou une crème aux œufs fouettés ou toute autre préparation culinaire. Les légumes seront aussi changés ; les œufs seront accommodés d'une manière différente, pourvu, cependant, que l'albumine ou blanc d'œuf ne soit pas durci ; car, alors, il faudrait le rejeter, comme devant donner un travail pénible à l'estomac.

Le second repas se composera :

D'un potage au gras ou au maigre ;

D'un plat de viande rôtie autant que possible ;

D'un plat de légumes ou d'un mets féculent sucré;

D'un dessert, et pour boisson, du vin vieux étendu de beaucoup d'eau.

Relativement à la quantité d'aliments ; il est nécessaire qu'on sorte de table avec une légère appétence ; il faut que la digestion ne se fasse point sentir, et le contraire aurait lieu si l'estomac se trouvait trop plein.

En gardant ce régime, que l'on modifie selon les circonstances, pendant quelques années, on a la chance de pouvoir se débarrasser d'une maladie qui assombrit le caractère et la vie; sinon, elle ne vous quitte qu'au tombeau.

SECTION X.

9e Genre.

NÉVROSES OU MALADIES NERVEUSES DE L'ESTOMAC OU DES INTESTINS.

Cette malheureuse affection que l'on désigne sous les noms de *gastralgie*, — *gastro-entéralgie*, est, de toutes les maladies qui affligent l'espèce humaine, la plus affreuse, la plus longue. Hélas ! plus de joies, plus de repos dans ce monde pour le pauvre *gastral-gique* ; ses journées sont comptées par la souffrance, et des nuits sans sommeil, il redoute la longueur. Pas un instant de repos ; il souffre toujours !... des gazs ! qu'il cherche à rendre avec des efforts inouïs, se renouvellent sans cesse, lui ballonnent le ventre et, remontant dans la poitrine, lui occasionnent des palpitations terribles, des étouffements, des lypothy-mies. Il a faim et n'ose manger ; car, à chaque di-gestion, ce sont de nouvelles douleurs... Il s'isole de la société, vit seul, marche seul, triste et morose, presque toujours courbaturé. Quand la nuit vient, il voudrait déjà être au lendemain, parce que dans ses continuelles insomnies, ses pensées s'assombrissent de plus en plus ; il désespère de voir une fin à ses maux, et le désespoir le conduit à l'hypochondrie, quelquefois au suicide.

La médecine a reconnu son impuissance à combattre cette terrible maladie ; elle essaie, par ses ordonnances, de procurer du soulagement. Le seul moyen de guérison, lorsqu'elle est possible, se trouve dans l'hygiène alimentaire, dans un régime constant, et duquel on ne peut jamais s'écarter impunément. Cette alimentation, ce régime, nous allons essayer de le tracer.

Les névroses du tube digestif, *gastralgie*, quand l'estomac est seul affecté ; *gastro-entéralgie*, lorsque l'estomac et les intestins sont atteints à la fois, s'offrent sous mille formes, sous mille nuances diverses ; c'est pourquoi il est impossible de les soumettre au même traitement. Il faut, comme dans les irritations chroniques, procéder par tâtonnements et chercher le genre d'alimentation qui convient le mieux à telle forme, à telle nuance, et s'y arrêter jusqu'au moment où l'estomac demande une autre alimentation.

Mais, il est un point qui est commun à toutes les nuances, à toutes les formes. Ce point essentiel c'est le *régime réduit*, ce qui veut dire diminuer une certaine quantité de nourriture que l'appétit permettrait de prendre encore. Un gastralgique, par exemple, qui mangeait autrefois 2,500 grammes d'aliments dans sa journée, devra diminuer sa ration de 1,000 grammes, et la réduire à 1,500. Cette diminution a pour but de rendre à l'estomac son travail plus léger, et par conséquent, la digestion plus facile ; il doit vivre de peu et se contenter de peu, s'il veut guérir. Cette prescription est d'autant plus dure que beaucoup de gastralgiques sont dévorés par la faim ; malheur à eux , s'ils ne sont pas raisonnables, *s'ils mangent trop !* ce qui a lieu assez fréquemment. Alors, ils ne tardent pas à éprouver toutes les souffrances d'une digestion des plus pénibles : gaz incessants, éructations, borborygmes, nausées, vomissements, palpitations, anxiété, cardialgie intolérable, etc., etc. Oh ! il est cent fois préférable de rester sur sa faim, que d'être en proie à ce cortége d'atroces souffrances.

Pour les gastralgiques qui ne dorment que fort peu et se lèvent très-matin, deux repas pas jour seraient insuffisants ; ils pourront en faire trois et quelquefois quatre. Le premier, très-léger, de six à sept heures du matin, se composant tout simplement soit d'un potage ou de deux œufs à la coque, avec une biscote ; soit d'une tasse de chocolat, de café, si ces aliments passent bien ; soit enfin, de toute autre substance qui puisse permettre à l'estomac, sans le fatiguer, d'attendre le déjeuner ou second repas, à dix heures.

Le *déjeuner* se composera d'un plat de viande, d'un plat de légumes, d'un entremets sucré et d'un fruit de la saison arrivé à parfaite maturité, tel que poire fondante, pêche aqueuse, prunes de reine-claude. Point de pommes ni aucun fruit à chair ferme et cassante. Si les fruits crus dont nous venons de parler n'allaient pas à l'estomac, ce qui arrive assez souvent, il serait nécessaire de les faire cuire et de les réduire en compote. Pour boisson, du bon vin vieux de Bordeaux ou de Bourgogne allongé d'eau. Mais, surtout! l'application du *régime réduit*.

Le *dîner*, de quatre à cinq heures; un plat de viande rôtie, filet de bœuf ou bifteck, un plat de légumes au choix de la personne ; et, si la faim n'est pas un peu calmée, on pourra lui permettre une mauviette rôtie, ou un quartier de pigeon, ou la moitié d'une grive, d'une caille pas trop grasse; ou une aile de perdrix, de poulet, ou, enfin, une légère portion de filet de lièvre. Pour dessert, une marmelade de fruits. Même boisson qu'au déjeuner. Selon les habitudes antérieures du malade, la quantité d'eau à ajouter au vin sera ou plus forte ou moindre. — Ici, toujours l'application du *régime réduit*. Quant au pain, il faut le choisir léger, bien cuit et plutôt de la veille que du jour ; la quantité, à chaque repas, doit en être modérée. Pour les gastralgique, squi ont besoin de quatre repas, — le dernier qui doit se faire, de huit à neuf heures du soir, sera une simple collation et aussi légère que possible.

Ajoutons, comme corollaire indispensable, que dans le cas où la digestion d'un repas a été longue, difficile ou pénible, le repas suivant doit être rigoureusement supprimé, sous peine d'un dérangement fâcheux, d'un trouble plus ou moins difficile à combattre; tandis que cette simple suppression suffit presque toujours pour ramener la fonction digestive à sa régularité première.

Les personnes affectées de névroses gastro-intestinales sont généralement très-maigres; on leur conseille de manger, malgré les souffrances qui surviennent à la suite de chaque repas, parce que la nutrition ne se faisant que très-imparfaitement chez elles, le défaut d'aliments suffisants les jetteraient dans la consomption et elles s'éteindraient, pour ainsi dire, d'inanition. C'est pour ces motifs que leur alimentation doit être *tonique* et *substantielle, sans être excitante;* il est de toute urgence qu'elles se nourrissent, afin de réparer autant que possible les pertes énormes qu'elles font et par les mouvements accélérés de la respiration, pendant les crises de palpitation, et par la quantité considérable de gaz qu'elles rendent, provenant de l'estomac ou des intestins. Ce sont ces pertes qui causent leur maigreur. Un des phénomènes constants des névroses gastro-intestinales, est la constipation opiniâtre qui les accompagne. Or, pour ne pas abuser des lavements et des purgatifs, ainsi que le font beaucoup de ces malades, il est cent fois préférable de joindre à son alimentation un plat de légumes ayant des propriétés relâchantes : les épinards, dans cette circonstance, produisent de très-bons effets. Lorsqu'on est fatigué des épinards, on peut les remplacer par de la laitue, de la romaine cuite ou tout autre légume *herbacé*, également cuit ; on obtient ainsi la liberté du ventre, qui est chose très-importante.

C'est particulièrement dans la maladie qui nous occupe que la variété des aliments devient quelquefois une nécessité ; l'estomac se dégoûte facilement des mêmes mets qu'on lui offre très-fréquemment, et il les digère mal ; le seul remède à cet état de choses est de changer, de varier les substances alimentaires. Les exemples du *déjeuner* et du *dîner*, que nous avons donnés plus haut, n'impliquent pas qu'on doive s'y astreindre ; on doit les considérer comme un simple modèle sur lequel on peut se guider pour le choix. Du reste, on fera bien de consulter le chapitre de cet ouvrage concernant la *digestibilité des aliments et leur classification*, où l'on trouvera des éclaircissements à cet égard.

Nous le répéterons encore, en terminant ce chapitre, les personnes affligées de névroses gastro-intestinales ne parviendront à s'en débarrasser qu'en persévérant dans le régime *tonique* et *substantiel* exempt *d'excitation*. C'est pour les préserver de cette excitation, qui retentit toujours sur les nerfs, qu'on leur défend les venaisons, les viandes de haut goût, fortement épicées, les mets indigestes, les boissons alcooliques et tout ce qui peut porter une fâcheuse influence sur leur système nerveux, déjà si impres-

sionnable. Et, comme auxiliaire indispensable du régime alimentaire, on leur recommande aussi d'éviter
toutes les influences morales pénibles ou violentes
qui retentissent nécessairement sur le physique : les
accès de colère, la jalousie, l'envie, la frayeur et toutes les passions tristes. Elles devront également éviter la contention d'esprit, les travaux intellectuels
longtemps soutenus ; car, ainsi qu'un repos prolongé
leur serait désavantageux, de même trop de fatigue
de corps ou d'esprit leur deviendrait nuisible !

N'oublions pas de dire que le succès du régime alimentaire dépend beaucoup de la quiétude du cœur et
de l'âme. Il faut s'occuper des choses agréables ; fuir
la solitude et l'ennui ; se procurer de douces distractions ; faire une promenade après le repas, sans jamais la pousser jusqu'à la fatigue ; éviter soigneuse-
sement les vicissitudes atmosphériques, la grande
fraîcheur des matinées et l'humidité pénétrante du
soir ; enfin, mener la vie calme et régulière qu'exige
l'excessive impressionnabilité des personnes affectées
de maladies nerveuses.

Le lecteur nous pardonnera la longueur de ce dernier article, en considération de son importance pour
les personnes atteintes de névroses du tube digestif.

CHAPITRE XXIX

ART CULINAIRE. — CUISINE FRANÇAISE.

Cet ouvrage étant plutôt un ouvrage d'hygiène alimentaire qu'un livre spécial de cuisine, nous ne donnerons ici que les préparations principales, extraites des meilleurs traités pratiques sur l'art culinaire.

DES JUS ET DES SAUCES.

§ Ier. JUS.

Le jus de viande est indispensable dans une bonne cuisine, pour satisfaire à une foule de besoins ; la meilleure manière de l'obtenir est celle-ci.

1º Foncez une casserole avec des ognons coupés par tranches ; que le fond soit bien garni.

2º Sur ce lit d'ognons placez des graisses fraîches

de viandes et des parures de lard ou de jambon.

3º Sur ces graisses placez des morceaux de viande de bœuf et de mouton ; des jarrets de veau et des issues de volailles ; si vous mettez du gibier, le jus n'en sera que plus aromatique. Mettez ensuite trois carottes coupées en deux, dans leur longueur, quatre gousses d'ail, quatre clous de girofle un bouquet garni (1), quatre cuillerées de bouillon et la quantité de sel nécessaire.

Votre casserole étant ainsi garnie, couvrez-la hermétiquement, placez-la sur un feu vif pour saisir et faire suer les viandes ; de temps en temps piquez-les avec la pointe d'un couteau, afin de faire sortir les sucs.

Lorsque les viandes ont rendu la plus grande partie de leurs sucs et qu'elles commencent à s'attacher, diminuez le feu, masquez le fourneau avec des cendres, et laissez le jus se caraméliser avec la couche d'ognons ; il en résultera une glace d'une agréable odeur. Comme il ne faut point déranger le contenu de la casserole pour ne pas nuire à l'opération et qu'il est besoin de s'assurer si l'opération s'avance, inclinez la casserole au-dessus d'une assiette, en ayant soin de retenir le contenu avec le

---

(1) On appelle *bouquet garni*, la réunion des plantes suivantes : persil, thym, sariette, laurier-sauce. On peut y ajouter une branche d'estragon, et deux à quatre ciboulettes.

couvercle : si la graisse qui en sort est trouble, re-placez la casserole sur le feu. Après quelques minutes, examinez de nouveau et de la même manière ; si la graisse est limpide, l'opération est terminée. Retirez d'abord toute la graisse avec précaution ; puis ajoutez quelques cuillerées de bouillon. Laissez sur le feu, pendant cinq à six minutes, la glace se détacher. Cela fait, remplissez la casserole d'eau ou de bouillon. Alors faites bouillotter pendant deux ou trois heures. Écumez, s'il surnage encore de la graisse ou des impuretés. Enfin, passez le tout à travers le tamis de crin ; recueillez le jus, placez-le en lieu frais pour vous en servir au besoin.

§ II.

SAUCE-MÈRE, DITE ESPAGNOLE.

Mettez dans une casserole 125 grammes de bon beurre ; lorsqu'il est fondu, versez doucement quatre cuillerées de farine ; tournez, avec une cuiller de bois et sur un feu doux, de façon à bien opérer le mélange du beurre et de la farine, jusqu'au moment où il prendra la couleur marron ; alors, retirez du feu et laissez un peu refroidir ; puis ajoutez la quantité nécessaire de jus de viandes dont nous venons de parler ; et, à défaut de jus, versez du bon bouillon de viande. Remuez, pour bien mélanger, et placez la casserole sur l'angle du fourneau ; laissez bouillotter doucement pendant près d'une heure, et écumez. Quand la sauce vous paraît suffisamment clarifiée, placez la casserole sur un feu ardent pour faire réduire l'espagnole. Il faut la travailler jusqu'à ce qu'elle soit arrivée à la réduction convenable d'une sauce bien liée sans être épaisse.

L'espagnole terminée, passez-la à l'étamine et remuez-la, dans le vase où vous l'avez versée, jusqu'à ce qu'elle soit un peu refroidie, pour empêcher la superficie de se couvrir d'une espèce de peau.

Sauces dérivées de l'espagnole. — Avec l'espagnole on prépare un grand nombre de sauces variées dont les principales sont : *sauce poivrade,* — *sauce piquante,* — *sauce à l'échalotte,* — *sauce hachée,* — *sauce Robert,* — *purée d'ognon brune, etc., etc.*

§ III.

VELOUTÉ.

Beurrez largement une casserole, foncez-la d'ognons coupés par rouelles et de tranches de jambon ; ajoutez des parures de veau, des débris de volailles ou des volailles entières coupées par morceaux ; quatre carottes, quatre ognons dont un piqué de trois clous de girofle, et, enfin, un gros bouquet garni ; mouillez le tout avec du bon bouillon

25.

et faites partir à feu vif. Écumez. Lorsque le mouillement est réduit; écumez encore et placez la casserole sur l'angle du fourneau.

D'une autre part, préparez un roux blanc, dans lequel vous mettrez une échalote écrasée en purée; pour empêcher le roux de prendre couleur; mouillez-le ensuite avec un peu de bouillon, ajoutez un ognon blanc et une pointe de muscade.

Le roux blanc terminé versez-le dans le velouté; faites bouillotter doucement le tout sur feu couvert et ayez soin d'écumer. Après deux heures de cuisson; dégraissez le velouté et le passez à travers l'étamine. Conservez-le en lieu frais pour l'usage.

SAUCES DÉRIVÉES DU VELOUTÉ. — *Sauce allemande,* — *béchamel,* — *blanquette;* — *sauce à la poulette,* — *sauce hollandaise,* — *sauce blonde,* — *genevoise,* — *ravigote,* — *sauce victoria,* — *etc., etc., etc.*

DES ROUX. — On a donné le nom de *roux* au mélange de la farine et du beurre ayant subi une cuisson plus ou moins prolongée. Le temps employé à cette opération détermine deux sortes de roux : — le roux *blanc*, c'est-à-dire où la farine n'a pas eu le temps de se colorer; et le roux *roux*, celui où la farine a pris une couleur roussâtre.

PRÉPARATION DU ROUX BLANC. — Faites fondre un morceau de beurre dans une casserole; donnez-lui autant de farine qu'il peut en absorber; remuez sans cesse et faite cuire à petit feu; ajoutez un peu de

bouillon non coloré. Une heure environ est nécessaire à cette préparation, qui demande beaucoup de
surveillance pour ne pas laisser roussir la farine. Le
roux blanc bien fait peut remplacer le *velouté*.

PRÉPARATION DU ROUX ROUX. — Faites un roux
comme ci-dessus ; mais faites roussir la farine ; ajoutez de temps en temps un peu de bouillon de viande,
de manière à former une bouillie ; remuez toujours
et laissez cuire pendant une heure à petit feu ; quand
la bouillie devient trop épaisse, on la délaie avec un
peu de bouillon ; puis on la passe à travers une étamine. Placez-la dans un lieu frais, pour vous en servir au besoin.

NOTA. Il est bien entendu que l'assaisonnement
indispensable des roux est le sel, un peu de poivre
et une pointe de muscade. Quelques cuisiniers y joi-
gnent un bouquet garni qu'ils ne laissent que quelques minutes, et le retirent ensuite.

Nous ne donnerons ici que deux exemples de
petites sauces dérivées du roux blanc et du velouté.

SAUCE BLANCHE. — Elle se prépare avec le velouté
et du bouillon ; si vous n'avez point de velouté, vous
pouvez procéder ainsi · faites fondre dans une casserole cent vingt-cinq grammes de beurre frais ; ajoutez une demi-cuillerée de farine, un peu de sel et de
muscade ; remuez pour que le beurre ne se colore
pas ; ajoutez un peu de bouillon et retirez la casserole sur l'angle du fourneau ; laissez bouillotter pen-

dant quinze minutes. Retirez du feu la casserole, ajoutez un fort morceau de beurre que vous faites fondre en remuant; lorsqu'il est fondu, versez une liaison de jaunes d'œufs, préparée d'avance, et un filet de vinaigre, en remuant vivement, pour bien mélanger et obtenir une sauce lisse exempte de grumeaux. Le suc de citron ou le verjus remplacent avec avantage le vinaigre.

Sauce a la crème. — Mettez dans une casserole, un quart de beurre frais, deux cuillerées de farine, sel, poivre blanc et un peu de muscade râpée; délayez le tout avec du lait et mieux avec de la crème. Placez la casserole sur un feu doux, et remuez sans cesse pour que la sauce ne s'attache point. Après cinq à six minutes d'ébullition, retirez du feu la casserole et versez une liaison de jaunes d'œufs en tournant et remuant rapidement. Cette sauce doit être assez épaisse pour imiter la crème.

Il existe une foule de sauces que nous passons sous silence, c'est l'affaire du cuisinier.

CHAPITRE XXX.

HORS-D'OEUVRE. — GARNITURES. — ASSAISONNEMENTS.

§ Ier.

HORS-D'ŒUVRE.

C'est le nom donné aux mets qui ornent la table et se servent après le potage ; on les enlève au commencement du second service ; les hors-d'œuvre appartiennent au règne végétal et au règne animal.

Au nombre des premiers figurent :

Raves, radis, cornichons, olives, concombres, betteraves, figues fraîches, melons, fruits et légumes marinés, graines de capucines et câpres confits au vinaigre, petits artichauts poivrade, cerneaux, cerises, petites oranges, petits abricots, etc.

Les seconds comprennent :

Saucissons, langues fourrées, cervelas, rillettes, saucisses, pieds truffés, boudins, andouilles, jambon cru, bœuf fumé, harengs fumés, filets de merlan, crevettes, petits homards, thon mariné, saumon, sardines, anchois, beurre, petits pâtés, etc., etc.

§ II.

GARNITURES.

Le nom de garnitures se donne aux substances végétales ou animales ajoutées au mets principal. Ainsi, une purée de haricots ou de pommes de terre sous un gigot rôti ; des boulettes, champignons, crêtes de coq, etc., dans un vol-au-vent, sont des garnitures : on peut donc les varier à l'infini. Nous ne mentionnerons que les garnitures les plus en usage.

GARNITURE DE CROUTONS FRITS. — On coupe de la mie de pain de la forme et de la grosseur qu'on veut, en carrés, losanges, croissants, etc. On les jette dans du beurre bouillant et on les retourne quand ils ont pris couleur. Frits à point, on les égoutte.

GARNITURE DE CHAMPIGNONS. — On saute les champignons, préalablement épluchés et lavés, dans un jus de citron étendu d'eau ; puis on ajoute du sel, du beurre, et on les laisse mijoter pendant cinq minutes sur un feu modéré.

GARNITURE DE FOIES DE VOLAILLES. — Le fiel ayant été enlevé, on fait blanchir les foies pendant quelques minutes dans de l'eau bouillante, puis on les met dans une casserole avec du jus ou du bouillon, un demi-verre de vin blanc, un bouquet garni, poivre et sel, on les fait bouillir seulement un quart d'heure, puis on dégraisse le tout.

GARNITURE FINANCIÈRE. — Cette excellente garniture se compose d'un mélange de crêtes et de rognons de coq, de foies de volailles, de quenelles, de fonds d'artichauts et de tranches de truffes, le tout cuit à point.

GARNITURE DE LÉGUMES HERBACÉS. — Les épinards, la laitue, la chicorée, l'oseille, les asperges, etc., se font préalablement cuire à l'eau ou au bouillon; puis on les passe au beurre ou au jus, selon la composition du plat pour lequel ils doivent servir de garniture.

GARNITURE DE GODIVEAUX. — La préparation du godiveau se fait ainsi, Prenez :

125 grammes de rouelle de veau ;

200 grammes de graisse de rognon de bœuf épurée ;

Sel, poivre, muscade râpée, persil, cerfeuil. On peut ajouter, selon les goûts, un petit ognon blanc. Hachez le tout très-fin en ajoutant deux œufs frais, l'un après l'autre. Quand le mélange sera fait, jetez le hachis dans un mortier et pilez en ajoutant un peu d'eau, jusqu'à ce que vous ayez obtenu une pâte homogène. Cela fait, saupoudrez votre table avec de la farine, divisez cette pâte par morceaux et roulez vos godiveaux en boulettes ; saupoudrez-les aussi de farine et faites-les pocher à l'eau ou au bouillon bouillant.

En ajoutant des échalotes ou des ciboules pilées avec persil et sariette, on a le godiveau aux fines herbes pour garnitures de petits pâtés ou de tourtes. au godiveau.

Garniture de quenelles. — Préparation : prenez cent vingt-cinq grammes de veau débarrassé de peau, tendons, etc., hachez très-fin. Ayez à l'avance de la mie de pain trempée dans du lait ; après l'avoir bien pressée passez-la au beurre dans une casserole. Desséchez ensuite cette panade sur un feu doux en y ajoutant deux jaunes d'œufs ; lorsqu'elle est à l'état compacte, placez-la sur une assiette pour la laisser refroidir ; puis mettez-la dans un mortier avec un morceau de beurre ; pilez et ajoutez ensuite la viande ; repilez de nouveau en laissant tomber, un à un, deux jaunes d'œuf et un œuf entier. Assaisonnez de sel et de poivre ; enfin, broyez le tout jusqu'à parfait mélange.

En substituant de la chair de poisson à la viande de veau, on a des quenelles de poissons.

Les *garnitures* de navets, de carottes, de concombres, d'aubergines, de tomates, etc., etc., ne sont que les diverses préparations de ces légumes servant de lit à des mets principaux.

Garnitures de légumineuses. — Elles comprennent les pois, haricots, fèves et lentilles, à l'état vert ou de dessiccation. On les emploie dans leur entier ou en purée.

§ III.

DES PURÉES COMME ENTREMETS OU GARNITURES.

Les purées se font avec des légumes frais, et plus ordinairement avec des légumes secs. Le procédé pour les obtenir est le même pour toutes. C'est la meilleure manière de traiter les légumes secs à enveloppes dures, tels que pois, haricots et lentilles ; ainsi préparés, ils n'ont point les inconvénients qu'on leur reproche avec raison. Nous répétons ce que nous avons déjà dit dans le courant de cet ouvrage : les éructations ou renvois, les gaz et borborygmes intestinaux sont dus à l'enveloppe corticale de ces légumineuses ; dépouillées de ces enveloppes, elles sont comme les autres fécules et peuvent être mangées sans crainte, même par les estomacs délicats.

Manière de préparer les purées de lentilles, pois et haricots secs.

Mettez tremper la veille vos légumes dans de l'eau froide. Le lendemain, égouttez-les et les jetez dans une casserole remplie d'eau froide, avec un peu de beurre, deux ognons, sel, poivre et un bouquet de persil ; faites bouillir doucement et sans interruption, jusqu'à parfaite cuisson. Ne vous servez jamais d'une cuiller de métal pour vous assurer s'il sont cuits ; le contact du fer les noircirait.

La cuisson achevée, passez vos légumes à travers le tamis de crin et conservez leur bouillon, afin de vous en servir.

Reversez vos légumes du tamis dans une passoire à bouillon ; placez la passoire sur un vase, et avec un pilon propre à cet usage, écrasez les légumes en tournant et en appuyant de telle sorte qu'il en sorte une purée fine, exempte d'enveloppes et de grumeaux. Rejetez ce qui est resté sur la passoire ; et servez-vous de votre bouillon pour préparer votre purée au gras ou au maigre, au sucre, etc., selon le potage, l'entremets ou la garniture auxquels vous la destinez.

Les *purées de légumes frais* se préparent de la même manière.

§ IV.

ASSAISONNEMENTS.

Les assaisonnements sont de deux sortes. Il en est, comme le beurre, la crème, les truffes, champignons, olives, etc., qui servent tour à tour d'aliments et d'assaisonnements ; car ils possèdent des propriétés nutritives. — Les autres, n'ayant que dés propriétés aromatiques, stimulantes, incisives, ne servent absolument qu'à relever le goût et à rendre plus digestibles les mets auxquels on les associe.

Le sel est, sans contredit, le meilleur et le plus fréquemment employé de tous les assaisonnements; en outre de ses propriétés culinaires, il possède encore des vertus toniques, diurétiques et antiseptiques; mais il ne faut pas en faire excès, car il devient alors irritant.

Le poivre, le girofle, la cannelle, la muscade, le gingembre, la coriandre, l'anis et généralement tous les aromates, ont des propriétés très-excitantes qui rendent leur abus dangereux. Il faut en être très-sobre. Le poivre blanc doit être préféré au poivre noir. La muscade relève très-bien certains mets; néanmoins, on n'en fera point abus. L'anis est d'un usage très-restreint, et c'est à tort, car il possède des vertus bienfaisantes; les Orientaux en font une grande consommation dans leur cuisine.

Parmi les plantes aromatiques condimentaires, on distingue le thym, la sariette, le basilic, les feuilles de laurier, le persil, le cerfeuil, l'estragon, l'ail, l'échalote et l'ognon. En les employant avec modération et discernement, on tire un parti très-avantageux de ces plantes; elles servent à rendre les aliments plus sapides et à varier leurs assaisonnements.

Le beurre, la crème, les truffes et les champignons sont aussi des condiments fréquemment employés dans la cuisine française ; associés, en de justes proportions, aux aliments, ils en augmentent les propriétés nutritives et les rendent plus agréables au goût ; mais il faut être réservé sur leur quantité, parce qu'ils sont lourds et indigestes.

Un des talents du cuisinier, c'est de savoir se servir des assaisonnements avec modération et justesse ; c'est d'en associer plusieurs ensemble pour atteindre le même but ; c'est, enfin, de faire en sorte que sa préparation culinaire soit agréable au goût et à l'odorat, sans qu'on puisse distinguer aucune des substances qui ont servi à l'assaisonner.

CHAPITRE XXXI.

DES POTAGES.

Nous sommes de l'avis de ceux qui ont dit que la
soupe ou le potage étaient la préface obligée des dî-
ners de nos pères ; mais qu'un bon ouvrage n'avait
pas besoin de préface. Néanmoins, on est forcé de
reconnaître que les potages au bouillon et au jus de
viande sont très-nutritifs. C'est justement pour cela
qu'on les attaque ; on les accuse de tenir une place
dans l'estomac qui aurait pu être réservée à des
mets plus *esculents*. Se contenter à son dîner d'un
potage, d'un plat de viande et d'un légume, avec ou
sans dessert, c'est très-hygiénique ; dans ce cas, le
potage est permis. Mais, dans un dîner composé de
plusieurs services, le potage est un barbarisme, une
superfétation ! C'est tout au plus si l'on permet quel-

ques cuillerées d'un bon consommé, pour *velouter* *l'estomac* et le disposer à bien recevoir.

La famille des soupes et potages est aussi nombreuse que variée; on est forcé de convenir qu'un bouillon de viande bien rapproché, possédant tout son arôme, et, versé sur de minces tranches de pain rassis, est une excellente chose, autant pour l'estomac que pour la saveur.

Nous signalerons aussi les potages au gras, au maigre et au lait, faits avec les pâtes dites d'*Italie* et venant d'Auvergne : semoule, vermicelle, petites étoiles, etc., etc. Les potages aux diverses purées de légumes, les potages aux pointes d'asperges, etc., etc.

POTAGE A LA REINE. — Prenez les débris de volailles, de gibier, si vous en avez, ou un morceau de veau rôti; si les débris dont vous pouvez disposer sont trop exigus, faites cuire dans l'eau trois ou quatre cuillerées de riz, jusqu'à ce qu'il soit bien crevé. Hachez les débris de volaille et les pilez avec le riz. Cela fait, mettez du bouillon de viande avec les os et les peaux de la volaille, que vous aurez mis à part, un ognon, un bouquet de persil, et faites bouillir pendant trois quarts d'heure; puis passez ce bouillon à travers une étamine et délayez-y la purée de volaille; qu'elle ait la consistance des autres purées et une belle couleur ambrée. Tenez chaud sur l'angle du fourneau, et, au moment de servir, ajoutez un verre de crème; enfin, mettez dans la soupière des croûtons frits au beurre et versez dessus votre purée crémeuse. Ce potage est exquis.

Potage au potiron.—Taillez, par petits morceaux, des tranches de portion bien mûr; jetez-les dans une casserole d'eau bouillante. Lorsqu'ils sont cuits, passez-les au tamis ou à la passoire fine; mouillez la purée avec du bon lait. Ajoutez sel et beurre frais, puis faites bouillir. Après deux bouillons, versez dans votre soupière, sur des croûtons frits au beurre. Sucrez, si vous aimez sucré.

Assez pour les potages. Nous renvoyons au livre de *la Cuisinière bourgeoise*.

CHAPITRE XXXII.

SECTION PREMIÈRE.

§ Ier.

DU BŒUF ET DE SES DIVERSES PRÉPARATIONS.

POT-AU-FEU. — La manière de faire le pot-au-feu n'est pas indifférente pour avoir un bouillon chargé de l'arôme et des sucs nutritifs de la viande. Or, l'excellence du bouillon dépend de la manière de conduire l'opération.

Mettez dans une marmite en terre, soit de la tranche de bœuf ou de la culotte, soit du cuissot, et adjoignez-lui une poule ; à son défaut, un jarret de veau. Remplissez la marmite d'eau, afin que la viande soit entièrement recouverte. Les proportions de l'eau et de la viande sont à peu près égales, c'est-à-dire, pour un kilogramme cinq cents grammes de viande, on met la même quantité d'eau.

Placez votre marmite sur le feu et chauffez lentement, parce qu'une chaleur trop forte coagulerait l'albumine dans l'intérieur de la viande, et durcirait cette dernière. La chaleur de l'eau s'élevant lentement, l'osmazôme ou arôme des viandes se dissout peu à peu dans le bouillon, avec une portion de la gélatine, et l'albumine monte à la surface, sous forme d'écume, qu'on enlève avec soin. Enfin, une légère ébullition continuant toujours, peu à peu, quelques parties des enveloppes fibreuses se détachent, se dissolvent et donnent du corps au bouillon.

Après avoir fini d'écumer le pot-au-feu, on ajoute autant de carottes qu'il y a de litres d'eau, deux ognons, dont un piqué de deux à trois clous de girofle ; un navet, la moitié d'un panais et un bouquet composé de deux poireaux, d'une branche de persil et de céleri. Maintenez toujours l'ébullition légère pendant cinq à six heures, au bout desquelles l'opération, terminée, vous donnera pour résultat un excellent bouillon, aussi savoureux que nutritif.

Le bouillon ainsi préparé est composé d'eau, — de fibrine, — de gélatine, — d'albumine, — de matières grasses, — de substances azotées, — d'osmazôme (principe aromatique), — de sels calcaires, alcalins et magnésiens, — de phosphates de chaux et de potasse, — enfin, des traces de soufre.

Il résulte de cette composition, que le bouillon,

26

surtout lorsqu'il a été réduit par une seconde ébullition, contient tous les principes de notre corps; qu'il
se digère et s'assimile promptement, et qu'on doit le
considérer comme un des aliments les plus réparateurs.

On prépare une grande variété de bouillons, les
uns stimulants, les autres émollients ou rafraîchissants. Nous n'en signalerons que quelques-uns :

Bouillon de *perdrix* ou de *gibier*, excitant, tonique, stimulant;

Bouillon de *veau* ou de *poulet*, calmant, relâchant;

Bouillon de poisson adoucissant;

Etc., etc., etc.

Le *bouillon de bœuf*, le premier, le roi des bouillons, est tout à fait indispensable à une bonne cuisine. C'est avec son concours qu'on prépare les jus,
sauces, coulis, glaces, braises, etc. Lorsqu'il manque, la cuisine est en deuil; car, il est une de ses
plus précieuses ressources et son principal agent.

BŒUF A LA MODE. — Choisissez une belle tranche
de la culotte, que vous piquerez de gros lardons et
placerez dans une braisière. Ajoutez six ognons,
trois carottes, un navet, deux pieds de veau, quelques couennes de lard, un verre de vin blanc, un
petit verre d'eau-de-vie, une gousse d'ail et un bouquet garni. Couvrez la braisière; placez feu dessus
feu dessous, et faites cuire à l'étouffée, à petit feu,
pendant six heures. Retirez la viande, dégraissez le

jus, s'il y a lieu. Enlevez les ognons, parez les carottes et versez le jus sur le plat où vous avez mis votre bœuf. Ainsi préparé, ce mets est excellent.

Le bœuf à la mode se sert également froid, entouré de son jus pris en gelée.

FILET DE BŒUF (à la broche). — Après avoir paré le filet, c'est-à-dire l'avoir nettoyé des aponévroses, tendons et morceaux de graisse, on le fait mariner dans l'assaisonnement suivant :

Versez, dans un plat creux, un filet de vinaigre; faites-y dissoudre une pincée de sel; ajoutez poivre, girofle, thym, laurier, persil, ognons coupés par tranches, et arrosez le tout d'huile.

Placez le filet dans cet assaisonnement et l'y laissez douze à quinze heures, afin de le mortifier, de l'attendrir. Au bout de ce temps, enveloppez-le d'un papier huilé et l'embrochez; faites rôtir à feu vif. Quelques minutes avant son entière cuisson, enlevez le papier et laissez le filet exposé à feu nu pour lui faire prendre une belle couleur. Le filet ne doit pas être trop cuit; il perdrait de sa succulence; il faut que, sous le couteau, le jus s'écoule de couleur rosée.

Le FILET se prépare :

Sauté dans sa glace, — aux olives, — aux truffes, — aux champignons; — au beurre d'anchois, etc.

Le filet sauté reçoit aussi des garnitures telles que

purée de lentilles, de pommes de terre, de haricots, de chicorée, de tomates, etc.

Rosbif ou aloyau a la broche. — Choisissez un aloyau marbré de graisse, à chair d'un rouge foncé; parez-le et faites mariner dans l'assaisonnement décrit pour le filet. Embrochez, faites rôtir à feu vif et soutenu. Arrosez l'aloyau avec son jus ; *c'est essentiel*. Au bout d'une heure et demie à deux heures, retirez-le de la broche èt servez-le dans son jus, relevé d'une pointe de vinaigre ; on peut aussi lui donner une garniture de pommes de terre taillées en olive et faites au beurre.

Bifteck. — Les biftecks se prennent dans le filet ou dans la noix des côtes. Après les avoir parés et aplatis, faites-les mariner et mortifier dans l'assaisonnement décrit plus haut pour le filet. Le lendemain, placez le gril sur une braise ardente et vos biftecks dessus. Gardez-vous d'y toucher ; mais, surveillez-les. Aussitôt que vous verrez la surface opposée à celle qui rôtit, se gonfler, devenir convexe et donner issue à un peu de jus, retournez-les immédiatement, et laissez cuire sans y toucher. Au bout de quelques minutes, interrogez-le du doigt ; s'ils offrent une certaine résistance, ils sont à point ; retirez-les du gril et placez-les dans un plat chauffé, contenant du beurre et du persil haché ; garnissez-les de pommes de terre frites, si vous voulez, et servez-les de

suite, pendant qu'ils sont chauds; car un bifteck refroidi a perdu toute sa valeur.

On peut aussi placer les biftecks sur un beurre
d'anchois, sur une sauce tomates, sur des pommes de
terre frites, ou en purée, etc.

§ II

DU VEAU.

Pour être bon, le veau doit avoir *au moins* deux
mois; sa chair est d'un blanc verdâtre, fine et blan-
chit en cuisant. Le veau à chair rouge est moins
estimé; la couleur rouge est aussi un indice que la
viande n'est pas fraîche. Les meilleures pièces de
veau sont le *cuissot*, le *carré*, la *longe*, la *noix*, le
quasi, les *noisettes*, la *langue*, les *ris*, et les *pieds*
pour faire des gelées.

VEAU RÔTI DANS SON JUS. — C'est généralement
la rouelle du cuissot qu'on prend pour cette préparation. Passez-la au beurre dans la casserole afin de
lui faire prendre couleur. Ajoutez ensuite un verre
d'eau et mieux de bouillon, trois ognons, dont un
piqué de clous de girofle, quelques carottes et un
bouquet garni. Couvrez bien la casserole; mettez
feu dessus, feu dessous, et faites cuire *doucement*
pendant deux heures et plus, si le morceau est
gros. Retirez le veau, dégraissez et servez chaud.

26.

FRICANDEAUX. — Parez une noix de veau ; piquez-la de lardons fins. Foncez une casserole avec des carottes et des ognons coupés ; ajoutez un peu de beurre et du jus ou du bouillon. Placez-y votre fricandeau. Faites cuire doucement feu dessus et dessous pendant trois heures. De temps en temps arrosez le fricandeau avec son jus. La première qualité qu'on exige du fricandeau, c'est qu'il soit très-tendre. Interrogez-le donc et ne le retirez du feu que lorsqu'il aura acquis cette qualité.

On le sert avec son jus dégraissé, ou bien avec une purée d'oseille, d'épinards, de chicorée, etc.

CÔTELETTES DE VEAU EN PAPILLOTES. — Parez les côtelettes, trempez-les dans du beurre fondu, puis assaisonnez-les de sel, poivre et fines herbes. Beurrez un papier et enveloppez-les bien jusqu'au bout du manche. Faites cuire sur le gril, ou dans la casserole à un feu doux.

La *tête* et le *foie* de veau sont généralement estimés ; on les prépare d'un grand nombre de manières, selon les goûts et le talent du cuisinier. Voir, pour ces préparations, le *Cuisinier des Cuisiniers*.

§ III.

DU MOUTON.

Les moutons le plus en réputation sont ceux de

présalé, des Ardennes et du littoral de la Bretagne ; viennent ensuite les moutons de Normandie et de Picardie.

Les parties du mouton les meilleures, sont le *carré*, le *gigot*, la *selle* et les *côtelettes découvertes*.

Gigot roti. — Le gigot rôti est un des aliments les plus succulents, les plus nutritifs que nous possédons ; il s'agit seulement de savoir le prendre à temps, c'est-à-dire lorsque sa mortification est arrivée juste au point où son arôme et sa succulence se développent par le rôtissage. En hiver, on peut le laisser mortifier cinq à sept jours ; en été, deux à trois jours ; du reste, l'expérience est le plus sûr guide à cet égard. Un gigot frais, mis à la broche, non-seulement est dur, mais n'a aucune saveur.

Le gigot étant convenablement mortifié, embrochez-le et placez-le devant un feu vif qui crispe sa surface, pour que le jus soit retenu à l'intérieur. Une heure un quart suffit pour sa cuisson ; une petite fumée et quelques gouttelettes de jus qui s'en échappent, annoncent qu'il faut le retirer.

On le sert chaud dans son jus. On peut aussi lui adjoindre des garnitures de pommes de terre, — haricots ; — cresson, etc., etc.

Côtelettes. — On prépare les côtelettes de mouton de différentes manières ; — *grillées*, au naturel ; — *panées*, avec ou sans sauce, — *sautées*, à la poële ; *braisées*, en papillotes ; etc., etc.

§ IV.

CHEVREUIL.

La chair de chevreuil appartient à la classe des viandes noires, toniques et stimulantes ; son goût, un peu sauvage, fait place à une saveur particulière, lorsqu'elle a été convenablement marinée.

FILETS DE CHEVREUIL. — Piquez les filets de lard fin et faites-les mariner pendant quarante-huit heures au moins dans l'assaisonnement suivant :

Deux verres de vinaigre, un verre d'eau, ognons coupés par tranches, sel, poivre, girofle, quatre grains de genièvre, six feuilles de laurier, deux gousses d'ail écrasées, persil et thym.

Faites cuire vos filets dans une casserole feu dessus et dessous, avec deux cuillerées de bouillon et de vin blanc ; ognons coupés par tranche et quelques carottes. La cuisson terminée, retirez la garniture et faites réduire le jus s'il est trop cuit. Remettez vos filets dans la casserole et laissez-les glacer dans leur fond de cuisson. Dressez-les sur un plat, avec leur jus, auquel vous ajoutez une cuillerée de sauce poivrade.

CIVET DE CHEVREUIL. — Cette préparation se fait

avec la poitrine et les épaules du chevreuil, absolument de la même manière qu'un civet de lièvre ; la seule différence est dans la marinade.

§ V.

LIÈVRE.

Les lièvres de montagne sont plus estimés que ceux des plaines ; se nourrissant de plantes aromatiques, leur chair est plus parfumée, plus savoureuse : leur pelage est brun, tandis que le pelage des lièvres de plaine est roux. Les lièvres appelés *trois-quarts*, c'est-à-dire arrivés au terme de leur croissance, sont les meilleurs.

CIVET DE LIÈVRE. — Le lièvre est vidé et coupé par morceaux. On conserve le sang pour faire la sauce. — Mettez dans une casserole beurre et lard quantité suffisante pour faire revenir un instant votre lièvre. Cela fait, mouillez avec moitié vin et moitié bouillon; ajoutez poivre, sel, ognon piqué de clous de girofle; une gousse d'œil et un bouquet garni. Les morceaux du lièvre doivent être entièrement recouverts par le mouillement, faites cuire à bon feu. Lorsque la cuisson sera arrivée à moitié ajoutez le poumon et le foie écrasés, faites aller votre civet et à grand feu, jusqu'à ce que la sauce soit réduite à moitié. Alors ajoutez une douzaine de petits ognons et aussi des champignons, si vous en avez ; faites bouillir le tout jusqu'à ce que la sauce soit réduite au trois quarts, c'est le moment de lier la sauce avec le sang que vous avez mis en réserve. Ajoutez enfin huit à dix boulettes de bon beurre et laissez bouillir encore un moment. Les boulettes de beurre étant fondues versez votre civet dans un plat et garnissez-le, si vous le jugez à propos, de croûtons frits, de petits ognons glacés et culs d'artichauts, et de quelques petits morceaux de jambon. Ces garnitures doivent être cuites à part ; le civet ainsi préparé est un mets délicieux.

Lapin. — Les lapins de garenne sont de beaucoup supérieurs aux lapins domestiques ; leur nourriture aromatique rend leur chair d'un goût agréable, tandis que le lapin nourri de choux est un mets fade et de peu de valeur. C'est à partir du mois de septembre que les lapins de garenne sont le plus estimés.

Gibelotte de lapin. — Coupez le lapin par morceaux. Faites un roux avec beurre et une cuillerée de farine ; jetez-y votre lapin pour le faire revenir, accompagné de quelques petits morceaux de jambon coupés en dé. Mouillez ensuite le tout avec moitié bouillon et moitié vin blanc. Ajoutez poivre, sel, petits ognons, champignons et un bouquet garni. Faites marcher à grand feu pour réduire le mouillement. La cuisson terminée, dégraissez et servez.

Les *lapereaux* se préparent *sautés* et en *blanquette*, de la même manière que les poulets.

SECTION II.

§ Ier.

VOLAILLES.

POULETS. — Les poulets gras et en chair; les poulets de grains et surtout les poulets à la reine, font de délicieux rôtis, depuis le mois de juin jusqu'en octobre.

POULET ROTI. — Videz, flambez et bridez votre poulet, couvrez-le d'une mince barde de lard maintenue avec une ficelle, embrochez-le et assujettissez les pattes sur la broche. Vingt minutes suffisent pour rôtir à point un poulet tendre. — Servez-le dans son jus où entouré de cresson, avec fort peu de sel et de vinaigre.

FRICASSÉE DE POULET. — Une fricassée de poulet bien faite est un excellent mets; voici la meilleure manière de la réussir.

Le poulet vidé, flambé et dépecé, doit, d'abord, être mis dans une casserole d'eau tiède pour dégorger et blanchir, pendant une demi-heure. On jette cette première eau et l'on en reverse dans la même casserole jusqu'à ce que le poulet dépecé en soit couvert. Ajoutez, sel, poivre, ognon piqué d'un clou de girofle et le bouquet garni de rigueur. Faites cuire à feu modéré. Lorsque la cuisson est aux deux tiers, retirez les membres du poulet et placez-les sur une serviette ; enlevez l'écume, s'il y en a, et passez la cuisson au tamis de soie. Lavez la même casserole qui va encore vous servir.

Jetez dans cette casserole un morceau de beurre frais ; lorsqu'il est fondu, ajoutez une cuillerée à bouche de farine, faites un roux *blanc*, prenez garde surtout qu'il ne prenne couleur. Mouillez doucement avec l'eau de cuisson, en faisant attention d'éviter les grumeaux. La sauce blanche étant ainsi marquée, mettez-y votre poulet et achevez de le faire cuire ; écumez et dégraissez, en tenant la casserole sur l'angle du fourneau.

Délayez dans un vase, avec de la crême, deux à trois jaunes d'œufs, et joignez-y trois à quatre petits morceaux de beurre frais. Retirez vos morceaux de poulet de la casserole et versez la liaison sur le blanc en remuant vivement. La sauce étant assez épaisse, versez-la sur vos morceaux de poulet, et, au moment de servir, arrosez avec un jus de citron.

Les garnitures de fricassée de poulet sont très-variées ; consultez à cet égard le *Cuisinier royal*.

Croquettes de volaille. — S'il vous reste des débris de volailles, enlevez les chairs, rejetez les peaux et tendons ; écrasez ces chairs avec le plat de la lame d'un couteau, ou mieux encore pilez dans un mortier en ajoutant un peu de beurre, sel, poivre et un filet de vinaigre. — Faites ensuite un petit blanc avec farine, beurre et bouillon ; laissez bouillir ce blanc, que vous avez assaisonné, pendant quelques minutes sur le coin du fourneau, jusqu'à ce qu'il épaississe ; liez avec trois jaunes d'œufs, puis écrasez ou pilez ; mélangez bien et laissez refroidir. Ce mélange doit former une pâte serrée ; saupoudrez une table de chapelure blanche très-fine et roulez dessus votre pâte de viande en forme de saucisse. Séparez, avec la lame d'un couteau, vos croquettes de la longueur que vous désirez et roulez encore dans la chapelure ; battez des œufs en omelette, et trempez-y vos croquettes, puis les reprenez une seconde fois ; sur le point de les servir, jetez-les dans une friture bien chaude ; retirez-les aussitôt qu'elles ont pris une belle couleur et laissez-les égoutter sur une serviette. Faites frire une poignée de persil ; donnez les croquettes sur un plat et couronnez-les de votre persil frit.

POULARDE. — CHAPON. — La poularde et le chapon se préparent de la même manière, au gros sel, au riz, à la bourgeoise, à la montmorency, etc.

POULARDE ROTIE. — Troussez votre poularde, bardez-la et l'embrochez enveloppée de deux feuilles de papier beurré ; cinq quarts d'heure de broche lui suffisent. Lorsqu'elle est rôtie, débrochez-la ; versez dans un plat le jus dégraissé de la lèchefrite, placez votre poularde dessus et entourez-la de cresson ; assaisonnez cette garniture de sel et de vinaigre ou jus de citron.'

§ II.

DINDES ET DINDONS.

Les meilleurs dindons ont la peau blanche, grasse, et les pattes noires ; on leur préfère la dinde, parce qu'elle est plus grasse et plus délicate. Les dindonneaux étant plus tendres sont réservés pour la bouche.

DINDE EN DAUBE. — Foncez une daubière de morceaux de lard, d'ognons coupés par tranches ; un ognon entier piqué de trois clous de girofle, trois carottes, deux pieds de veau, les abattis de la dinde et un bouquet garni ; arrosez le tout de quatre cuillerées à pot de bouillon et d'un verre de vin de Madère. Votre dinde étant bridée et toute préparée, placez-la dans la daubière sur sa garniture ; couvrez hermétiquement et faites cuire à petit feu pendant cinq heures. Dégraissez sa cuisson, passez-la au tamis, faites réduire la sauce et versez-la sur la dinde au moment de la servir.

DINDONNEAU A LA BROCHE. — Videz, flambez et bridez le dindonneau ; couvrez-le de bardes de lard et de lames de citron ; embrochez et faites rôtir pendant une heure et demie ; arrosez-le souvent avec son jus, il n'en sera que plus tendre, meilleur et de plus belle apparence.

Dans les familles bourgeoises, on peut garnir intérieurement le dindonneau d'un hachis de viande et de foie, de marrons grillés, relevés par une purée d'ognons assaisonnée de poivre et de sel. Généralement on le sert dans son jus.

Dinde truffée. — Brossez, lavez et égouttez deux livres de truffes ; jettez-les dans une casserole avec deux cent cinquante grammes de saindoux frais, d'une bouteille de vin blanc, sel, poivre et muscade ; laissez-les cuire pendant un quart d'heure. Après leur refroidissement, sortez les truffes pour les peler ; hachez très-fin les pelures, et jetez-les dans un mortier avec du gras de lard haché très-fin ; l'addition de quelques foies de volailles n'en vaut que mieux. Assaisonnez de poivre et de sel, et ajoutez un quart de la cuisson ; mêlez à cette pâte bien pilée les truffes entières, et truffez votre dinde. Troussez-en d'abord le jabot et ensuite l'intérieur. Enveloppez la bête de larges bardes de lard que vous maintiendrez au moyen d'une ficelle. Enfin, enveloppez la pièce entière de feuilles de papier graissées et soigneusement ficelées.

En *hiver*, il faut garder cette pièce pendant six à huit jours, afin que les chairs aient le temps de s'imprégner du parfum des truffes ; en *été*, trois à quatre jours seulement. — La dinde est mise à la broche devant un feu vif, et demande environ deux heures de cuisson. Un quart d'heure avant de la débrocher, on retire les papiers et les bardes pour lui faire prendre couleur.

§ III.

DE L'OIE.

On sert l'oie comme relevé ou comme rôti dans les familles. Pour relevé, elle doit être braisée ou daubée. L'abattis, sans être aussi délicat que celui du dindon, n'est cependant pas à dédaigner.

OIE ROTIE. — Videz, flambez et parez une jeune oie, à peau fine et à graisse blanche. Embrochez-la et laissez-la cuire pendant deux heures. Recueillez soigneusement la graisse qui en découle, parce qu'elle est d'un grand usage en cuisine.

On peut farcir l'oie avec son foie, de la chair à saucisses, sel, persil, ciboule, piment hachés et quelques beaux marrons légèrement rôtis. Il est des cuisinières qui ajoutent un peu de moutarde au hachis, pour lui donner plus de montant.

§ IV.

PIGEONS.

Les pigeons de volière sont, avec raison, préférés aux pigeons bisets; leur chair est plus blanche plus grasse et plus tendre. On ne doit pas saigner les pigeons ; on les étouffe.

PIGEONS ROTIS. — Videz, flambez vos pigeons, troussez-les et couvrez-les d'une barde de lard avec une feuille de vigne dessous, puis embrochez-les. Il ne faut pas plus d'une demi-heure pour les faire rôtir.

PIGEONS EN COMPOTE. — Les pigeons vidés et flambés, remettez-leur le foie dans le corps et troussez les pattes en dedans. Faites-les revenir dans du beurre, puis retirez-les. Jetez dans le beurre quelques petits morceaux de gras de jambon taillés en dés et lorsqu'ils ont pris couleur, retirez-les. Mettez alors une cuillerée de farine dans le même beurre et faites un roux ; remettez-y vos pigeons et votre jambon ; mouillez le tout avec moitié bouillon et moitié vin blanc ; ajoutez sel, poivre, petits ognons passés au beurre, quelques champignons, une pointe d'ail et un bouquet garni. Faites cuire à petit feu. Quand vous serez pour servir vos pigeons, dégraissez la sauce et faites-la réduire si elle est trop longue.

§ V.

CANARDS.

Le canard n'est bon que lorsqu'il est jeune ; les canetons les plus estimés sont ceux de *Rouen* et ceux dits de *ferme*. Les canards habitués à barboter dans l'eau vaseuse sont désagréables au goût et de diffi-cile digestion.

CANETON ROTI. — Videz, flambez et troussez votre jeune canard; placez-lui une barde de lard sur la poitrine et l'embrochez. Vous aurez soin, pendant la cuisson, de l'arroser avec un peu de bouillon qui se mêlera à son jus. Trois quarts d'heure doivent suffire pour qu'il soit cuit à point.

CANARD FARCI. — Faites un hachis avec le foie du canard, du beurre, un ognon, persil, un peu de sauge, sel et poivre. Hachez le plus fin possible et garnissez-en votre canard intérieurement. Mettez à la broche et arrosez-le de même que le précédent.

Les canards se préparent :

Aux navets ;

A la purée de lentilles, etc., etc.

SECTION III

GIBIER A PLUMES.

§ Ier.

DU FAISAN.

Le faisan, pour être bon, a besoin d'une mortifica-tion assez avancée, d'où le mot *faisandé*, qui indique

un commencement de décomposition. Un jour de
moins le faisan n'a pas tout son arôme ; un jour de
plus l'odeur en est putride. Donc, il faut saisir juste
le moment de la mortification convenable. Mais, laissons parler Brillat-Savarin, professeur émérite en
cette matière :

« Le faisan, quand il est mangé dans les trois
jours qui suivent sa mort, n'a rien qui le distingue ;
il n'est ni si délicat qu'une poularde, ni si parfumé
qu'une caille. Pris à point, c'est une chair délicate,
sublime et de haut goût ; car elle tient, à la fois, de
la volaille et de la venaison. Ce point si désirable est
celui où le faisan commence à se décomposer. Alors
son arôme se développe, l'huile essentielle qui le produit avait besoin d'un peu de fermentation, comme
l'arôme du café que l'on n'obtient que par la torréfaction. Quand le faisan est arrivé là, on le plume et
non plus tôt, et on le pique avec le lard le plus
frais. »

FAISAN ROTI. — Plumez, videz le faisan, enlevez-
lui la tête et le cou garni de ses plumes, ainsi que
la queue dans son entier. Piquez-le avec du lard fin,
enveloppez-le d'un papier beurré et mettez-le à la
broche. Lorsque la cuisson touche à sa fin, enlevez
le papier beurré et laissez-le prendre couleur. Dres-
sez ensuite le faisan sur un plat, avec la tête et le
cou ainsi que la queue que vous lui aviez enlevée.

Mettez-lui au bec un morceau de navet ou de carotte ou une branche de persil.

Les faisans s'accommodent de la même manière que les perdreaux.

§ II.

PERDRIX ET PERDREAUX.

Ainsi que nous l'avons déjà dit, il existe deux sortes de perdrix, la *rouge* et la *grise*. Parmi les gourmets les uns préfèrent la perdrix rouge, les autres, au contraire, recherchent la grise; point d'accord sur ce point. Mais les opinions se rencontrent sur cet autrè point; la jeune perdrix et le perdreau sont un manger délicieux; la vieille perdrix ne peut qu'être mangée à l'étouffée ou servir à aromatiser le bouillon du pot-au-feu.

PERDREAUX RÔTIS. — Videz, flambez et parez vos perdreaux comme des poulets, ne plumez point la tête ni une partie du cou; l'usage le veut ainsi. Bardez-les d'une lame de lard fin; embrochez et ne laissez pas trop cuire, parce qu'ils perdraient de leur fumet.

PERDRIX AUX CHOUX.—Bardez vos perdrix, troussez les pattes en dedans, bridez-les et enlevez-leur la tête. Passez-les au beurre dans une casserole avec deux ognons, dont un piqué de deux clous de girofle. Lorsqu'elles ont pris couleur, mouillez avec du bouillon ; ajoutez un cervelas entier, deux carottes, une feuille de laurier, poivre et sel. Si les perdrix sont vieilles, il faut deux heures de cuisson avant de mettre les choux ; tandis que si les perdrix sont jeunes, vous les faites cuire avec leur garniture. On fait d'abord blanchir les choux, on les égoutte, on les assaisonne avec poivre et sel ; puis on les réunit avec une ficelle. Lorsqu'ils sont cuits, on les déficelle pour les ranger sur le plat ; on coupe le cervelas par tranches, on dégraisse la cuisson, on glace les perdrix, et l'on sert.

On arrange les perdreaux :

En mayonnaise,

En galantine, etc., etc.

§ III.

BÉCASSES, BÉCASSINES.

C'est en hiver que la bécasse, oiseau de passage, est le plus estimée. Les bécassines paraissent au mois de mars et d'octobre ; elles ne diffèrent des premières que par leur moindre volume.

BÉCASSES ET BÉCASSINES ROTIES. — Piquez les bécasses de petits lardons fins ; couvrez les bécassines de bardes et d'une feuille de vigne ; ne les videz point et embrochez-les sur un hatelet ; placez dans la léchefrite des rôties de pain pour recevoir léur jus. Servez-les sur les rôties.

Salmis de bécasses. — Prenez des bécasses rôties avec le jus qu'elles ont rendu. Découpez-les proprement, placez les membres dans une casserole avec un peu de beurre pour les tenir chauds. Brisez, triturez les débris avec leur jus, persil, échalotes, laurier, thym, poivre et sel. Quand le tout aura été bien pilé, jetez-le dans une casserole avec un morceau de beurre pour le faire revenir pendant dix minutes ; cela fait, passez cette purée à travers une forte étamine et pressez pour que tout le jus sorte. Versez ce jus dans une casserole, ajoutez une cuillerée à café de bonne huile d'olives, faites chauffer et versez le contenu de la casserole sur les membres de la bécasse cu des bécassines. Servez de suite.

Pluviers et vanneaux. — Ces oiseaux se font rôtir comme les bécasses, avec des tartines de pain dans la léchefrite, pour recevoir leur jus. On les prépare aussi aux truffes et aux champignons pour entrée.

§ IV.

CAILLES.

C'est au mois de septembre que la caille est dans toute sa succulence ; c'est un des gibiers les plus délicats. Mangée fraîche, elle est meilleure que mortifiée.

CAILLES ROTIES. — Mettez-leur sur l'estomac une barde de lard et par dessus une feuille de vigne; faites-les rôtir sur un petit hatelet, embrochées par le milieu du corps; servez-les sur les rôties qu'elles ont arrosé de leur jus.

On les prépare aussi, pour entrée, à la casserole avec beurre, un verre de vin blanc et l'on ajoute à la cuisson un peu d'espagnole.

§ V.

ALOUETTES OU MAUVIETTES. — GRIVES. — MERLES. — BEC-FIGUES. ORTOLANS.

Ces excellents petits oiseaux, que les cuisiniers désignent sous le nom commun de *petits-pieds*, se servent généralement pour rôtis. On ne les vide pas, ils s'embrochent entiers sur des hatelets assez fins pour ne pas les déchirer. On fixe le hatelet ou brochette, garni de ces oiseaux, à la broche avec une ficelle, et l'on place des rôties dessous pour recevoir le jus.

On fait aussi rôtir ces oiseaux et particulièrement les mauviettes sur le gril; elles n'en sont pas moins bonnes. Voici la manière de les faire griller.

Coupez une bande de lard mince en petits carrés ;

embrochez alternativement une mauviette et un carré de lard jusqu'à ce que la brochette soit garnie ; assaisonnez-les de poivre et de sel. Huilez une forte feuille de papier, sur laquelle vous placerez votre brochette, et mettez sur le gril. Après quelques minutes, saupoudrez la partie grillée d'un peu de panure fine, retournez la brochette et laissez la cuisson s'achever.

CHAPITRE XXXIII

DES POISSONS.

On les distingue en poissons de mer et poissons
d'eau douce. — Les poissons de mer sont plus nourrissants et plus salutaires que ceux d'eau douce ; les
derniers sont, parfois, désagréables au goût et malsains lorsqu'ils proviennent d'eaux vaseuses ou sta-
gnantes. C'est pourquoi l'on doit choisir de préférence les poissons des rivières, fleuves et courants
d'eaux rapides, à ceux des lacs et des étangs.

La chair des poissons femelles est plus délicate
que celle des mâles ; elle se digère assez facilement,
à l'exception des poissons gras ou huileux ; on la dit
aphrodisiaque ?

La plupart des poissons à chair blanche vont à
tous les estomacs et peuvent même être donnés à des
convalescents ; à l'exception, toutefois, des *œufs* et
laitances qui sont lourds et indigestes pour les esto-

macs délicats. Les poissons salés, marinés, accommodés au vin et aux aromates de toute espèce sont excitants ; ils peuvent incommoder les estomacs faibles, et ne conviennent qu'aux personnes qui ont les voies digestives en bon état.

Les poissons se préparent d'une foule de manières; cet ouvrage, nous le répétons, étant plutôt une *hygiène alimentaire* qu'un livre de cuisine, nous n'en rapporterons que quelques-unes.

SECTION PREMIÈRE.

POISSONS DE MER.

TURBOT. — Sa chair, aussi délicate que savoureuse, lui a fait donner les surnoms de *faisan de mer, — roi des poissons comestibles.* Après l'avoir vidé avec soin, lavé à plusieurs eaux, frottez-le sur le ventre avec du sel et un morceau de citron ; puis, déposez-le sur le ventre dans un vase à cuire appelé *turbotière*, jetez quelques poignées de sel dans le fond, et versez assez d'eau froide pour recouvrir le poisson. Si vous ajoutez un litre de lait cela vaudra encore mieux. Faites partir votre cuisson à grand feu, et couvrez le feu de cendre aussitôt que la turbotière aura jeté son bouillon ; car, en le faisant bouillir, le poisson se romprait. Egouttez-le pendant un quart d'heure et, après l'avoir débridé, vous le placez sur une planche recouverte d'une serviette. Servez, soit avec une sauce blanche aux câpres, soit simplement avec un huilier.

TURBOT EN VOL-AU-VENT. — Préparez une sauce à la crème ou une béchamel ; mettez-y des morceaux de turbot bien taillés et laissez mijoter pendant un quart d'heure. Versez vos morceaux dans le vol-au-vent et jetez dessus une pincée de persil finement hachée.

On prépare le turbot en mayonnaise, — en croquettes, etc.

MORUE. — La morue est un poisson salé qui ne convient pas à tous les estomacs, surtout aux personnes affectées d'irritations chroniques. Nous nous bornerons à indiquer ses préparations :

Morue au gratin, — au fromage, — à la maître-d'hôtel, etc., etc., etc.

RAIE. — Raie au beurre noir, — à la sauce blanche, aux câpres, — aux olives, etc.

SOLE. — C'est un des poissons les meilleurs et les plus digestibles ; sa chair, blanche, tendre et délicate, convient aux estomacs des convalessents.

Ses préparations culinaires le plus en usage, sont la sol frite et la sole au gratin.

SAUMON. — Le saumon subit les préparations culinaires suivantes :

Saumon à l'anglaise, — à la hollandaise, — en salade, — en coquilles, — en croquettes, — aux câpres, etc., etc., sa chair est lourde et de digestion assez difficile.

Limanle, — Plie, — Carrelet. — Ces poissons peuvent se préparer comme la sole; néanmoins, on les sert ordinairement entiers frits, — au gratin, — ou cuits à l'eau de sel.

Thon. — Le thon mariné est fait pour les estomacs robustes; les pâtés froids de thon sont encore plus indigestes; on doit en manger fort peu.

Merlans. — Ces poissons, quoique très-communs, sont des plus délicats et se digèrent facilement. L'art culinaire sait nous les offrir sous des préparations très-variées; leur bonne qualité dépend de leur fraîcheur; l'œil vif, l'écaille argentée et la fermeté des chairs en sont les garants. Les merlans sont, le plus ordinairement, frits ou rôtis. On les accommode aussi aux fines herbes, — au gratin. — On en fait des quenelles et des hachis pour vol-au-vent, etc. Leur chair, quand elle est fraîche, est très-légère et convient aux estomacs les plus délicats.

Maquereau. — Chair lourde qui demande un bon estomac pour être bien digérée. Les maquereaux s'arrangent le plus souvent à la maître-d'hôtel, — aux groseilles, — au beurre noir, — filets sautés de maquereaux, etc.

Rouget et Grondin. — Ces deux poissons, qui ont quelque ressemblance, sont très-bons à manger, surtout le rouget de la Méditerranée. On permet ce dernier aux personnes délicates et convalescentes. Le rouget bouilli à l'eau de sel avec une sauce au beurre et au suc de citron, est un aliment très-sain.

Harengs frais. — Les harengs très-frais, bouillis ou grillés, sont très-bons et se digèrent assez facilement.

Eperlans. — Leur chair, très-tendre, a une odeur qui se rapproche de celle de la violette. On les fait frire ou bouillir à l'eau de sel; on les fait aussi griller après les avoir trempés dans des œufs battus et dans une chapelure très-fine; ils se digèrent facilement.

SECTION II

POISSONS D'EAU DOUCE.

Les préparations des poissons d'eau douce sont aussi variées que celles des poissons de mer; néanmoins c'est à l'étuvée qu'on les accommode le plus ordinairement.

Brochet au bleu. — Après l'avoir laissé mortifier pendant quelques jours, faites-le cuire à l'étuvée, comme il suit : vin rouge, un quart d'eau, ognons coupés en tranches, thym, laurier, sauge, clous de girofle, sel et poivre. Lorsqu'il est cuit, retirez-le du feu et laissez-le refroidir dans son mouillement. Dressez-le sur une serviette avec branches de persil et faites-le accompagner d'une sauce aux câpres.

On apprête le brochet — à la maître-d'hôtel — en matelote — en friture — en garniture de vol-au-vent, etc., etc.

ALOSE. — La meilleure manière de l'apprêter, est de la faire cuire sur le gril et de la servir assise sur une purée d'oseille.

CARPES. — Les carpes de rivière sont de beaucoup préférables aux carpes d'étangs, qui ont un goût de vase. — Les carpes *laitées* sont supérieures aux *œuvées*. On les prépare au bleu, comme le brochet; on les fait frire, griller; on les met en matelote, en marinade, etc., etc.

TRUITES. — Ce délicieux petit poisson, surtout lorsqu'il est saumonné, est un mets sain et délicat. Les truites se mettent griller ou frire, ou encore à la maître-d'hôtel et au court-bouillon.

PERCHES. — BARBEAUX. — Les perches de rivières sont les seules mangeables; celles des étangs sont détestables. Les perches et les barbeaux s'accommodent au court-bouillon, en matelote, en friture, etc.

COQUILLAGES ET CRUSTACÉS.

HOMARDS ET LANGOUSTES. — Leur chair est lourde, indigeste et ne convient qu'aux estomacs robustes ou aux jeunes gens qui prennent beaucoup d'exercice physique.

Huîtres. — Le temps où les huîtres sont excellentes est compris depuis le mois d'octobre jusqu'en mars ; alors elles sont bienfaisantes ; après ce temps, les amateurs s'en privent jusqu'au retour de ce qu'ils nomment la *saison des huîtres*.

On prépare les huîtres en ragoût, — à la bretonne, — au blanc, en coquilles, etc. Mais c'est au détriment de leur digestibilité. Les huîtres fraîches, avalées crues, se dissolvent promptement dans l'estomac et se dirigèrent de même ; tandis que les huîtres qui ont subi une préparation culinaire sont lourdes et indigestes.

Moules et ricardeaux. — Ces coquillages ne sont pas du goût de tout le monde ; ils occasionnent quelquefois de graves accidents.

Écrevisses. — On fait avec les écrevisses cuites des pyramides dites buisson d'écrevisses ; on les mange en hors-d'œuvre et l'on en fait des garnitures.

CHAPITRE XXXIV

DES OEUFS.

Les préparations culinaires relatives aux œufs sont si nombreuses et si variées, qu'elles forment, à elles seules, une des branches les plus importantes de l'art du cuisinier.

Voyez ce que nous avons dit sur les œufs, chapitre XV de cet ouvrage, pour ce qui concerne l'alimentation et la digestion. Lorsqu'on achète des œufs, il faut s'assurer de leur fraîcheur, en les mirant au soleil ou devant une lumière ; ils doivent être homogènes, c'est-à-dire ne présenter aucune tache ni brune, ni blanche ; ceux qui ne réunissent pas ces conditions doivent être rejetés comme déjà anciens et peut-être gâtés.

ŒUFS A LA COQUE. — Il n'est personne qui ne sache les préparer ; néanmoins, voici une manière au moyen de laquelle on réussit toujours. Plongez vos œufs dans l'eau bouillante, laissez-les deux minutes seulement; retirez le vase du feu, couvrez-le et laissez les œufs deux autres minutes encore, pour qu'ils deviennent laiteux.

ŒUFS MOLLETS. — Laissez vos œufs pendant cinq minutes dans l'eau bouillante, retirez-les et plongez-les dans un vase d'eau froide. Un instant après dépouillez-les de leur coquille et placez-les en eau tiède pour les tenir chauds; servez dessous une sauce blanche, ou une ravigote, etc., ou une purée quelconque.

Nota. Le degré de digestibilité des œufs est en rapport direct avec leur degré de cuisson; ainsi, l'œuf *à la coque* à peine cuit est des plus digestibles; l'œuf *dur* se digère très-difficilement; de telle sorte que l'œuf à la coque et l'œuf dur sont les deux extrêmes.

ŒUFS POCHÉS — Ayez dans une casserole de l'eau bouillante avec sel et deux cuillerées de vinaigre. Au moment de casser les œufs, retirez la casserole sur l'angle du fourneau, afin qu'elle bouille plus doucement. Cassez vos œufs un à un, et le plus près possible de la surface de l'eau, pour ne pas endommager le jaune. Lorsqu'ils ont pris consistance, retirez-les avec une écumoire et mettez-les en eau tiède. Parez-les, c'est-à-dire, enlevez les ébarbures et servez-les sous une garniture de votre choix : purée à l'oseille, purée de haricots, etc.

Les œufs sur *le plat*, — les œufs au *beurre noir*, — les œufs *frits*, etc., etc., — ne doivent jamais être trop cuits, parce que plus ils sont cuits, ainsi que nous venons de le dire, moins ils se digèrent facilement.

Œufs au lait. — Cassez le nombre d'œufs que vous voudrez, fouettez les jaunes et blancs; faites bouillir un demi-litre de lait, avec sucre, *pour quatre œufs*; incorporez vos œufs fouettés dans ce lait lorsqu'il est chaud (il ne faut pas qu'il bouille), ajoutez fleur d'orange ou essence de vanille ; passez au tamis dans un vase et placez ce vase dans une casserole dont l'eau ira jusqu'aux trois quarts du vase. Couvrez la casserole de son couvercle et faites bouillir. Regardez de temps en temps; quand le lait sera pris en crème, retirez la casserole du feu et laissez un peu refroidir. Cette préparation est excellente pour les convalescents et les personnes délicates; car elle se digère très-bien et de plus est nourrissante.

Des omelettes. — On fait des omelettes au naturel, aux croûtons, aux fines herbes, au fromage, au lard et au jambon, aux rognons, aux truffes, aux champignons, au sucre, aux confitures, au rhum, aux pointes d'asperges, aux épinards, à la chicorée, à la laitue, à la purée de volaille et de gibier, etc.

Le point essentiel, c'est de ne pas faire coaguler entièrement le blanc, afin que l'omelette soit *filante*.

OMELETTE SOUFFLÉE. — Cassez six œufs ; séparez les jaunes des blancs, dans deux vases ; pour les blancs le vase doit être plus grand, mêlez avec les jaunes du sucre en poudre, la moitié d'un zeste de citron, très-finement haché ; battez le tout pour obtenir une pâte comme pour biscuit. Fouettez vivement les blancs d'œufs, enlevez la mousse avec une cuillère et incorporez-la dans la pâte de votre premier vase ; agissez de la sorte jusqu'à ce que les blancs d'œufs soient épuisés. Alors, mettez du beurre dans une poêle ; dès que le beurre sera fondu, vous y verserez vos œufs. Remuez l'omelette pour que le fond vienne dessus ; quand vous vous apercevez que l'omelette a bu le beurre, dressez-la en chausson sur un plat beurré qui aille au feu ; posez votre plat sur un lit de cendres rouges ; saupoudrez l'omelette avec du sucre en poudre, et placez par-dessus le four de campagne chargé de charbons ardents ; lorsqu'elle sera montée, ne tardez pas à la servir dans le même plat, car le moindre retard produirait son affaissement.

CHAPITRE XXXV

DES LÉGUMES.

Les légumes sont indispensables à l'alimentation des hommes; une nourriture strictement animale porterait atteinte à leur santé. Nous avons dit, au commencement de cet ouvrage, qu'il était nécessaire, pour réparer les différentes pertes que fait le corps, de se nourrir *d'aliments plastiques*, c'est-à-dire qui forment la matière de vos organes, et *d'aliments respiratoires* qui fournissent aux pertes faites par la respiration et qui entretiennent la chaleur vitale; or, le régime alimentaire le plus favorable au développement des facultés physiques est, sans nul doute, le régime végéto-animal.

PETITS POIS AU BEURRE. — Après avoir lavé vos petits pois, jetez-les dans une casserole avec beurre, persil, ognon, sel, un peu de sucre, un cœur de laitue et quelques cuillerées d'eau. Faites cuire à pe-

tit feu. La cuisson terminée, retirez le persil et l'o-
gnon, placez la laitue sur un plat ; liez vos petits
pois avec beurre manié d'un peu de farine, sautez-
les sur le feu jusqu'à ce qu'ils soient bien liés, et versez-les sur la laitue.

Petits pois a l'anglaise. — Jetez vos petits pois
dans une casserole d'eau bouillante, assaisonnez-les
avec sel, poivre et un petit ognon blanc. Lorsqu'ils
seront cuits, égouttez-les dans la passoire et faites-
les sauter dans une casserole, avec un morceau de
beurre ; puis versez-les sur un plat chauffé. Placez
au milieu des pois un morceau de beurre fin et servez.

Les petits pois se préparent aussi au jus de viande,
au lard ou au jambon.

Haricots verts. Vos haricots épluchés, jetez-les
dans une marmite ou une casserole d'eau bouillante
avec un peu de sel ; laissez bouillir jusqu'à ce qu'ils
soient bien cuits ; jetez-les immédiatement dans de
l'eau froide pour conserver leur couleur verte et
faites-les égoutter dans une passoire. Mettez dans
une casserole un morceau de beurre et une cuillerée
à café de farine ; remuez bien pendant quelques minutes et ajoutez un peu de bouillon. Jetez alors vos
haricots dans cette sauce que vous assaisonnez de
sel et de poivre ; terminez leur préparation par une
liaison avec deux jaunes d'œufs et un peu de crème ;
liez-les et servez.

HARICOTS VERTS A L'ANGLAISE. — Ils s'accommodent de la même manière que les petits pois.

HARICOTS VERTS AU JUS. — Les haricots étant cuits à point, jetez-les bouillants dans une casserole contenant du jus de viande ou de volaille ; ajoutez un morceau de beurre, du persil haché, sel et poivre. Liez-les en les tournant vivement; arrosez-les avant de servir d'un filet de vinaigre ou d'un jus de citron.

Les *haricots en salade* sont tout simplement des haricots cuits à l'eau qu'on assaisonne comme une salade.

HARICOTS BLANCS FRAIS. — FLAGEOLETS. — On les jette dans l'eau bouillante avec ognon, sel et un bouquet garni ; lorsqu'ils sont cuits on les fait égoutter et on les accommode comme on veut : à la maître-d'hôtel, — sautés, — à la crème, — en salade, etc. ,etc.

HARICOTS BLANCS SECS. — Tous les légumes secs se jettent dans l'eau froide qu'on fait bouillir progressivement ; l'eau doit être en grande quantité et l'ébullition longtemps prolongée. On abrége ce temps et l'on rend ces légumes plus tendre, en mettant dans l'eau quelques grammes de carbonate de soude au lieu de sel. Lorsque *les haricots secs, pois secs* et lentilles sont cuits à point, on leur donne la préparation et l'assaisonnement au goût des personnes. Nous conseillons aux personnes dont l'estomac n'est pas très-solide ainsi qu'aux vieillards, de ne jamais manger ces légumes avec leur enveloppe ; cet aliment

.étant indigeste et venteux, elles devront les réduire en purée ; alors, tout inconvénient cesse.

Artichauts. — Les artichauts verts se préparent ordinairement pour entremets ; les artichauts violets se servent en poivrade, comme hors-d'œuvre.

Culs d'artichauts sauce blanche. — Après avoir fait cuire vos artichauts et les avoir nettoyés, faites-les égoutter, puis versez dessus une sauce blanche aiguisée d'un peu de vinaigre ou de jus de citron.

On prépare encore les artichauts à la maître d'hôtel, — à la barigoule, à la lyonnaise et en friture.

Choux-fleurs. — Epluchez vos choux-fleurs, jetez chaque tête dans un vase rempli d'eau fraîche et lavez-les de toutes les impuretés qu'ils peuvent contenir, vers, chenilles, etc. Mettez-les ensuite dans de l'eau bouillante avec une pincée de sel. Retirez-les lorsqu'ils sont cuits ; faites-les égoutter et servez-les avec une sauce blanche, brune, au beurre, à la crème, etc.

Choux-fleurs a la crème. — Les choux étant cuits, placez-les dans une sauce à la crème (voyez au chapitre des sauces), et laissez-les bouillotter quelques minutes. Dressez-les ensuite en rocher ; versez la sauce par dessus et garnissez le tour du plat de croûtons passés au beurre.

On prépare les choux-fleurs au gratin ou dans une friture, etc.

Brocolis. — Ils se préparent **exactement** comme les choux-fleurs dont ils ne sont qu'une variété.

Épinards. — C'est de tous les légumes herbacés, le plus sain et le plus facile à digérer ; on leur a donné le nom vulgaire de *balai de l'estomac*, à cause de leur propriété relâchante.

Épinards au beurre. — Après les avoir soigneusement épluchés et lavés, faites-les cuire à l'eau bouillante ; égouttez-les un instant, placez-les dans de l'eau froide et pressez-les pour leur faire rendre l'excès d'eau. Hachez-les ensuite très-fin, et, ce qui vaut mieux, mettez-les dans une passoire et, avec le pilon, tournez jusqu'à ce qu'ils soient sortis en purée. Alors, mettez-les dans une casserole avec beurre, sel, poivre et une pointe de muscade. Lorsqu'ils sont bien imbibés, ajoutez une demi-cuillerée de farine et tournez vivement pour les lier ; laissez-les bouillotter le temps nécessaire à la cuisson de la farine ; ce temps écoulé, dressez-les sur un plat et placez au milieu un morceau de beurre frais. On peut aussi leur donner une garniture de croûtons frits.

Épinards au jus. — Préparez-les de la même manière que les précédents ; mais, au lieu de beurre, mouillez-les avec du jus de viande ; on peut aussi les lier avec un morceau de beurre frais ; ils n'en sont que plus onctueux.

Épinards a la crème. — Leur apprêt est comme

ci-dessus ; seulement, au lieu de poivre et de sel, ajoutez du sucre et après les avoir liés avec farine et jaune d'œuf, répandez dessus de la bonne crème. Avant de les servir, faites-leur une garniture de biscuits coupés en losanges.

Salsifis. — Les salsifis se préparent frits, à la sauce blanche, à la maître-d'hôtel, etc. C'est un légume qui se digère bien.

Oseille. — Chicorée. — Ces deux légumes herbacés s'emploient généralement comme garnitures ; cependant on les sert aussi pour entremets.

L'oseille bien cuite n'est plus acide, son acidité est restée dans l'eau de cuisson ; elle en est ressortie mucilagineuse. Les préparations où l'on se sert de l'eau de cuisson, comme les potages, sont un peu aigrelettes. L'oseille qu'on retire de l'eau à moitié de sa cuisson conserve aussi un peu d'acidité ; lorsqu'elle est entièrement cuite, elle ne conserve pas un atome d'acidité. L'oseille et la chicorée se préparent au beurre, au jus, à la crème, etc. Un fricandeau à l'oseille, un aloyau braisé à la chicorée, ont bien leur mérite.

Asperges. — L'asperge est un excellent légume qui convient à tous les estomacs et se digère facilelement. On en fait des potages, des garnitures, des purées, etc., on les mange entières comme entremets.

Asperges sauce blanche. Ratissez vos asperges, lavez-les à l'eau fraîche et liez-les en bottillons ; coupez le gros bout et qu'elles soient toutes d'égale longueur. Faites-les cuire à l'eau bouillante avec addition de sel. Dès qu'elles sont cuites, égouttez-les et dressez-les sur un plat recouvert d'une serviette. Servez-les accompagnées d'une saucière garnie de sauce blanche.

Lorsqu'on veut les manger à l'huile, on doit, en les sortant de l'eau bouillante, les plonger dans de l'eau froide. On les sert avec un huilier garni.

Navets glacés. — Mettez dans une casserole une cuillerée de sucre en poudre, un morceau de beurre et un peu d'eau pour fondre le sucre, faites fondre en tournant, sur un feu doux ; jetez dans la casserole vos navets taillés en petits morceaux de la grosseur d'une amande ; passez-les jusqu'à ce qu'ils aient pris une couleur dorée ; arrosez-les d'une cuillerée d'espagnole et de deux cuillerées de jus de viande ; quand ils sont cuits, dressez-les sur un plat avec leur sauce. Ainsi préparés, les navets peuvent être employés comme entremets ou comme garniture pour mouton braisé, canard, pigeon, etc.

Les navets se préparent encore en purée avec addition d'un peu de sucre ; sous cette forme ils se digèrent plus facilement que sous la forme précédente.

Purée de carottes. — Les carottes se digèrent assez difficilement et sont flatulentes ; on en retrouve toujours des débris dans l'excrétion intestinale. Lorsqu'elles sont préparées en purée cet inconvénient n'a point lieu. Après les avoir fait cuire à l'eau bouillante salée, on les écrase dans la passoire et on les prépare soit au beurre et à la crême, soit au jus de viande. On peut aussi les servir comme entremets et comme garniture. Les petites carottes nouvelles sont plus digestibles parce qu'elles sont plus aqueuses ; on peut les manger sans inconvénient.

Ognons. — Les ognons sont une des nécessités de la cuisine française ; on les retrouve partout et dans presque toutes les préparations. Ils corrigent la fadeur de certains aliments ; changent la saveur et l'odeur de certains autres et, en se combinant avec d'autres substances, produisent des sauces et des braises qui plaisent également au goût et à l'odorat. — Il en est pour l'ognon comme pour l'oseille ; cuit à l'eau pendant quelque temps, il y abandonne son principe âcre et en ressort mucilagineux et sucré. Dans cet état, il n'a plus ses propriétés excitantes ou irritantes ; il peut être considéré comme un aliment émollient.

Purée d'ognons cuits. — Les ognons étant cuits à l'eau, réduisez-les en purée ; mettez cette purée dans une casserole soit avec du beurre et de la crème, soit avec du bon jus de viande ou de volaille ; faites bouillir légèrement, retirez du feu et liez avec deux jaunes d'œufs. — Cette purée est très-saine et se digère facilement sans occasionner de renvois.

Tomates. — Les tomates se mangent quelquefois farcies de mie de pain, jaunes d'œufs, échalotes, poivre et sel; mais, le plus généralement, c'est comme purée pour garniture et en sauces qu'elles sont en usage. Leur saveur aigrelette relève les mets auxquels on les associe.

Pommes de terre. — De tous les légumes, la pomme de terre est celui dont la consommation est le plus considérable. En effet, elle paraît sur la table du riche et du pauvre; étant de facile conservation, elle satisfait nos besoins presque toute l'année. C'est aussi le légume qui se prête aux préparations les plus nombreuses et les plus variées; non-seulement ellefait d'excellentes garnitures, mais elle figure encore avec honneur comme entremets. Nous ne ferons qu'énumérer les diverses manières. le plus en usage de les préparer.

Pommes de terre au naturel, — à la maître-d'hôtel, — à la crème, — à la sauce blanche, — au lait et au four, — en gâteaux, etc., etc.

Consultez pour les détails des préparations le *Dictionnaire de Cuisine* ou encore la *Cuisinière Bourgeoise*.

Nous donnerons plus bas la manière de faire les gâteaux au point de vue hygiénique.

CHAPITRE XXXVI)

CUISINE DE SANTÉ.

L'alimentation des personnes affectées de maladies d'estomac ou d'intestins, ne saurait être la même que celle des personnes jouissant d'une bonne santé. Il est un grand nombre d'aliments qui exaspèrent les souffrances gastro-intestinales et qui en retardent la guérison. Ainsi, par exemple, on rencontre des gastralgiques qui rendent tel et tel aliment après l'avoir mangé. Si le malade s'obstine à manger encore de cet aliment, les vomissements se succèdent sans relâche, l'estomac se fatigue, la nutrition languit, devient presque nulle, les forces s'affaissent et la maigreur survient, accompagnée de lassitudes excessives, de courbatures permanentes. Alors, la vie n'est plus qu'amertume et tristesse. Il est de nécessité absolue, pour ces personnes, de faire un choix parmi les substances alimentaires ; ce choix doit être guidé par l'expérience et l'instinct de l'estomac, qui trompe rarement. Après avoir essayé un certain nombre d'aliments de facile digestion, on doit s'arrêter à ceux qui passent le mieux. Je dis un certain nombre, car il ne faut pas se nourrir exclusivement d'un ou de deux aliments de la même classe ; il faut, au contraire, varier autant que possible sa nourriture. Une fois ce choix établi, le malade doit, sans cesse, veiller à la manière dont s'exécutent ses digestions. Tous les jours ne se ressemblent pas : on digère bien aujourd'hui, et, demain, on digère mal. Le jour même où le malade s'aperçoit que sa digestion a été pénible, il doit supprimer le repas suivant et se mettre au régime réduit pour les deux autres repas suivants ; c'est-à-dire qu'il doit retrancher le quart ou la moitié de ses repas ordinaires. Ce moyen si simple suffit presque toujours pour rétablir l'ordre dans les fonctions digestives. Au contraire, mange-t-il, malgré cet avertissement de l'estomac, la digestion devient encore plus pénible ; bien souvent, il y a indigestion, parfois vomissement, parce que l'estomac fatigué ne peut fonctionner et qu'il a besoin de repos, parce qu'on lui impose un travail qu'il est dans l'impossibilité d'exécuter.

Ces courtes considérations suffiront, sans doute, pour éclairer les personnes malades ou convalescentes, et les rendre plus prudentes dans la manière de digérer leur alimentation.

Avant de terminer, nous ajouterons, qu'après un régime sévère, l'estomac n'a pas encore acquis la force pour broyer les aliments qu'on lui donne, mal triturés par les dents. Dans ce cas, la digestion est longue, pénible, faute de forces suffisantes ; le meilleur moyen d'obvier à cet état de choses est de ne manger que des purées de pain, de légumes, des hachis de viande, jusqu'au moment où les forces de l'estomac seront revenues.

C'est donc sur l'expérience d'habiles physiologistes et sur nos expériences personnelles, que nous avons établi les préparations alimentaires qui terminent cet ouvrage. Ces préparations réunissent le double avantage de ne point fatiguer l'estomac et, selon que le cas l'exige, de rafraîchir, de relâcher, de stimuler, de tonifier l'organe gastrique et de verser dans la circulation d'abondants sucs nutritifs.

BIFTECKS, LEUR MEILLEUR MODE DE PRÉPARATION.

Taillez, dans un filet paré, des biftecks assez épais ; aplatissez-les et les mettez mariner dans une demi-cuillerée de vinaigre, deux cuillerées d'huile, sel et poivre ; le tout bien battu. Couvrez-les ensuite de persil et de quelques tranches d'ognons. Laissez-les ainsi se mortifier pendant deux ou trois jours en été ; cinq à six jours en hiver. C'est le temps nécessaire pour que les sucs de la viande ne soient plus retenus dans leurs canaux imperceptibles par la contraction musculaire, et doivent sortir par la cuisson.

Placez vos biftecks sur un gril au dessus de charbons ardents et sans fumée. Du moment où ils sont sur le gril, il ne faut plus les toucher; veillez à ce qui va se passer : aussitôt que vous verrez la surface opposée à celle que rôtit le feu, se bomber et dégager une légère vapeur, retournez vivement le bifteck. Quelques minutes plus tard, lorsqu'une légère fumée s'élèvera de la surface déjà grillée, accompagnée de quelques gouttelettes qui cherchent à sortir, retirez promptement vos biftecks, ils sont à point.

Ainsi préparés, les biftecks sont très-tendres, fondants, gorgés de tous leurs sucs et, par conséquent, aussi délicieux que nutritifs.

FRICANDEAUX A L'OSEILLE OU AUX ÉPINARDS.

Contrairement à la manière usitée d'accommoder les fricandeaux, nous indiquerons la préparation suivante :

Après avoir taillé et paré les fricandeaux, trempez-les dans un jaune d'œuf battu, puis dans de la panure blanche très-fine. Appuyez avec le plat du couteau pour tasser cette panure, et laissez ainsi, dans un plat, pendant quelques heures.

Le moment venu de les préparer, mettez dans une poële quantité suffisante de beurre pour les faire

frire, sur un feu pas trop ardent. Retournez vos fricandeaux, dès qu'en les piquant, vous apercevez une
gouttelette rosée sortir de la piqûre. L'autre côté
étant cuit, placez-les tout bouillants sur une garniture d'oseille ou d'épinards également tenue chaude,

Ce mode de préparation conserve à la chair de
veau tous ses sucs qui sont perdus dans la manière
commune de les apprêter.

COTELETTE DE VEAU HACHÉE, EN PAPILLOTE.

Enlevez la chair de deux côtelettes de veau, dé-
barrassez-la de tout ce qui n'est point viande, et hâ-
chez très-menu, avec un morceau de gras de jambon, persil, cerfeuil, ciboulette, sel et peu de poivre.
Beurrez un fort papier taillé en demi-cœur et enveloppez votre hachis en lui donnant la forme d'une
côtelette. Placez-la sur un gril, charbons ardents et
sans fumée. Retournez-la au bout de cinq minutes,
et, quatre minutes après, retirez-la du feu. Il faut la
manger très-chaude.

Les côtelettes de mouton et de chevreuil peuvent
se préparer de la même manière.

Ce mode de préparation est très-avantageux pour
les vieillards, pour les personnes à qui les dents font
défaut, et aussi pour les estomacs faibles ; la viande
à l'état de hachis, n'a plus besoin d'être broyée ;

d'où il résulte que la digestion en est moins longue et plus facile.

GATEAU STIMULANT, TONIQUE ET TRÈS-NUTRITIF AU JUS DE GIBIER.

D'une part, faites rôtir demi-livre de filet de bœuf, enveloppé dans un papier beurré ; levez le blanc d'une volaille ; hachez finement et mieux pilez ces deux viandes ensemble avec sel, peu de poivre, cerfeuil, persil et une ciboulette, et en l'arrosant d'un peu de bouillon. Lorsque vous aurez obtenu une pâte homogène, placez-la dans une casserole pour vous en servir dans un insiant.

D'une autre part, mettez six à dix mauviettes rôties, avec le jus qu'elles ont rendu, dans le mortier, et pilez, comme précédemment, en ajoutant un peu de bouillon, jusqu'à ce que vous ayez une bouillie épaisse. Versez cette bouillie dans une casserole et faites-la chauffer ; lorsqu'elle est sur le point de bouillir, versez-la sur un torchon blanc et exprimez fortement le jus. Recueillez ce jus et versez-le dans la casserole où se trouve la pâte de viande. Remuez avec une cuiller de bois pour bien incorporer ce jus dans la pâte. Cassez quatre œufs, fouettez-les entiers en neige, et mettez l'écume par cuillerées dans votre pâte ; lorsque toute votre neige est parfaitement incorporée dans la pâte de viande, beurrez un moule, garnissez son fond de croûtes de pain beurrées et versez-y votre préparation. Portez au four, ou mettez votre moule sous le four de campagne chargé de charbons ardents.

Ce gâteau est éminemment tonique et produit un chyle des plus réparateurs.

GATEAU STOMACHIQUE COMPOSÉ DE PLUSIEURS FÉCULES.

Semoule. . . . . 2 cuillerées à bouche.
Fécule de pomme de terre. 1 cuillerée.
Crème de riz. . . . . . 1 id.
Sagou ou tapioca, . . . 1 id.
Lait. . . . . 1/2 litre.

Délayez toutes ces substances avec un peu de lait froid; ajoutez sel une pincée, sucre quantité suffisante. Placez votre casserole sur le fourneau et, avec une cuiller en bois, remuez continuellement jusqu'à l'ébullition; car les fécules s'attacheraient au fond de la casserole, si vous cessiez de remuer. Laissez bouillir cinq minutes, puis retirez la casserole du feu. Ajoutez un morceau de beurre et remuez pour le faire fondre. Laissez un peu refroidir votre bouillie. Cassez quatre œufs dans une autre casserole, et, avec un balai d'osier fouettez-les en neige. Prenez l'écume avec une cuiller, incorporez-la dans votre bouillie, fouettez toujours et prenez l'écume pour l'incorporer jusqu'à la fin.

Cela fait, beurrez un moule, saupoudrez-le de panure ou chapelure, et versez votre préparation dans le moule. Faites cuire ainsi qu'il a été dit précédemment.

Ce gâteau est nourrissant et léger à la fois.

GATEAU DE RIZ COMPOSÉ.

D'une part : faites cuire 125 grammes de riz et 50 grammes de tapioka dans un litre de lait jusqu'à ce qu'il soit réduit en bouillie.

D'autre part : faites cuire dans de l'eau deux tranches de potiron coupées par morceaux. Lorsqu'il est cuit, réduisez-le en purée et mélangez-le à la bouillie de riz. Les proportions sont une partie de potiron pour deux parties de riz. Versez le tout dans une casserole, ajoutez beurre et sucre quantités suffisantes et une pincée de sel, une pointe de muscade ne fait pas mal. Placez la casserole sur le feu, remuez bien pour opérer le mélange de toutes ces substances ne faites pas bouillir mais seulement chauffer.

Retirez du feu la casserole ; cassez quatre ou six œufs, fouettez-les vivement, ramassez l'écume avec une cuiller et incorporez-la dans votre bouillie, que vous versez ensuite dans une casserole. Faites cuire ainsi qu'il a été dit pour le gâteau stimulant.

Nota. — On peut aromatiser ce gâteau au goût de

la personne, avec fleur d'orange, essence de vanille, de citron, etc.

On peut aussi ajouter à ca gâteau quelques cuillerées de confitures, et l'on a un gâteau de riz que beaucoup de personnes trouvent déficieux.

Cette préparation est beaucoup plus moelleuse que le gâteau où il n'entre que du riz seul ; de plus, le potiron combat les effets astringents du riz et lui donne une saveur agréable toute particulière.

GATEAU D'HERBES, RAFRAICHISSANT, LAXATIF.

Faites cuire, d'une part, des épinards et une poignée d'oseille ; de l'autre deux tranches de potiron coupées par morccaux. Réduisez le tout en purée et exprimez fortement pour chasser l'eau.

Préparez une bouillie épaisse de maïs ou de semoule à votre choix. Quand votre bouillie aura cinq minutes d'ébullition, retirez-la du feu ; ajoutez sel et beurre, remuez bien pour faire fondre. Versez ensuite la purée d'herbes dans votre bouillie et remuez longtemps pour bien opérer le mélange. Cassez quatre œufs, fouettez les jaunes et blancs en neige et incorporez-les dans votre préparation. Lorsque les œufs sont entrés et que la bouillie est lisse et sans grumeaux, beurrez un moule, garnissez le fond d'un morceau de papier et versez-y la bouillie, que vous saupoudrerez avec de la poudre de biscuits écrasés. Mettéz-le au four du boulanger, ou sous un four de campagne.

Ce gâteau, qu'on peut manger à son déjeuner et comme plat de légumes à dîner, passe rapidement de l'estomac dans l'intestin ; son usage journalier modifie l'état des personnes qui ont la difficulté d'aller à la selle. Les fécules et moutardes, que l'industrie prône comme détruisant la constipation, ne méritent pas et n'attirent point la confiance des personnes éclairées ; tandis que l'alimentation rafraîchissante dont nous avons parlé, est basée sur des lois physiologiques, sur la raison et l'expérience.

PURÉE DE POTIRON.

Coupez par morceaux deux ou trois tranches de potiron *Giraumont*; faites-les cuire à l'eau, puis passez-les en les foulant à travers une passoire à crible fin ; — coupez par petits morceaux un pain au lait ou un petit pain viennois ; arrosez-le de crème ou de lait et faites mitonner sur un feu doux pour obtenir une panade ; passez cette panade à la passoire, pour écraser les grumeaux, et versez-la dans la purée de potiron. Remuez bien pour mélanger ces deux substances ; ajoutez un demi-litre de lait, beurre et sucre quantité suffisante, et remettez sur le feu. Remuez sans cesse, et quand la purée est sur le point de bouillir, retirez-la du feu. Alors, cassez quatre œufs, fouettez les jaunes et blancs ensemble, et, lorsqu'ils sont bien écumeux, versez-les dans votre purée, qui doit être un peu refroidie ; remuez vivement et longtemps pour bien incorporer les œufs dans la masse ; goûtez, et, si la purée n'est pas assez sucrée, ajoutez un peu de sucre en poudre. On peut ajouter encore à cette purée quelques petits croûtons frits dans le beurre.

Cette purée est rafraîchissante et légèrement laxative ; elle se digère très-facilement et ne donne aucun travail pénible à l'estomac. Elle convient non-seulement aux malades, mais encore aux personnes sédentaires.

I. — NOUVEAU FLAN AU CHOCOLAT.

Délayez à froid, avec du lait, quatre cuillerées de semoule très-fine (semoule Rossi, d'Auvergne), une cuillerée de fécule de pommes de terre et cent vingt-cinq grammes de bon chocolat en poudre. Ajoutez ensuite autant de lait qu'il en faut pour faire une bouillie claire. Jetez un peu de sel et quelques morceaux de sucre dans votre bouillie et placez sur le feu la casserole qui la contient. Faites bouillir, en remuant sans cesse avec une cuiller de bois. Si la bouillie devenait trop épaisse, il serait nécessaire d'ajouter du lait pour la maintenir claire et légère. Lorsqu'elle sera bien cuite, retirez-la du feu et laissez-la un peu refroidir, en la remuant toujours pour qu'il ne se forme point de pellicule ou de croûte à sa surface.

Cassez six à huit œufs, fouettez-les en neige, jaunes et blancs ensemble ; incorporez la mousse dans votre bouillie jusqu'à ce que tous les œufs y soient entrés à l'état de mousse. Ajoutez un parfum de votre choix : eau de fleur d'oranger, essence de vanille, d'orange, de citron, etc. ; cela fait, versez votre bouillie dans un moule ou dans un plat en fer-blanc, en fer battu ou même dans une terrine de peu de profondeur ; car le flan n'offre ordinairement pas plus de deux pouces d'épaisseur. Saupoudrez de sucre en poudre sa surface et portez votre flan au four du boulanger ou à tout autre four. Recommandez qu'on le surveille, parce qu'aussitôt qu'il est *pris* en crème, il faut le sortir ; quelques minutes de trop, il se durcirait et il ne serait plus aussi bon.

Cette préparation est très-nourrissante et se digère fort bien.

II. — FLAN AU POTIRON ET AU CHOCOLAT.

Il se prépare de même que le précédent, à l'exception de la semoule qui est remplacée par le potiron, dont la quantité est de deux tranches qu'on fait cuire à l'eau, et qu'on réduit en bouillie, après en avoir exprimé l'eau.

III. — FLAN AU CAFÉ.

Il se prépare exactement comme le flan ci-dessus, à l'exception d'une infusion de cent grammes de café en remplacement du chocolat. Pour lui donner la saveur et l'arôme du café plus développé, plus fort, on peut y ajouter une cuillerée à bouche d'essence de café de Trablit.

IV. — FLAN AUX CONFITURES.

Ce flan se prépare aussi comme celui du N° 1. La différence de composition est celle-ci :

Après avoir fait une bouillie de semoule et de potiron, on y ajoute six à huit cuillerées de confitures ou de gelée du fruit qu'on préfère ; on remue jusqu'à ce que le mélange soit parfait, et l'on continue l'opération, comme il est dit au N° 1.

Ces divers flans, lorsqu'ils sont à l'état de crème, c'est-à-dire pas trop cuits, sont des aliments qui appartiennent à l'alimentation douce et tempérante. Les personnes sédentaires, les femmes nerveuses, dont l'estomac doit être sevré de stimulants, se trouveront fort bien de l'usage, de temps à autre, bien entendu, de cet aliment.

ALIMENTS COMPOSÉS.

En France, comme chez la plupart des nations civilisées, l'art culinaire est exclusivement exploité par des hommes ou des femmes sortis de la classe populaire et sans instruction première. Selon leur aptitude, leur goût, j'ajouterai leur génie, les cuisiniers parviennent à une pratique de leur art plus ou moins parfaite ; c'est-à-dire qu'ils font d'excellents ou de mauvais cuisiniers.

Mais il faut aussi ajouter, qu'en général, les cuisiniers suivent toujours la routine des maîtres ; ils inventent très-rarement. Consultez les livres d'office, de cuisine, et les différents traités sur cet art ; ce sont toujours depuis deux siècles les mêmes assaisonnements, les mêmes préparations, les noms seuls ont changé. A l'exception du fameux CARÊME, qui était un homme de génie, on ne rencontre guère, dans les annales culinaires, de cuisiniers qui soient sortis de la route tracée par leurs devanciers, et qui se soient posés comme inventeurs. Lorsque vous lisez, dans un livre de cuisine, des préparations ou combinaisons nouvelles, c'est presque toujours quelque gourmet haut placé qui en est l'inventeur ; le chef ou le cordon bleu se borne à exécuter ce qu'on lui a appris.

L'art de mélanger harmonieusement les diverses substances alimentaires est peu pratiqué chez nous, et il y a cependant tout un art nouveau à créer. Il en est des aliments comme des odeurs, des sons, des couleurs ; de leurs combinaisons selon l'art, naissent des produits nouveaux. Les parfums et les couleurs composés ne le cèdent en rien aux odeurs et aux couleurs mères, et ils ont sur elles l'avantage de la variété. Le mélange des sons a produit l'harmonie.

La cuisine française pratique certains mélanges tels que *juliennes*, *macédoines*, *galantines*, etc...; mais ce sont des mets exceptionnels qui ne s'offrent que rarement. En général, le cuisinier agit sur une seule substance, qu'il assaisonne ou condimente de différentes manières. Les mélanges dont nous voulons parler peuvent s'opérer sur toutes les substances alimentaires. Ainsi, par exemple, le pot-au-feu composé de trois parties de bœuf, d'une de jambon et d'une de volaille, donnera un bouillon plus sapide et plus chargé d'arôme qu'un pot-au-feu avec une seule viande. — Les hachis composés de veau ou de volaille, de mouton et de jambon, ou avec de la chair de gibier, sont plus délicats et plus stimulants qu'un hachis de viande seule. — Les purées préparées avec deux et trois sortes de légumes ont un goût particulier que ne possèdent pas les purées faites avec un seul légume; il en est de même pour les potages.

Il faut ajouter encore que l'art des mélanges est une véritable ressource pour la saison d'hiver, où les légumes frais manquent. Au lieu de n'avoir que deux ou trois légumes à offrir, on peut varier les mets légumineux par un mélange fait avec art. Nous donnerons ici quelques exemples de mélanges que nous avons expérimentés et qu'on peut varier à l'infini, en changeant les substances et les proportions. Cet aperçu pourra peut-être suggérer à des lecteurs l'idée de mélanges plus importants.

§ 1er.

SÉRIE DE POTAGES COMPOSÉS (1).

1.

Semoule. . . . . 3 parties.
Farine de maïs. . . . . 2 —
Purée de carottes cuites. . . . . 1 —

Faites cuire ensemble la semoule et la farine de maïs au gras ou au maigre ; ajoutez ensuite la purée de carottes et liez avec jaunes d'œufs.

2.

Riz bien cuit.. . . . . 3 parties.

Purée de { carottes / navets } cuits { . . . . . 1 — / .. . . . 1 — }

3.

Semoule. . . . . 4 —
Purée d'ognons cuits à l'eau. . . . 1 —
Croûtons frits. . . . . à volonté.

(1) Tous les légumes ainsi que les fécules doivent être cuits avant d'être réduits en purée.

4.

| Farine de maïs. | . . . . | 2 parties. |
| Farine de lentilles. | . . . . . . | 2 — |

5.

| Pâtes d'Auvergne. | . . . . | 2 — |
| Purée de haricots blancs. | . . . . | 1 — |

Il est bien entendu que les purées sont complétement exemptes des enveloppes des légumineuses.

§ II.

SÉRIE DE PURÉES COMPOSÉES.

1.

Purée de pois.	. . . .	2 parties.
— de lentilles.	. . . . . .	1 —
— de potiron.	. . . . . .	1 —

2.

Purée de haricots verts.	. . . .	2 —
— de carottes nouvelles.	. . .	2 —
Crème de riz.	. . . .	1 —

3.

Purée de pommes de terre.	. . .	2 —
— de lentilles.	. . . . . .	2 —
— de laitue.	. . . .	1 —

4

Purée de culs d'artichauts . . . . 2 parties.
  — de haricots . . . . 1 —
  — d'épinards . . . . 1 —

5.

  — d'oseille . . . . 2 —
  — d'épinards . . . . 2 —
  — de potiron . . . . 1 —

6.

  — d'asperges . . . . 3 —
  — d'épinards . . . . 1 —
  — de petits pois . . . . . . 1 —

7.

  — de salsifis . . . . 2 —
  — de laitue . . . . 1 —

8.

  — de navets . . . . 2 —
  — de pommes de terre . . . 1 —

9.

  — d'ognons blancs (cuits à l'eau) . 2 —
  — d'oseille . . . . 1 —

10.

Purée de lentilles. . . . . . . 2 parties.

— de carottes. . . . . . . 1 —

11.

— de pommes de terre. . . . 2 —

— de haricots. . . . . . . 1 —

12.

— d'oseille. . . . . 2 —

— d'épinards. . . . . . . 1 —

Nota. — Nous avons déjà dit que toutes les purées de légumineuses : pois, lentilles, haricots secs, devaient être complétement débarrassées de leurs enveloppes. Ces purées peuvent se préparer au gras ou au maigre, au jus de viande, au beurre ou au lait, selon le goût des personnes.

Un moyen bien simple de doubler la saveur des légumes serait celui d'assaisonner un légume ou de lui donner pour garniture un légume semblable ou de la même famille ; ainsi, par exemple :

Préparer des haricots verts dans une purée de haricots flageolets, au lieu de leur donner une sauce blanche ou une sauce maître-d'hôtel. — Les asperges violettes, que l'on mange à l'huile et au vinaigre ou en sauce blanche, pourquoi ne les mangerait-on pas à la purée d'asperges vertes ? De cette manière, on aurait la sauce complète de ce légume, puisque aucune substance étrangère n'en atténuerait ou n'en modifierait la sapidité. — Les pommes de terre taillées en dés et rissolées dans le beurre, ne pourraient-elles recevoir une purée de pommes de terre pour matelas? etc., etc., etc.

Comme on le voit, il y a un côté nouveau de l'art culinaire à exploiter ; c'est donc au cuisinier intelligent à tirer parti de ces aperçus et d'en poursuivre les développements.

FIN.

TABLE DES MATIÈRES

De la DIGESTION en général.   9

De la DIGESTION en particulier et des phénomènes qui l'accom-
    pagnent. 12

Chymification. 13

Salive. — Suc gastrique. — Suc pancréatique. 15

Bile. — Mucus intestinal. 18

Vaisseaux chylifères. — Chyle. 20

DIGESTION STOMACALE. 23

DIGESTION INTESTINALE. 24

Phénomènes chimiques de la digestion. 25

Durée du temps des deux digestions. 26

SYMPATHIES entre l'estomac, le cerveau et le cœur. 29

Précautions hygiéniques à prendre pour éviter les diverses
    maladies de ces organes. 32

SYMPATHIES entre l'estomac, les poumons, le système muscu-
    laire et les organes de la génération. 34

Des BONNES et des MAUVAISES digestions. 44

Indigestion. — Son traitement.   45

De la DÉFÉCATION.   49

Moyens employés contre la constipation.   50

Régime alimentaire selon les tempéraments.   55

Tempérament nerveux, — bilieux.   56

        —   sanguin, — lymphatique.   58

Régime alimentaire selon les âges et professions.   60

Régime alimentaire selon les climats et saisons.   67

De la veille et du sommeil.   77

De l'exercice physique comme auxiliaire des bonnes digestions.   84

Préceptes d'hygiène spéciale.   89

Du régime le plus convenable aux vieillards.   92

CLASSIFICATION DES ALIMENTS.   101

Composition chimique des aliments azotés et non azotés. . . .   102

Du rôle de ces aliments dans la nutrition.   104

Rôle et mode d'action des aliments gras.   108

Des aliments tirés du règne végétal.   115

Du PAIN. — Son histoire.   118

Des différents pains de froment, seigle, etc.   119

De la meilleure manière de faire le pain.   121

Pains de luxe.   126

Biscotes de Bruxelles.   130

Pains mixtes composés de diverses farines.   133

FALSIFICATIONS DU PAIN.   136

Des variétés de pains aux quatorzième et quinzième siècles. . .   137

DES VIANDES. — Leur composition chimique.   140

CLASSIFICATION DES VIANDES.   143

Viandes *blanches*, *rouges* et *noires*.   142

Fibrine, albumine et gélatine.   147

Des divers animaux servant à la nourriture de l'homme.   150

Qualités que doit offrir leur viande pour donner un bon aliment. 152

VOLAILLES.. 159

GIBIER à plumes, de son rôle dans la nutrition. 164

Des POISSONS en général. 170

Poissons de mer. — Poissons d'eau douce.. 171

Distinction des poissons à chair *légère* ou facile à digérer, et à chair *lourde* et indigeste. 179

ART CULINAIRE. — Des divers modes de cuisson des viandes et chairs comestibles. 181

Mortification des viandes. 182

Du ROTI. 184

Du GRILLAGE et de l'ÉTUVÉE.. 187

De la FRITURE. 188

Des OEUFS. — Leur composition chimique.. 190

De leur rôle dans la nutrition.. 192

Essai et conservation des œufs. 194

Du LAIT. — Sa composition chimique.. 197

Crème. — beurre. 199

Composition chimique du lait de divers animaux.. 200

FALSIFICATION du lait.. 204

Conservation du lait. 205

Du lait comme aliment et de ses effets sur l'économie humaine. 208

Régime laité ; cas où il convient.. 209

De la crème. 215

Du beurre. — Sa composition chimique.. 217

Signes caractéristiques du bon beurre. 218

Conservation du beurre. 219

Falsification du beurre.. 221

Rôle du beurre dans l'alimentation, ... 222

Des FROMAGES. — Leur distinction. 223

Énumération des différents fromages les plus en usage. — Leur composition chimique.. 224

Des HUILES. — Leur composition chimique. 227

Distinction des différentes huiles. 229

Des GRAISSES. 230

Rôle des huiles et des graisses dans l'alimentation.. 231

Des VEGÉTAUX servant à la nourriture de l'homme. — Cé-
    RÉALES.. 232

Pâtes glutino-féculentes.. 234

FÉCULES de pommes de terre. 237

FÉCULES exotiques. — *Tapioka*, — *sagou*, etc. 238

Du RIZ et de ses qualités nutritives.. 241

Du MAIS et de ses variétés. 243

Châtaignes-Marrons. 244

LÉGUMES SECS. 245

Haricots, lentilles et pois secs. — Leur composition chimique
    et leur rôle dans l'alimentation. 246

De quelques aliments secrets exploités par des industriels. —
    Leur composition. 251

RACAHOUT des Arabes. 253

KAÏFFA d'Orient. — VAKAKA des Indes. 254

TRÉSOR DE L'ESTOMAC.. 255

ERVALENTA WARTON. — RÉVALENTA BARRY.. 257

Du SUCRE. — Sa composition chimique. 261

Du MIEL. — Composition chimique. 263

HYDROMELS ou vins de miel. 265

Du CAFÉ — Sa composition chimique.. 269

Effets du café sur l'organisme humain. 271

Rôle du café dans l'alimentation.. 273

Falsification du café. 275

Chicorée. — Ses falsifications.. 276

CHOCOLAT. — Sa composition chimique. 278

Des diverses qualités de chocolats.. 279

Signes auxquels on reconnaît le bon chocolat..   282

Rôle du chocolat dans l'alimentation..   284

Manière de bien préparer le chocolat..   289

Du THÉ..   290

Thés noirs. — Thés verts..   291

Composition chimique du thé..   293

Influence du thé noir et du thé vert sur l'économie.   294

Des LÉGUMES FRAIS les plus en usage comme aliments. . .   298

Des CHAMPIGNONS. — Leur composition chimique..   313

Précautions à prendre avant des les préparer..   315

Des TRUFFES. — Leur emploi.   317

LÉGUMES HERBACÉS.   318

Des CONDIMENTS OU ASSAISONNEMENTS..   322

Des effets produits sur les voies digestives par certains assaisonnements.   326

Des graisses fraîches comme condiment   332

Ognon. — Sa composition chimique.   336

Viandes fumées et salées..   345

Vinaigre..   346

Rôle et utilité des assaisonnements.   348

Des BOISSONS.   350

De l'EAU. — Sa composition chimique.   351

Rôle de l'eau dans l'alimentation..   352

BOISSONS ACIDES. — Leur effet sur l'économie..   355

BOISSONS SUCRÉES..   355

BOISSONS AROMATIQUES non fermentées..   357

BOISSONS FERMENTÉES. — ALCOOLIQUES.   359

Hydromels..   361

Des VINS.   362

Vins *blancs.* — Leurs propriétés.   363

Vins *rouges.*   367

Vins ordinaires.   368

Des quantités d'alcool contenues dans diverses espèces de vins. 370

Composition chimique des vins.. 371

Falsification des vins.. 372

Rôle du vin dans l'alimentation.. 373

Des FRUITS.. 375

Fruits acides.. 376

Fruits mucoso-sucrés. 377

Leurs effets sur l'économie. 378

Poires. — Leurs variétés.. 382

Pommes. — pêches. — prunes. — Leurs variétés.. 383

Raisins. — Leurs variétés et leurs propriétés. 388

CALENDRIER des substances alimentaires, selon les saisons et les mois. 395

Hiver. — Viandes, gibier et légumes de cette saison. 395

Printemps. — Substances alimentaires qu'offre cette saison.. 397

Été. — Aliments de cette saison. 400

Automne. — Aliments de cette saison.. 403

De la DIGESTIBILITÉ des divers aliments, selon leur nature et leur qualité.. 408

Des diverses alimentations selon les individus. 414

Des pertes que fait l'homme en vingt-quatre heures, et de la quantité d'aliments nécessaire pour les réparer. 417

Tableau des quantités d'*azote*, de *carbone*, de *matières grasses* et d'eau contenus dans divers aliments. 419

Préceptes hygiéniques *avant*, *pendant* et *après* le repas.. 421

Alimentation rafraichissante.. 422

—   relâchante et peu réparatrice. 424

—   tonique et légèrement réparatrice. 425

—   tonique et substantielle.. 427

—   propre à engraisser.. 428

—   stimulante et relâchante, propre à faire maigrir. 430

—   aphrodisiaque ou portant à l'humeur. 431

Alimentation des constitutions maladives.   432

Maladies nerveuses de l'estomac et des intestins, du régime
    qui leur est favorable.   435

ART CULINAIRE, — Cuisine française.   442

Des JUS et des SAUCES.   443

SAUCE-MÈRE. — *Espagnole*. — VELOUTÉ.   444

Des ROUX. — *Roux blanc*. — *Roux roux*.   447

HORS-D'OEUVRE. — GARNITURES, etc.   449

Des PURÉES. — De leur meilleur mode de préparation. . . .   453

Des POTAGES.   457

Du BOEUF et de ses diverses préparations.   460

Rosbif. — Bifteck.   464

Du VEAU et de ses diverses préparations.   465

Du MOUTON.   466

Du CHEVREUIL.   468

LIÈVRE, LAPIN.   469

Des VOLAILLES.   471

Poulet rôti. — Fricassée de poulet.   471

DINDES et DINDONS. — DINDE TRUFFÉE.   474

OIES. — PIGEONS. — CANARDS.   476

GIBIER A PLUMES. — FAISANS.   478

PERDRIX. — BÉCASSES. — CAILLES. — ALOUETTES, etc.   480

Des POISSONS. — Leur rôle dans la nutrition.   485

POISSONS DE MER. — Leurs divers degrés de digestibilité.   486

POISSONS D'EAU DOUCE. — Coquillages. — Crustacés.   489

Des OEUFS. — De leurs diverses préparations culinaires. . . .   492

Des LÉGUMES et de leurs diverses préparations.   496

CUISINE DE SANTÉ.   505

GATEAU stimulant, tonique et très-nutritif.   510

    —   stomachique.   511

    —   de riz composé.   512

    —   d'herbes rafraîchissant, laxatif.   513

Purée de potiron.. 514

Nouveau flan au chocolat 515

Flan composé.. 516

— au café, — aux confitures.. 517

Aliments composés. — Considérations culinaires. 518

Série de potages composés. 520

— de purées composées. 521

Réflexions. 5

FIN DE LA TABLE.